# 半世热血半世春

百年中医发展历程

郑洪 编著

SPM 南方传媒 | 广东科技出版社 全国优秀出版社

· 广州 ·

**图书在版编目（CIP）数据**

半世热血半世春：百年中医发展历程 / 郑洪编著. —广州：广东科技出版社，2023.5

ISBN 978-7-5359-7909-4

Ⅰ.①半… Ⅱ.①郑… Ⅲ.①中国医药学 — 医学史 — 中国 — 近现代 Ⅳ.①R-092

中国版本图书馆CIP数据核字（2022）第137442号

**半世热血半世春：百年中医发展历程**
Banshi Rexue Banshi Chun： Bainian Zhongyi Fazhan Licheng

出 版 人：严奉强

责任编辑：邹 荣

装帧设计：友间文化

责任校对：陈 静 李云柯

责任印制：彭海波

出版发行：广东科技出版社

（广州市环市东路水荫路11号 邮政编码：510075）

销售热线：020-37607413

http://www.gdstp.com.cn

E-mail：gdkjbw@nfcb.com.cn

经 销：广东新华发行集团股份有限公司

印 刷：广州市彩源印刷有限公司

（广州市黄埔区百合三路8号201栋 邮政编码：510700）

规 格：787 mm×1 092 mm 1/16 印张24 字数480千

版 次：2023年5月第1版

2023年5月第1次印刷

定 价：168.00元

国家社科基金重大项目"宋元以来中医知识的演变与现代'中医'的形成研究"（18ZDA175）成果

浙江省哲学社会科学重点培育研究基地浙江中医药大学浙江中医药文化研究院成果

# 前　言

PREFACE

　　本书所论述的"百年"是指1921—2021年。这百年中医药史与百年中国史可以说十分同步，在中国共产党的影响下发生了根本性的转折。其他自然科学门类在这百年间，或从无到有，或从弱到强，基本是呈单向上升的轨迹。但中医药的发展轨迹则是跌宕起伏，先是陷入深谷，然后强烈反转。形成这种转折的关键因素就是1949年前后中医政策的不同，而根本原因则是中国共产党的科学文化观。

　　文化反映着一个民族的价值观念，并在社会系统中形成制度化表达。辛亥革命推翻了封建帝制，但并没有根本改变旧中国的半殖民地半封建社会性质。由于对思想文化领域沉闷守旧局面的不满，知识分子发起了"新文化运动"，但是中西文化论战炽烈，思想文化路向彷徨不定，无论是复辟守旧，还是全盘西化，都无法建立起适合中国国情的新制度。反映在医学领域上，就出现了从西方引进并发展起来的现代医学与中国传统医学之间的对立纷争局面。民国政治精英持歧视、压迫中医的态度，完全脱离中国社会仍然广泛依赖中医中药的现实，导致中医几乎面临取缔的危机，反映出民族自信陷入空前危机。

　　文化路向决定着国家路向。没有先进的文化指引，加上对民族文化失去自信，就会陷入盲目附庸的困境。虽然当时西方的资本主义制度和文化比起封建社会来说是进步的，但全盘照搬显然是不适宜的。中国共产党成立后，经过曲折的探索，最终确立了马克思主义中国化的道路。其中，毛泽东的新民主主义文化观为处理传统与现代、东方文化与西方文化的关系提供了强有力的指引。《新民主主义论》提出要建设"民族的、科学的、大众的文化"，既要吸收优秀的外国文化，又"必须尊重自己的历史，决不能割断历史"。正是有了这样的思想认识基础，共产党领导的边区军民采取了中西医平等合作的政策，有效地消除中西医学界的对立，形成为人民健康服务的医学统一战线。中华人民共和国成立后，中西医的平等合作始终是党和国家中医药政策的核心内容，体现为中西医结合和中西医并重的具体方针，为中医药的发展创造了良好条件，取得了举世瞩目的成就。

回顾百年中医药的发展，无疑有积极意义。

其一是可以更加深刻地理解党的中医政策内涵。党的中医药政策在革命战争时期形成，在中华人民共和国成立后不断发展。如果说延安时期的"中西医合作"更多是指两支队伍的团结合作以形成统一战线，那么新中国的中西医结合和中西医并重则更指向创造医学中的"中国学派"和建设人类卫生健康共同体的未来远景，这需要我国中西两种医学的紧密合作。与很多国家不承认传统医学或仅将传统医学作为补充医学相比，我国的政策显然有着更广阔的科技创新空间，抗疟新药青蒿素的发现就是一个例子。

其二是增强中医药的文化自信。"文化自信，是更基础、更广泛、更深厚的自信。"毫无疑问，现代科学及其文化推动了人类文明的进步，中国走向强盛必须充分吸收世界科学文化的精华，但同时中国应当、也可以对世界科学文化有自己的贡献。中医药在我国的悠久历史，以及在我国和许多国家的当代实践，都已充分证明了其应用价值。2019

年习近平总书记对全国中医药大会作出指示，强调："要遵循中医药发展规律，传承精华，守正创新"，是中医药政策方针在新层次上的升华。中医药中的精华，既包括已为现代科学认知的部分，也包括目前的科技手段尚未能认知的部分。而后者，只能遵循中医药的发展规律，用中医药的理论来阐述和传承。明确地提出"中医药发展规律"，深刻地体现了习近平总书记多次强调的"文化自信"。

本书的编写，注重三个方面的脉络。

一是思想文化的脉络。注意反映中国共产党不同时期的思想对中医事业的影响。2021年3月22日习近平总书记在福建考察时指出，我们要特别重视挖掘中华五千年文明中的精华，弘扬优秀传统文化，把其中的精华同马克思主义立场观点方法结合起来，坚定不移走中国特色社会主义道路。党的中医药政策正是如此，在先进的思想文化指引下确立了基本路向，在反复探索和调整中不断发展日益成熟，为世界树立了合理处理传统与现代两种医学关系的典范，不仅保障了中医药的继承与发展，也为世界科学文化贡献了中国智慧。

二是中医学术发展的脉络。现代中医毕竟处于与古代不同的社会文化经济环境之下，它的发展面临着许多新问题。传统医学在现代经常面临争议，中医药的政策实现了中医药向现代的平稳过渡，并且通过行政化、国有化等政策，促使中医药的业态从散在变成组织化，中医药的传承从自发变成建制化，中医药的研究从个体变成团体合作。外部环境变化之下，中医药学术有哪些变化和发展呢？在2020年抗击新冠疫情的斗争中，我国是最广泛地动员传统医药与现代医学一起全面地参与抗疫的国家，在这场席卷全球的疫情中，敢于应用并且重用中医药参与防疫，充分展现了党和国家对中医药价值的坚定信心，也反映了中医药百年来适应时代需求不断革新的积极成果。当然，如何更好地传承与创新，还有待进一步探索。

三是思想信仰的脉络。本书除了介绍中医药事业的宏观发展状况之外，还注意介绍相关人物的思想和经历，并且适当引用他们的回忆与口述资料。历史是由个体的人来推动的。无论外部环境与政策如何，都需要内化到人的思想信仰上，才能外化为行动。中国共产党能够在极其艰苦的条件下取得革命和建设的成功，有赖于千千万万共产党员的坚定信仰和无私奉献。思想信仰可以产生伟大的精神力量，更有必要代代相传。百年中医药史上许多党员和群众的事迹和心迹，也是启迪后人的重要精神财富。

书中内容引用了大量文献。其中有个别事件、时间或名称存在不同说法，无法一一考证核实。如有错漏之处诚望读者批评指正。

本书在浙江省哲学社会科学重点培育研究基地浙江中医药文化研究院支持下完成，谨此致谢。

郑洪

2022年1月

# 目录

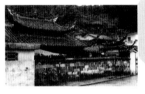

第一章

## 从建党到土地革命（1921—1937）

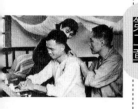

第二章

## 02

## 从全面抗战到全国解放（1937—1949）

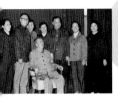

第三章 **03**

## 社会主义革命和建设时期（1949—1977）

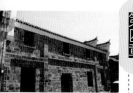

**第四章 04**

# 改革开放和社会主义现代化建设新时期（1978—2012）

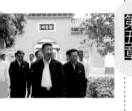

第五章

# 05

## 中国特色社会主义新时代（2012—2021）

## 附　录

第一章

从建党到土地革命

1921—1937

1921年7月23日中国共产党第一次全国代表大会在上海法租界望志路106号（现兴业路76号）召开，后为避开搜查，8月初转移到浙江嘉兴召开。参会代表有上海的李达、李汉俊，北京的张国焘、刘仁静，武汉的董必武、陈潭秋，长沙的毛泽东、何叔衡，广州的陈公博，济南的王尽美、邓恩铭，旅日的周佛海，以及由陈独秀指定的代表包惠僧等13人。这次会议庄严宣告中国共产党的诞生，是近代中国社会历史发展的转折点。

中国共产党成立后，经历了国共合作时期，大革命失败后开始独立领导武装斗争，开展土地革命。『九一八』事变后，在东三省的抗日斗争中，中国共产党发挥着积极的领导作用。红军第五次反『围剿』失败后，长征北上，开辟抗日根据地。在为中国前途命运而艰难奋进的历程中，中国共产党与民族传统文化的组成部分中医药结下了不解之缘。

第一节

# 从建党至大革命失败

中国共产党建立的思想背景之一，是当时思想界、知识界关于中国文化路向的激烈论争。其中也包括对中国传统医学的争议。马克思主义的传播，为认识这一问题提供了新的理论武器。

## 一、1921年前的思想文化争议

辛亥革命推翻了封建帝制，但在中华民国成立之后，仍然军阀混战，社会动荡。1915年，一批知识分子发起新文化运动，传播民主与科学思想，以启发国民。此时，传统文化的路向成为争论焦点之一。

### （一）百年大变局中的中西医存废争议

中医药学是中国原创的医学知识体系。它发源于中华民族远古的医疗卫生实践，在中华文化的影响下形成系统的理论，在数千年的发展中积累了丰富的经验。中医早期的经典如《黄帝内经》《神农本草经》就托名于华夏民族的两位始祖黄帝和炎帝（即神农氏），可见中医医道在民族记忆中的独特地位。

一般认为，《黄帝内经》《神农本草经》基本成书于秦汉时期。在以后的发展中，中医药名家辈出。例如东汉末年中国诞生了杰出的医学家张仲景，被后世尊称为"医圣"。他的著作《伤寒杂病论》（后来分成《伤寒论》和《金匮要略》两本），创造性地在治疗"伤寒"和"杂病"的过程中奠定了中医"辨证论治"的模式。其后，中医药学出现了三次大的分化与充实。第一次是晋唐时期的专科分化，主要是将基本理论应用于不同专科，从而使内、外、妇、儿、骨伤等都有了专门的知识体系，并诞生了葛洪的《肘后备急方》、孙思邈的《千金要方》和唐朝国家药典《新修本草》等名著。第二次是宋金元时期，医药大为普及，出现流派争鸣，金元四大家刘完素、张从正、李杲、朱丹溪分别被称为寒凉派、攻下派、补土派和滋阴派，从不同角度丰富着中医学的治疗法则。第三次是明清时期辨证理论的深化和对病因的再认识，无论是伤寒各派和温补学派、温病学派的形成，还是名医吴又可、黄元御、王清任等人的创新，都显示出中医药发展到一个高峰，对外感和内伤两大类疾病的应对能力得到了很大的提升。

但是在1840年以后，由于近代西方医学传入，传统中医药受到了极大的冲击。

近代西方医学是近代西方科学的产物。在欧洲，从文艺复兴到18、19世纪的工业革命，人类社会发生了巨大的变革。培根（1561—1626）、伽利略（1564—1642）、笛卡儿（1596—1650）、牛顿（1642—1727）、达尔文（1809—1882）推动了近代科学的进步。与此同时，解剖学、生理学、病理学相继取得重要进展。19世纪，法国的路易斯·巴斯德（1822—1895）发现了微生物，德国的科赫（1843—1910）发展了病原微生物学，医学进入了生物医学模式时代。显微镜、放射线等相继应用于医学，公共卫生受到重视，卫生行政成为近代资产阶级政府的公共事务，1848年英国国会通过世界上第一个《公共卫生法案》。这些新的医学知识，在近代西方的殖民扩张中发挥了作用，并随之向世界各地传播。

晚清时期，中国备受外侮。在腐朽的清政府与外国列强签订的一系列不平等条约下，西医西药加速传入中国，近代中国在实质上形成了两种医学并存的局面，由此引起了关于中西医的争论。

从学术角度而言，有新的医药知识和方法出现，对于人类是一种福音。历史上的中医药学，就曾经广泛吸收印度医学、阿拉伯医学的内容，海纳百川，不断发展。晚清著名学者、实业家郑观应所著的《盛世危言》中曾指出：

"窃谓中西医学，各有短长。中医失于虚，西医泥于实。中医程其效，西医贵其功。"①

他主张"弃短取长，中西合璧，必能打破中西界限，彼此发明，实于医学大有裨益"②。晚清中医界中形成了"中西医汇通"派，其主旨就是探索沟通中西医学知识的途径。

但是近代西方的"殖民医学"传播，秉持着"科学"的名义，所到之处对各个民族国家的传统医学均持排斥态度。在西方坚船利炮威力的震慑下，同时也受日本明治维新废止传统汉方医学的影响，一些国人对传统文化包括传统医学失去了自信。清末孙中山先生领导辛亥革命取得胜利，建立民国，不久政权落入北洋军阀之手。北洋政府当局在民国初年颁布学制，医科教育中只有西医教育，并无中医药内容。在全国中医界的纷纷抗议声中，北洋政府教育总长汪大燮却公然宣称："余决意今后废去中医，不用中药。"③而留学日本、学习西医的余岩（字云岫）在1914年著《灵素商兑》，宣称"不歼《内经》，无以绝其祸根"④，这成为他在1929年提案废除中医的基础。在他们看来，两种医学似乎只能存其一，而且肯定是存"先进"的西医学，废"落后"的中医学。

### （二）东西文化论战对中医的看法

北洋政府政坛动荡不已，封建势力多次复辟，国家权力依然操于外人。"中国往何处去"的问题萦绕在国人心中，知识界对此进行了更加深入的反思。新文化运动中掀起了东西文化论战，中医也成为了议题之一。被毛泽东称为"五四运动的总司令"的陈独秀在1915年《新青年》创刊号上发表了《敬告青年》，其中就涉及中医药。文中说：

"医不知科学，既不解人身之构造，复不事药性之分析，菌毒传染，更无闻焉；惟知附会五行生克寒热阴阳之说，袭古方以投药饵，其

① 郑观应，夏东元.郑观应集：上册[M].上海：上海人民出版社，1982：523.
② 郑观应，夏东元.郑观应集：下册[M].上海：上海人民出版社，1982：197-198.
③ 紧要新闻[J].神州医药学报，1914（1）：4.
④ 余云岫.医学革命论初集[M].上海：余氏研究室，1950：2.

术殆与矢人同科；其想像之最神奇者，莫如'气'之一说，其说且通于力士羽流之术；试遍索宇宙间，诚不知此'气'之为何物也！"

陈独秀主张：

"若是决计革新，一切都应该采用西洋的新法子，不必拿什么国粹、什么国情的鬼话来捣乱。"[1]

与陈独秀主张"西化"不同，参与论战的杜亚泉（1873—1933）认为中国固有文明"正足以救西洋文明之弊，济西洋文明之穷"，但他也持中医不够"科学"的看法。1920年杜亚泉在《学艺》杂志上发表《中国医学的研究方法》一文说：

"现在学西医的，或是学中医的，应该把中国的医学，可以用科学说明的，就用科学的方法来说明，归纳到科学的范围以内。"[2]

另一位文化名人梁漱溟在东西文化观上，把人类文化划分为西洋、印度和中国三种类型，称"中国文化是以意欲自为、调和、持中为其根本精神的"，与向前看的西方文化和向后看的印度文化有别。在此思想下，他对中西医有如下观点：

"在我未读医书前，常想沟通中西医学。不料及读后，始知这观念不正确，中西医竟是无法可以沟通的……因其是彻头彻尾不同的两套方法。单站在西医科学的立场上，说中医某条是对了，这不能算是已融取了中医的长处。若仅依西医的根本态度与方法，而零碎的东拾西捡，那只能算是整理中医，给中医一点说明，并没有把中医根本容纳进来。要把中医根本容纳进来确实不行，那样，西医便须放弃其自己的根本方法，则又不成其为西医了。所以，最后我是明白了沟通中西医为不可能。

"中医大概不能转变，因其没有办法，不能说明自己，不能整理自己，故不能进步，恐只有这个样子了。"[3]

① 陈独秀.独秀文存[M].合肥：安徽人民出版社，1987：116.
② 杜亚泉.中国医学的研究方法[M].//许纪霖，田建业.杜亚泉文存.上海：上海教育出版社，2003：33～39.
③ 梁漱溟.梁漱溟全集：第2卷[M].济南：山东人民出版社，1989：127.

梁漱溟认为中医"有其根本方法与眼光",可归根于道家,并指出东西方是两条不同的路,"结果中国的这个方法倒会占优胜"[①]。

无论主张"西化""科学化",还是主张中国文化的优越性,都反映出"大变局"时期道路之争的空前复杂性。人们对中西文化和中西医药的讨论不断加深,一时未有共识。但在行政层面,当时的民国政治人物已不断以"科学"为由,出台限制中医的政策,1929年的中央卫生委员会还通过了试图废止中医的决议案,显示出对传统文化的虚无主义态度。这使近代中医的处境陷入了幽暗之中。

## 二、建党前后的马克思主义者与中医

马克思主义很早就传入中国。俄国十月革命后,更引起众多中国知识分子的关注,最终促成中国共产党成立。尽管医药不是中国早期马克思主义者主要关心的问题,但也已形成了一些对后世有影响的看法。

### (一)从马克思主义理论看医药文化

早在晚清时期,马克思的思想就对我国知识界产生了影响。国学大师、书法泰斗马一浮(字一佛)是将《资本论》引进中国的第一人,他同时也是精通中医的学者。1903年马一浮留学美国,一次在书店发现了一部英文版《资本论》,在《一佛之北米居留记》中他写道:"二月初二日……下午得英译本马格士《资本论》一册。此书求之半年矣,今始得之,大快,大快!胜服仙药十剂!予病若失矣。"题目中的"北米"即"北美",文中的"马格士"即"马克思"。1904年他将英文版、德文版两种《资本论》均带回国内。

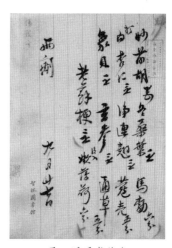

马一浮手书处方

---

俄国十月革命后，马克思主义开始对中国产生重要影响，成为影响思想文化论争的新思想。李大钊、瞿秋白、杨明斋等早期马克思主义传播者对中西文化提出了新的见解。

对于医学问题，早期马克思主义者主张学习西方先进文化，但并不盲目认为西方医学一切都是先进的。如1918年李大钊发表《东西文明根本之异点》，分析东西方的健康理念特点时说：

"东人讲卫生，则在斗室静坐；西人讲体育，则在旷野运动。东人之日常生活，以静为本位，以动为例外；西人之日常生活，以动为本位，以静为例外。"①

他提出"东洋文明与西洋文明实为世界进步之二大机轴，正如车之两轮，鸟之双翼，缺一不可，而此二大精神之自身又必须时时调和，时时融会，以创造新生命而演进于无疆"②。

早期的共产主义理论家瞿秋白在批评传统封建思想和宗法制度的同时，对西方文化与"科学"的局限性也有清醒认识。他说：

"人要避夏日和冬风，便造起伟大的建筑房屋，制造和暖的衣服，想出新方法来烤暖住宅。并且还有所谓消毒。然而'自然'却也跟着人走，走进城市和房屋。走进那和暖便利的衣服，居然发现向来所没有的病。

"资本主义社会里的高等阶级，经济生活是很有保证的；然而最可怕的病症，精神病象以及生殖力的减杀，刚刚在高等阶级里发现得最多。单调的技术的科学之发展，其结果是如此。当然，此种发展决不能是社会主义的唯一的基础。"③

瞿秋白提倡开辟"人类文化的新道路，亦即此足以光复四千余年文物灿烂的中国文化"。

中国共产党上海发起组织社会主义青年团的筹建者之一杨明斋

---

① 李大钊.守常文集[M].北京：北新书局，1950：38.
② 李大钊.守常文集[M].北京：北新书局，1950：40.
③ 瞿秋白.瞿秋白论文集[M].重庆：重庆出版社，1995：1071.

（1882—1938），主张用新的世界观和历史观来研究中国与世界的演进历程，1924年著成《评中西文化观》。他对梁启超、梁漱溟二人的观点进行了评论，其中有一些与医学相关的新看法。他认为：

"中国的先哲之人生观的确有可注意之处，然而他并没有甚么微妙之可言，他的价值是实在的，是人生之日用常行的。所谓微妙者不过曲解而已。其与形而上相连者之中国人的人生观，只有以上所言之迷信术数阴阳五行之推论而已。其实这些实事梁君何尝不知？请看他的书中之言中国医药等之证明。"[1]

杨明斋认为，中国古代科学文化不应只看文字上的说法，要更多地从人民大众的生活中去考察。他指出：

"他们只当是凡把那件物或那件事的成败造就的因果原理写在纸上，算科学。否则只算手艺或算经验的一回事。梁君的理由是以为读书人创造科学为求知，工人只为用而不求知或不运用思想，故不为科学。这实在是误解科学的真义。科学不是士的专产品留作摆架子装观开图书馆……中国四千余年以来，国之所以立，虽没西欧那样成文的征服自然之科学，可是那不成文的科学是有的，不过儒家以无治主义治国及经济除外的教育，没把他写在纸上罢了。他们的价值散而不集，阴而不显，所以似乎是无，其实离了他是不会立国的。"[2]

因而，杨明斋提出"从大多数平民生活方面观察中国文化"，指出"士"对自然的观念，如"本阴阳五行之情境治医药，拿《易经》当作卜筮以判断人类生活的吉凶……像什么洪范九畴谶纬术数阴阳八卦算命在社会流行之普遍与威权恐无有比者"[3]，有许多不合理的成分。他指出：

"我国征服自然之文化发达之期当在战国以前，由畜牧进到农业及农业发达至诸子学说产生以前之时。例如象形而制文字，天文算术医学

① 杨明斋.评中西文化观[M].合肥：黄山书社，2008：34.
② 杨明斋.评中西文化观[M].合肥：黄山书社，2008：19-20.
③ 杨明斋.评中西文化观[M].合肥：黄山书社，2008：197.

美术音乐，殷有土工石工金工木工等之设，铜金漆器之相继发明，利用煤铁之开采，蚕丝之利用，华美之建筑。……可是自儒家掌政治教育大权后专注重'操情'，不讲环境，把经济除外，于是遂把征服自然这件事，扔到九霄云外。但是人类生活是无一时一刻离开对自然问题的，所以他总是要对自然下判断的；于是后儒把阴阳五行、洪范九畴、河图洛书、谶纬术数、先天太极等言物之情境的说话，与《易》之言'一阴一阳之谓道'，《象》之言'在天成象在地成形'，《辞》之言'天地之大德曰生，圣人之大宝曰位'诸说，或发挥或假造，闹了很多，以供献国民生活之要求……就这样使我们整个的迷入了黑暗世界。"[①]

注重将古代实际的创造，与后世儒家比附的言论区分开，这是一种辩证的思想。

### （二）早期共产党员与中医

随着马克思主义的传播，早期的马克思主义组织逐步出现。1921年中国共产党一大召开，中国革命开始逐步有了领导核心。

在中国的现实环境中，无论是什么思想的人，都免不了与中医打过各种各样的交道。但不同的思想意识，对他们如何认识传统文化和传统医学会有不同的影响。以毛泽东同志为例，在他成长经历中，与中医有相当多的接触与了解，这对他形成对中医的中肯认识有一定影响。

少年时代，毛泽东到井湾里入读私塾时，塾师郭伯勋精通传统文化，同时也是著名中医，曾编撰《医学八字诀》和《医方集解补削》。毛泽东在此虽然不是学医，但也会耳濡目染。青年时期的毛泽东对中西医已有一定的思考，1913年他在湖南第一师范的听课笔记中，有这样的文字：

"医道中西，各有所长，中言气脉，西言实验。然言气脉者，理太微妙，常人难识，故常失之虚。言实验者，求专质而气则离矣，故常失其本。则二者又各有所偏矣。"

---

① 杨明斋.评中西文化观[M].合肥：黄山书社，2008：199.

在1918年他最早公开发表的文章《体育之研究》中，毛泽东写道：

"愚自伤体弱，因欲研究卫生之术，顾古人言者亦不少矣。"

1918年8月毛泽东为组织湖南青年赴法勤工俭学准备去北京，此时在家乡的母亲患"喉蛾"和"疡子"病，因"乡中良医少"，毛泽东专门请名医开药方。他的家书说：

"七、八二位舅父大人座下：

"前在府上拜别，到省忽又数日。定于初七日开船赴京，同行有十二三人。此行专以游历为目的，非有他意。家母在府上久住，并承照料疾病，感激不尽。乡中良医少，恐久病难治，故前有接同下省之议。今特请人开来一方，如法诊治，谅可收功。如尚不愈之时，到秋收之后，拟由润连护送来省，望二位大人助其成行也。"①

毛泽东在北京期间，正式接触了马克思主义。但由于母亲后来病重，不得不返回家乡。他于1919年4月28日所写的家书说：

"七、八两位舅父大人暨舅母大人尊鉴：

"甥自去夏拜别，匆匆经年，中间曾有一信问安，知蒙洞鉴。辰维兴居万福，履瞩多亨，为颂为慰。家母久寓尊府，备蒙照拂，至深感激。病状现已有转机，喉蛾十愈七八，疡子尚未见效，来源本甚陈远，固非多日不能奏效也。甥在京中北京大学担任职员一席，闻家母病势危重，不得不赶回服侍，于阳历三月十二号动身，十四号到上海，因事句留二十天，四月六号始由沪到省，亲侍汤药，未尝废离，足纾（纾）廑念。肃颂福安！各位表兄表嫂同此问候。

"四、五、十舅父大人同此问安，未另。

"愚甥毛泽东禀

"四月二十八"②

---

① 中共中央文献研究室，中共湖南省委《毛泽东早期文稿》编辑组.毛泽东早期文稿（1912.6-1920.11）[M].长沙：湖南人民出版社，2008：288.

② 中共中央文献研究室，中共湖南省委《毛泽东早期文稿》编辑组.毛泽东早期文稿（1912.6-1920.11）[M].长沙：湖南人民出版社，2008：290.

信中提到他母亲"喉蛾"好转，但"疬子"病迟迟未好。毛泽东认识到该病"来源本甚陈远，固非多日不能奏效也"。返回长沙后，他"亲侍汤药，未尝废离"。这些侍医经历显然也使他对中医有较多的了解。

在1921年参加中共一大的代表中，也有一位出身于中医之家的人物，即邓恩铭。他本名恩明，生于1901年，贵州荔波人，其父邓福臣，又名国琮，是个基层中医，以行医兼营草药为生。邓恩铭为长子，五岁启蒙，有时也随行医卖药的父亲走乡串寨。16岁时他投奔在山东做县官的二叔，入山东省立第一中学读书。五四运动爆发时，邓恩铭成为该校的学生自治会负责人兼出版部长，后来与王尽美一起成为黄河下游区域共产主义运动的发起者。

另一位中共一大代表李达，1913年到日本留学，一年后因病回国，在家乡与一位中医合开一家"博记药店"，边卖药边养病，"赔赚并没有计较，肺病算是好了"[①]，3年后才再度赴日。后来成长为中国著名的马克思主义启蒙思想家，卓越的哲学家、经济学家、教育家和法学家。

其他早期的共产党员不少也有中医经历。如谢觉哉（1884—1971）在20来岁时曾跟岳父何秋岩学中医。在行医中目睹穷困百姓患病，买不起医生处方的药，而越来越感到"社会的病大于人体自身的病"，于是放弃医学，走上教育救国的道路[②]。他在1925年加入中国共产党，后来成为"延安五老"之一、著名的法学家和教育家、杰出的社会活动家、法学界的先导、人民司法制度的奠基者。

1921年考入北京大学法律系的杨峻德（1900—1931），福建建瓯人。在北京大学受李大钊影响，毕业后加入中国共产党。后返建瓯建立中共建瓯支部。大革命失败后继续在福建组织革命运动，奠定了闽北红色根据地和闽北工农红军的基础。他先后在中共福州市委和福建省委工作，平时研究

---

① 茜频.学人访问记：经济学和社会学名教授李达[N].世界日报，1935-01-29.
② 易凤葵，吴建平，刘婧.谢觉哉与故乡[M].长沙：岳麓书社，2016：179.

中医医理，经常以杨子适的名义乔装成中医，留下不少中医手稿。[1]1931年不幸被捕，后在南京雨花台被杀害。

著名文学家茅盾（1896—1981），原名沈德鸿，字雁冰。1921年初由李汉俊介绍加入上海共产党，成为中共最早的党员之一。沈雁冰出生于浙江桐乡乌镇，他外祖父陈我如及其堂弟陈渭卿均是杭嘉湖一带有名的中医。沈雁冰的父亲沈永锡也跟随岳父行医。沈雁冰的弟弟沈泽民幼年曾得大病，三五天不进饮食，后来由陈渭卿一帖治愈，引起乌镇医生们的震动。[2]

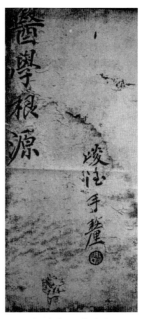

杨峻德医学手稿

黄埔军校早期组建者之一、中共党员茅延桢（1897—1925），出生于安徽寿县一个中医世家。父亲茅宗珠是当地名医。茅延桢没有继承家业，而是投身革命，1920年参加北京大学的马克思学说研究会，1922年加入社会主义青年团并于当年转为中国共产党正式党员。1924年受党组织的派遣，前往广州参加黄埔军校筹建，担任第一期学生二队队长。

广州农民运动讲习所第5期学员王承烈（1903—1969），又名王蔚垣，广东花县人，青年时在县内天和圩普济堂、平山采芝堂、南海横江圩普生堂等药铺当学徒，学习中医，1925年到香港西营盘薄扶林道保和堂帮柜并配剂。在省港大罢工时回到广州，同年考入广州农民运动讲习所，后加入中国共产党，曾担任中共英德县支部书记。大革命失败后不得不逃亡马来西亚，以行医为业。在抗战时他积极宣传抗日，战后又参加马来西亚民族解放斗争，后被英国统治者宣布驱逐出境。他回国重新

① 易向农.峻节德民[M].福州：海峡文艺出版社，2019：185.
② 钟桂松.茅盾与故乡[M].成都：四川文艺出版社，1991：35.

第一章 —— 从建党到土地革命

加入党组织，投身祖国解放斗争和新中国的建设。

还有安徽旌德籍的王瘦之（1906—1980），1921年在宣城从名医王子微学医。这期间，他与共产党人恽代英、萧楚女以及梅大栋等人接触较多，开始学习马克思主义。1927年他加入武昌的中央农民运动讲习所，后又加入中国共产主义青年团。1927年6月王瘦之从中央农民运动讲习所毕业后，受党组织派遣，回安徽旌德县做农运工作，1927年冬加入了中国共产党，成立了旌德县特别支部。他又师从名医陈瑞庭，以医为业作掩护，开展革命活动。1928年因被人告密而逃离家乡。1929年进上海中医学校学习一年。1930年因与中共党组织失去联系，加入了国民党（左派）。抗日战争期间，他积极参加了救亡活动，又为新四军游击队伤病员治病疗伤。[①]

上述早期马克思主义者与中医有或多或少的联系，有的本身就是中医。中医在当时仍然是中国最普遍的医疗资源，有着广泛的群众基础。中国共产党党员大多成长于国内城乡各地，深刻了解中医药在中国社会中的价值。这与提倡废医者从国外留学归来，只局限于少数大城市生活，观念脱离实际国情不同。在我国，引进和发展西方医学当然很有必要，但是否要对传统医学采取废止的态度？中国共产党无论基于马克思主义的文化观，还是基于对中国现实的切身感受，必然给出与提倡废医者不同的答案。

014

---

① 武昌农讲所纪念馆.武昌农民运动讲习所人物传略[M].武汉：武汉出版社，1997：365.

# 土地革命时期各苏区的中医药

1927年4月12日和7月15日，蒋介石、汪精卫先后在上海、武汉发动反革命政变，实行"清党""分共"，公开背叛孙中山的国共合作政策和反帝反封建纲领。国共合作破裂，第一次国民革命运动失败。中国共产党走上了领导武装斗争、建立革命政权的道路，在各地建立了革命根据地（即"苏区"）。这一时期中国共产党领导的武装起义有100多次，遍及14省140多县（市），参加起义的工农群众和革命士兵有数百万人。在艰苦的斗争中，中医药是革命军民治疗伤病的重要依靠。

## 一、井冈山的"中西两法治疗"

1927年秋，毛泽东率秋收起义部队上井冈山。井冈山的斗争十分艰苦，毛泽东在《中国的红色政权为什么能够存在》中写道：

"在白色势力的四面包围中，军民日用必需品和现金的缺乏，成了极大的问题。一年以来，边界政权割据的地区，因为敌人的严密封锁，食盐、布匹、药材等日用必需品，无时不在十分缺乏和十分昂贵之中……（红军）营养不足，病的甚多，医院伤兵，其苦更甚。"[①]

在这种情况下，中医药的应用必不可少。正如毛泽东在《井冈山的斗争》中所写的：

"作战一次，就有一批伤兵，由于营养不足、受冷和其它原因，官

---

① 中共中央文献研究室中央档案馆.建党以来重要文献选编：1921-1949：第5册 [M].北京：中国文献出版社，2011：629.

兵病的很多。医院设在山上,用中西两法治疗。"①

1927年10月初,部队在茅坪攀龙书院创办了井冈山根据地的第一所医院——茅坪后方医院。院长曹镰,党代表赵发仲,共有三位医生,其中两位是中医,分别是赖干华、陈金,一位是西医,叫吴鹏飞。11月又增加了赖章达、谢贻阶、黄少古三位中医。1928年4月,毛泽东同志与朱德同志在井冈山会师后,又增加了两位中医和两位西医。

医院主要靠中草药治病,不足时动员全体医护人员上山采药。赖章达回忆说:

"现小膳厅是中医医疗室,轻伤员、担架队住楼上,床铺摊在楼板上。起初伤病员只有四五十人,伤员用的中药靠大陇、滩头药店供给……药空了,我们便上山挖了70多种土产草药,有银花(金银花)、土茯苓、木通、麦冬、金英子(金樱子)、茴香、车前草、五瓜皮(五加皮)、厚朴等。1928年4月,毛主席发动打永新……缴到400多担药放在茶山源,这时药材丰富了,部队、群众都来此买药。"②

1928年5月调入茅坪后方医院工作的肖明回忆:

"医院经常组织医务人员和附近的群众上山采草药。采药时,由懂的人采个标本,然后大家照样子采。当时用中草药一般的病都能治好。"③

开国上将张宗逊在当时受了伤,据他回忆:

"当时,茅坪医院里有几位井冈山本地的好中医。他们用自己在山上采集的中草药给我治疗。这种草药颇有效,敷在伤口上,很快就把脓血吸了出来,然后再换贴二种土膏药,不久我的伤口就痊愈了。"④

1928年夏,随着井冈山军事根据地的中心由茅坪向茨坪转移,红四

---

① 毛泽东.毛泽东选集:第1卷[M].北京:人民出版社,1991:57-58.
② 梅黎明.浴血罗霄:井冈山革命根据地历史[M].北京:中国发展出版社,2014:71-72.
③ 梅黎明.浴血罗霄:井冈山革命根据地历史[M].北京:中国发展出版社,2014:72.
④ 张宗逊.张宗逊回忆录[M].北京:解放军出版社,1990:45.

军军委在茨坪附近的大井、小井设立红军后方医院。时任红四军三十二团副团长兼湘赣边界防务委员会主任王佐负责领导筹建工作，经商量后，由新遂边陲特别区政府支付开办经费。派朱持柳负责到各县邀请郎中、医生，请来了吴海泉、吴文奎父子等人。派石丙祥、黄梓香等组织农民上山采药，邓允庭组织湘南暴动上山来的一部分妇女同志将运下来的草药切碎晒干，并储存起来。[①] 医院分设4个管理组，一、二组在大井村，三组和院部在中井村，四组在小井村。每组有组长、医务主任。据时任湖南省茶陵县委书记的江华回忆，小井为外科，内科和中医部在大井，他因得病"打摆子"、发高烧，住进了中医部，每天吃中药，休养了两个多月，病愈出院。[②]

1928年12月，后方医院正式建起一栋2层的楼房，共有32间房间，约900平方米。曹鑠任院长，肖光球任党代表，医院成立党总支后，曾志任书记。医院内有10余个医生，中医和草药医师有谢秋月、李保山、吴海泉、吴文奎等，院内设有一排药房。医院被命名为"红光医院"，被认为是人民军队第一所正规医院。[③]

在红光医院里，由于西药缺乏，仍然以中医药为主要治疗手段。吴海泉曾把一些猪油、洋蜡和冰片、红粉、青粉搅拌在一起，熬制成一种药膏给伤员治疗，很有成效。他还把茸片放在碾槽中加工成茸粉，代替碘胺粉使用，

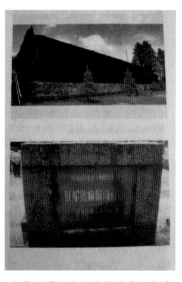

小井红军医院旧址及殉难纪念碑

①　黄仲芳, 李春祥.王佐将军传[M].北京：解放军出版社, 1990：305-306.
②　江华.追忆与思考：江华回忆录[M].杭州：浙江人民出版社, 1991：54.
③　王永华.见证人民军队历史上第一所正规医院[J].党史纵览, 2013（5）：42-47.

效果也很好。[①]谢秋月是当地逃出来的童养媳，她先是加入茅坪医院当护士，后来与吴鹏飞结婚。她学习采药制药，成长为草药医生。

1929年1月敌人攻陷井冈山后，残忍地杀害了未及撤离医院的伤病员和医护人员，吴海泉、吴文奎、谢秋月均不幸牺牲。

## 二、中央苏区的中医药

1929年1月，毛泽东、朱德率红四军主力离开井冈山，于4月建成赣南苏区。同年7月，以龙岩、永定、上杭三县为中心的闽西苏区基本形成。1931年9月，中央革命根据地军民粉碎了国民党军第三次"围剿"后，赣南、闽西两区连成一片。1931年11月7日，中华苏维埃第一次全国代表大会在江西瑞金召开，中华苏维埃共和国诞生，即中央苏区，主要包括江西南部和福建西部，1933年辖有江西、福建、闽赣、粤赣4个省级苏维埃政权。1934年又成立了赣南省苏维埃政府。

### （一）赣南苏区和红都瑞金

1930年10月，红一方面军攻克吉安城，成立了吉安红色总医院，戴济民任院长，有7名西医和几名中医。1931年该院更名为"中央红军总医院"，并由吉安迁往兴国茶岭，王立忠任院长，院内只有少量普通西药和中草药。1931年9月3日欧阳钦在《中央苏维埃区域报告》中说：

"红军的后方医院，现在伤病的是很多……在革命军事委员会设立军医处，取消总院制，分设几个医院，均直属军医处指挥，那边的药品与医生都很缺乏，药品除缴敌人的之外，有时要被我们所扣留的地主豪绅到吉安去买来。医生亦缺乏，除我们有少数的西医外，利用俘虏过来的医生，中医中药均用。"[②]

1933年，汀州福音医院迁至瑞金洋岗后，苏维埃中央政府以该院为

---

① 《井冈山革命根据地》写作组.井冈山革命根据地[M].上海：上海人民出版社，1977：152.

② 高恩显，高良，陈锦石.新中国预防医学历史资料选编：第1册：第二次国内革命战争时期[M].北京：人民军医出版社，1986：26.

基础创办中央红色总医院，傅连暲任院长。医院除原有的西医外，也增加了中医，就是邓颖超同志的母亲杨振德（1875—1940）。杨振德是清朝总兵邓庭忠的夫人，幼时曾学中医，后来仍不断钻研医学。丈夫去世后，她辗转到天津一间育婴堂当了医生。邓颖超投身革命后，杨振德曾到杭州行医，1934年来到中央苏区，在红军医院工作了一段时期。

中央苏区还创办了中国工农红军卫生学校，虽然主要培养西医，但也关注中医药知识，提倡运用中草药代替西药。例如用小柴胡汤代替奎宁、阿司匹林，用饮食疗法、运动疗法等代替药物治疗，发动学生采集中草药和制造中成药等。学校编写出版有《中药之研究》《临症便览》等医学书刊，还编写了《红色卫生》杂志。《红色卫生》杂志第二期提出"尽量用中药代替西药"：

019

"中药的效力，有些的确是不能否认。在交通方便的白色区域，尚有许多人（西医）研究适用中药，在敌人封锁，在药品困难的环境中，更应该采用中药，加以制度或配制，不仅可以为应付我们目前的需要，或者有些发明也未可知。

"关于中药要耐心试用，因为中药的用量过少，绝少发生效力。试验的结果，请通知红色卫生编辑股，以便登载，使各卫生机关采用，或请卫生材料厂配制分发。"[1]

《红色卫生》还登载了一些中成药研制的情况，如"第五后方医院医务科长杜志贤同志……因敌人封锁，购买西药困难，他曾发明一种用中药制造治疟疾的小布丸，现在又发明一种茶岭膏，并还在热心研究，继续发明"[2]，小布、茶岭均系苏区地名。此外中国工农红军卫生学校还出版有《红色医报》，其发布启示征集稿件时，专门列出"中药代西

① 中共江西省委党史研究室.中央革命根据地历史资料文库：第11册：军事系统 [M].北京：中央文献出版社，2015：2308.
② 佚名.红色医生的礼物[N].红色中华：第144期，1934-01-16.

第一章 从建党到土地革命

1921 - 1937

药之效果"一项。①

瑞金在中央劳动部社会保险局下设有中药房、卫生材料厂、药业合作社等。总卫生部药材局局长兼卫生材料厂厂长唐义贞（1909—1935），湖北武昌金口镇人，出生于中医家庭，后来投身革命，与陆定一结婚。1931年来到闽西苏区，后调往江西瑞金。她领导100余名职工上山采集中草药，组织成立"技术研究会"，"可以自制硫酸钠、安福消肿膏、煮棉花、丸丹、八卦丹等"②，并且培养了一批制药人才，受到《红色中华》报表扬。③

### （二）闽西苏区和福建军区

1929年5月，工农红军挺进闽西开辟根据地。1929年6月在福建上杭蛟洋建立了闽西红军医院，又称"蛟洋红军医院"，陈永林任院长，王俊恒任党代表兼中医，并从本地请民间医生傅赞谟、傅柏梁（外科）、傅兆鸿（伤科）等到医院协助看病。④闽西特委抽调中医伤科医生张庭瑞、西医傅赞谟、中医黄玉书、中医刘先民到蛟洋红军医院帮助医治红军伤病员。药品以中药材为主，由当地永生堂、全春堂两家国药铺供应，并派人到龙岩、江西等地采购。同时医院还派员就地去山间采些中草药补充。⑤陈毅在1929年9月1日给中央的报告中说：

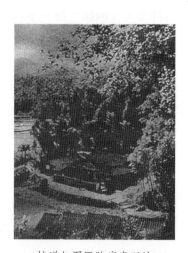

蛟洋红军医院病房旧址

"红军在赣南闽西游击边界皆特别

---

① 中共江西省委党史研究室.中央革命根据地历史资料文库：第11册：军事系统[M].北京：中央文献出版社，2015：2311.

② 佚名.一切为着前线为着战争的胜利[N].苏区工人：第17期，1934-05-25.

③ 荒坪.唐义贞传略[J].党史天地，1994（8）：60.

④ 黄绍裘,傅永成.古蛟叙事[M].北京：中共党史出版社，2016：22.

⑤ 雷晓华.寥廓江天：毛泽东九次到上杭[M].北京：中央文献出版社，2006：27.

成立红军休养所，来容纳伤病兵，不过医药和医官很感困难去解决，在十分无法时雇用本地中医内外科也相当有功效。"①

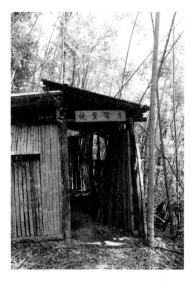

饶丰书房——毛泽东在永定金丰牛牯扑的旧居

1929年秋，毛泽东患了疟疾，闽西特委想办法从上海买来奎宁，但并未彻底痊愈。部队护送他到福建永定县城东"牛牯扑"养病，由老中医吴修山治疗，"他开了中药方子，水炖服食，一连几帖，毛泽东的病情大有好转"②。吴修山的儿子吴胜（1910—1936），福建省永定县人，曾参加永定暴动，任红十二军一〇一团四连连长。10月初毛泽东到合溪，又由老中医赖丰庆继续治疗，毛泽东每次都详细地问所开的药名、功用，赖丰庆总是把药一大包一大包地混在一起，只说分几次吃，后来，毛泽东叫他将每次吃的药量分开来，包成一些小包，便不会弄错。③最终毛泽东的身体得以康复。

1929年10月2日上杭县苏维埃政府成立，将上杭县才溪乡王赠接、王坤发父子经营的中药铺改为才溪乡医务所。1930年，红四军与红六、红十二军合编为红一军团，成立了4个后方医院。红四军除有闽西蛟洋医院外，又办有小河坑医院，罗化成任院长。罗化成（1895—1940）是上杭南阳乡人，父亲是中医师，他自幼随父学医，后考入福州蚕业学校。1926年加入中国共产党。1930年8月在与敌人作战中受伤住院，伤愈后任

第一章　从建党到土地革命

① 高恩显，高良，陈锦石.新中国预防医学历史资料选编：第1册：第二次国内革命战争时期[M].北京：人民军医出版社，1986：9-10.
② 赖立钦.福建省永定县革命故事集[M].北京：中共党史出版社，2014：3.
③ 竞鸿，吴华.毛泽东生平实录[M].长春：吉林人民出版社，1998：373.

医院院长。<sup>①</sup>

1931年闽西苏维埃政府发出通知，闽西医院迁至上杭苎园，将西医设于小和坑，"将病的需用中药的移至大洋坝，设闽西医院中医部"<sup>②</sup>，伤兵送于小和坑，病兵送到大洋坝。由此也可看到当时中西医的分工。

1932年福建军区成立后，闽西红军医院改为"福建军区后方医院"，归福建军区卫生部领导。医院总院设在长汀四都，内分中医、西医、内科、外科，共有30多名医生，300多名护士。医院院长最初由罗化成担任。后来，由于革命战争的需要，领导常有变动。彭真、王正恒、刘祥信、徐子良、周子述、付才标、范一农先后担任过医院院长。<sup>③</sup>

1932年，上杭县才溪乡医务所改设为中国工农红军福建军区临时后方中医院，又名才溪后方临时医院，地点在庄背庙，后迁至癞古窝。王赠接任医院院长、王坤发任外科医生、吴锡福任内科医生、林茂任看护生、林金育任事务长。还设有地方药材合作社，负责供应医院和地方群众的药材。1932年，医院还在通贤设立中医训练班，学员有黄德星、阙文述、郑廷基、陈策生、林金坤、林高程、王华玉等17人。1932年4月间因敌人经常滋扰，才溪后方临时医院与白砂第二医院合并为黄腊坑第二分院。

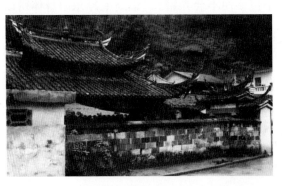

才溪红军医院旧址

王赠接父子不但无

① 肖林榕，林端宜.闽台历代中医医家志[M].北京：中国医药科技出版社，2007：286.
② 高恩显，高良，陈锦石.新中国预防医学历史资料选编：第1册：第二次国内革命战争时期[M].北京：人民军医出版社，1986：21.
③ 汤家庆.耕山耘海：博物馆工作三十年文集[M].福州：海风出版社，2008：211.

条件地将整个中药铺所有药材、器皿全部捐献给医院，还贡献了珍贵的
药方：

"伤口方：石膏二两，洋血结（血竭①）一两，轻粉一两，生乳香
一两，正二拨二（冰片），珍珠三钱。

共研末撒伤口，一日二次，外用生烟开水浸贴伤口上。

驳骨方：田七（三七）六钱、苏木二钱、元汉（进口轻粉）二钱、
小草角（皂角）二钱、碎粉（骨碎补）二钱、什兰（泽兰）二钱，胡芷
（白芷）二钱、陈香（沉香）二钱、广木（木香）二钱、庄黄（大黄）
五钱、小茴（小茴香）二钱、木通钱半、细辛钱半、桃仁钱半、丹香
（丹参）钱半、茂术（莪术）二钱、山林（三棱）二钱、赤夕（赤芍）
二钱、肉桂钱半、草乌钱半、生乳香二钱、末药（没药）二钱、红花二
钱、血结（血竭）二钱、土别（土鳖虫）钱半、淮七（怀牛膝）三钱。

以上共研末。视病情重轻，重病一次二两外敷，轻病一两至一两
半，须用粘米糊配贴。

用法：以粘米糊煮好，药末贴断骨处，并用二个木板夹住。"②

上杭才溪乡成为苏区建设、扩红和支前的模范。1933年冬，毛泽
东到才溪乡进行10多天的深入细致调查，写下了《才溪乡调查》。他还
对当地药材合作社的发展作出指示说：药材合作社可以由群众入股，一
个季度或半年结账一次，赚了钱大家分红。山区药材来源很丰富，什么
地方有，要调查清楚，去多少人，要很好组织。并对于医生问题进一步
指明：一个乡有一二个医生，把那些中医组织起来，生活上给予一定
照顾。③

---

① 伤口方与驳骨方中有许多为别名，现将通用名加括号说明，主要参考华碧春，
黄颖《闽西苏区时期的药业》一文（载《锦州医科大学学报（社会科学版）》
2020年第6期）。

② 高恩显，高良，陈锦石.新中国预防医学历史资料选编：第1册：第二次国内革命
战争时期[M].北京：人民军医出版社，1986：317-318.

③ 中共才溪镇委员会，毛泽东才溪乡调查纪念馆.才溪人民革命史[M].北京：北京
广播学院出版社，1997：59.

1933年夏，中共一大党员陈潭秋任福建省委书记。当地疥疮多发，"省委机关的同志共用一个小木盆洗脸，一个大木盆洗澡，不少同志染上了疥疮。对此，陈潭秋很是关切，他亲自到农村向老中医请教，弄来中草药为大家治疗，同时又规定大家勤洗澡，常换衣，搞好个人卫生和公共卫生。在他的带领下，省委机关患疥疮的同志不久就痊愈了。大家都称赞说：消灭疥疮，潭秋同志立下头功"①。据记载，当时红军消灭疥疮的办法之一是用樟脑油：

"对严重影响红军战斗力的疥疮，开展了强烈的卫生运动，发给每人一竹筒樟脑油，强制每天洗搽，不到半年消灭了疥疮。"②

### 三、南方各苏区的中医药

20世纪30年代前期，全国在231个县建立了县以上的苏维埃式政权，辐射1 910万人口，其中大部分在南方。南方各个苏区的医疗卫生建设工作中，都非常重视中医中药。

### （一）湘赣苏区

1929年红军第四军主力离开井冈山向赣南、闽西挺进后，井冈山红军后方医院剩余人员一部分随部队来到江西萍乡莲花县坊楼乡洋桥村，创办了红军医院一分院。院址位于洋桥村钱福堂，下设办公室、治疗室、药房3部分。办公室和药房设在钱福堂内；治疗机构分5个所，一所为院部，相当于门诊部；二、三、四、五所则相当于住院部，分别设在冲头村、下沿江村、桑园村、甘家村。共有固定人员30名左右，开始时中医师只有3名，一位叫王灿生，另一位是被称为"大脚先生"的贺某。后来在当地招收地方医药人员，坪里竹湖村的周元开，下坊的颜某，升塘的李某等人，都曾先后在红军医院工作。从1929至1932年，人员由

---

① 陈乃宣，胡云秋，等.陈潭秋传记[M].武汉：湖北人民出版社，1991：117.
② 聂洪钧.聂洪钧半世纪略[M].北京：中共党史出版社，2005：12–13.

31人发展到45人，中医师从3人增加到6人。[1]

1931年7月，中共湘东南特委、湘南特委和赣西南特委的西路、南路、北路三个分委所辖的赣江以西地区合并为湘赣省。10月湘赣省苏维埃政府成立。1932年1月，湘赣军区成立，在黄岗成立了湘赣省红军后方医院，又称黄岗医院，后改称湘赣军区红色总医院。最多时曾收容伤病员千余人。医院设有中医科和草药科，有中医主任一人，中医师四人，司药、采购及护士数十人，中药科除科长外，还有十人组成的中草药队，专门负责上山采药和配制中成药等。

苏区医药条件很艰苦，黄岗医院"特别严重的是药品奇缺，不但缺西药，而且缺中药……一面派人到白区去搞西药，一面与当地群众一道上山采草药"。[2]鄱县红军医院也经常发动医护人员和轻伤病员上山采草药。有个叫黄桂莲的同志到深山采药，被毒蛇咬伤，幸好她身上带有半枝莲、七叶一枝花、半边莲等蛇药，用口嚼烂敷在伤口上，最终无大碍。他们采来的草药有的加工成粉剂，有的用酒泡制成水剂，代替西药救治伤病员。据黄桂莲等老同志回忆：

"我们给伤员取身上的弹头，用的是野生磨（魔）芋、七叶一枝花等制成的水剂，手术时涂在伤口周围，起局部麻醉的作用，同时给伤员服适量的药酒，以减少痛楚……我们就是用这样一些'土药'，治好了许多伤病员，使他们重返前线杀敌。我们还记得伤员们作了这样几句顺口溜，赞扬中草药：中医草药真正好，防治伤病不可少；草药治病疗效高，伤病康复杀敌人；红军自办草药厂，打破封锁创奇迹；中草药方就是灵，不花钱财治大病；草药土生又土长，采不尽来用不遏（竭），打不掉来炸不烂，成了天然制药厂；不识草药就是草，认得草药就是宝，

---

[1]　莲花县史志工作办公室.中共莲花地方史[M].北京：中共党史出版社，2006：127-128.

[2]　徐金元.湘赣省红军后方医院[M]//梅黎明.井冈山斗争时期的县委机构：中国共产党永新县委.北京：中国发展出版社，2015：316.

自采自制又自用，治好红军立功劳。"①

据记载，苏区中医创造了许多颇具疗效的土方土法。治疟的土方有：用常山、草果、青蒿、肉桂等药制丸口服；用常山、柴胡、独活、桂枝、黄芩、满山香等药配制成"治疫疟方"煎服；用常山、满山香、猴樟树皮、鹅不食草、蛇蜕配成"截疟方"，研细末吞服；用青蒿、上（肉）桂、常山、槟榔、草果、鸦片膏水等药制丸口服。治痢，则用苦参、白头翁、（金）银花、台乌、独活、黄连、（天）花粉、木通、青木香、茯苓等配药煎服。治天花，用荆芥、薄荷、紫苏叶、前胡、升麻、当归、粉葛、独活等配方煎服。②

中医的作用在中华人民共和国成立后受封中将的莫文骅身上得到了体现。他在1932年赣州战役中受伤，转到野战医院，伤口发肿不消，疼痛难忍，医生认为要锯掉腿，但他不同意，"带一个勤务员，住在一个小茅草房里，每天用一块大洋买只小鸡和一个甲鱼煮来吃，约20天，伤口大体好了"，然后返回部队，到达崇义县苏区时，"找到一名中医，他给我开了活血松筋的中药，要我买一斤糯米酒慢火煮，煮到剩下两茶杯时服用。我连服了5天，果然见效，拄着棍子，勉强能走路了。我很感激这位中医，并动员他参加了红军"③。

1932年湘赣苏区传染病流行，8月28日永新县发出通令"动员群众帮助红军"：

"现在医院里的伤病兵多用草药医治，亦觉有效。各区苏府应切实负责征求技能较好的草药、医生介绍来县来，以便转送军区红色医院服务。同时各区、乡应组织采药队，尤其是市田、天河、南阳、洛江、牛田各区，各组织一队与几队去采办本地所出产的各种药品，泡（炮）制

---

① 黄桂莲等《鄞县红军医院的艰难历程》，载于1987年政协株洲市委员会文史资料研究委员会编《株洲文史：第11辑》，第146-147页。
② 湖南省地方志编纂委员会.湖南省志：第21卷：医药卫生志[M].长沙：湖南人民出版社，1988：929.
③ 莫文骅.莫文骅回忆录[M].北京：解放军出版社，1996：216.

送交军区红色医院应用，并须将这些草药的形态、制造及运用的方法，作成说明书一同付（附）上来。同样应将运用各种草药经验，亦作成说明书送上来，以便转送省来印发，□□（作为）各地草药医生及采药队的参考材料。"[1]

同时《红报》发出《怎样防止与救（治）流行的瘟疫》社论，在呼吁注意卫生、积极预防的同时，还提出"注意聘请草药医生，组织采药队，到各地采办各种草药"[2]。

### （二）湘鄂西苏区

1929年2月，中共湘鄂西特委从部队抽调3名曾在中药铺当过学徒的战士组成卫生队。同年，先后吸收沔阳中医孙光浩、仙桃西医李谷生参加红军，办起湘鄂西根据地最早的医院沔阳红军医院。

1930年7月，贺龙率红四军主力东进，同周逸群、段德昌领导的红六军在公安胜利会师，成立了中国工农红军第二军团，组建红二军团医院。张济任院长，医院共有40多人，骡马40多匹，配有手术室、治疗室、药房等科室，可收容伤病员300多人。

洪湖后方总医院，又称第一后方医院，前身是回龙寺工农诊所，初期有中医3人，负责人为张玉清。后来不断发展，1930年7月改名为洪湖后方医院，后又称为洪湖后方总医院。湘鄂西苏区形成了以洪湖后方总医院为中心的医疗体系。名中医罗振声受聘于该院。

第三后方医院，是中医为主的医院，其前身为湘鄂西省苏维埃政府于1929年春在柳关土地嘴三圣庙内创办的红军诊所，1930年9月，迁至柳关二甲湾改名第三后方医院，宋念煌任院长（后由李云龙担任），柳德遒任政治部主任，下设3个连，工作人员60多人。1931年秋因部队流行伤寒、痢疾、疟疾等传染病，为配制中药剂又附设一个制药厂，增加工作

---

[1] 高恩显，高良，陈锦石.新中国预防医学历史资料选编：第1册：第二次国内革命战争时期[M].北京：人民军医出版社，1986：51.

[2] 高恩显，高良，陈锦石.新中国预防医学历史资料选编：第1册：第二次国内革命战争时期[M].北京：人民军医出版社，1986：54.

人员26人（其中老药工6人）。

其他还有白螺农军医院，1929年6月创办于柘木乡赖桥村，设有内、外、伤科，有医生5人，学徒1人，药剂2人，炊事员1人。主要任务是收治农军赤卫队的伤病员，有时达30余人，内服药全是中药汤剂，外伤用药则是自行配制的各种膏丹散剂，疗效甚好。

周老嘴红军医院，1930年创办于周老嘴，朱宏兴任院长，杨新茂任副院长兼调剂师。有中医药人员10余人，同年秋，又在维土湾设西医，工作人员增至30人。1932年9月，该院随部队转移，部分中医药人员被就地解散。

剅口农军医院，由县苏维埃政府于1930年创办于剅口街徐家祠堂，匡月明任负责人，有中、西医药人员4人，平时为军民治病，战时随军救护伤员。1932年6月中医罗景山、西医徐炳秋加入洪湖后方总医院，其余人员解散。

新沟工农医院，红六军于1930年3月攻克新沟嘴后创办。以新沟嘴上街张永泰中药店为基础，利用其药柜、药品和缴获的药材，于3月下旬开始应诊，杨元臣担任负责人，另有医药人员10人，设有内、外、正骨科，全部使用中药。1932年8月，因受到国民党军的"围剿"而解散。[①]

1930年秋后，各根据地的多数县，先后设立了县医院、区卫生院和乡卫生站。其中沔阳、石首、监利和鹤峰的县、区、乡间，基本上形成了地方医疗卫生网。1931年春，在鹤峰的板栗、五里坪建立联县政府医院。县级医院除有少数西医外，大多为中医师，区、乡级则多为民间医师。由于药物奇缺，常见病均由医师诊断开处方，病者径至药店抓药服用。[②]

1931年8月，为战胜水灾和预防瘟疫，红军医院与沔阳民间医生结

---

① 湖北省监利县县志编纂委员会.监利县志[M].武汉：湖北人民出版社，1994：688-689.

② 湖南省财政厅.湘鄂西、湘鄂川黔革命根据地财政经济史料摘编[M].长沙：湖南人民出版社，1998：678.

合，组成水上医疗队，用5只木船载医务人员和药品巡诊洪湖，每天平均诊治伤病灾民300余人次。老中医孙光浩和护士李枚先后因翻船和敌船攻击而壮烈殉职。

武当山是中国道教圣地。1931年5月，贺龙率领红三军驻扎武当山，司令部和后方医院设在紫霄宫。道长徐本善协助安置红军伤病员，派高徒水谷一、罗教培等人上山采集中草药，为伤病员精心治疗，先后安置500余名伤病员治疗和休息。贺彪回忆：

"连日来，徐道长亲眼目睹了红军伤病员的革命精神和严格的纪律，很受感动，他主动献出他们秘传的治疗跌打损伤的中药方，还指派道士们在山上采集草药，制成不同的散、液、丸等药，让伤员们服用。经过手术和用药，大多数伤员恢复很快。"①

### （三）闽浙赣苏区

1928年1月，方志敏等创建了赣东北革命根据地，1930年11月成立赣东北省苏维埃政府，方志敏任主席。不久赣东北根据地扩大到闽浙赣三省。赣东北红军总医院位于弋阳九区仙湖村，下设有4个分院。其中第四分院院长邹三元，是革命烈士邹琦的父亲。②他的名称写法应该是"邹桑园"，真名邹尊贤，曾考取秀才，后钻研医道，成为颇有名的中医，被尊称为桑园先生③。

方志敏十分重视苏区卫生工作，他曾说：

"须知卫生与斗争是不能分开的，我们身体不强健，不能生产，也不能斗争，而且生出疾病来，还要他人服侍，妨碍他人的生产与斗争，所以我们群众，要打破不相信卫生学说的错误观念，要依照卫生部说的

---

① 贺彪.贺彪回忆录[M].北京：解放军出版社，2001：42.
② 松鹰《赣东北红军总医院》，载于政协江西省弋阳县委员会文史资料委员会1990年编《弋阳文史资料：第4辑》，第31页.
③ 邹国昌.记父亲邹琦二三事[M]//中共弋阳县委党史资料征集办公室.中共弋阳党史资料.北京：中共党史出版社，1991：271.

话去做。"①

1931年，闽浙赣根据地遵照闽浙赣省苏维埃政府主席方志敏指示，由财政部出资，将江西横峰县城葛源街四家私人中药铺全部买下，合并成立闽浙赣总药店，内设办公室、门市部、种药队、采药队、制药厂，共80多人，并设有中医门诊为群众看病。还在玉山、上饶、弋阳、德兴、乐平、万年等县的苏区建立分店。业务兴旺时分店达30多家。总药店每月召开一次分店会议，派巡视员到各分店检查工作。总药店种药队在葛源磨山冈和汪家棚，有十多人开荒种植药材。②

1933年3月闽浙赣全省第二次工农兵代表大会决议案中强调"卫生运动，同样是重要工作之一""红军医院与工农医院必须尽可能培植一批医生，以医治红军和群众的伤病"，还专门提出：

"工农药店工作，必须严格检查和督促，肃清其中贪污、账目不清、消极怠工的坏现象，加强药店人员的政治教育，发动反倾向斗争，以提高他们的工作情绪。"③

据《红色中华》报道，1933年"工农药店资金九千五百余元，营业十一万五千余元，红利三万一千余元，开支一万一千余元，损失八百余元，纯利一万九千余元"④。红军长征后闽浙赣总药店解散。

1932年红军攻打浦城后，方志敏亲自邀请城中有名的中医徐之嵩进入苏区。徐之嵩出身于浦城中医世家，曾任浦城县国医支馆董事，当时在中国红十字会福建浦城分会所设的中西医院行医。他受邀加入闽北工农红军总医院后任医师，曾为军区司令薛子正、师政委陈一等医治伤病。1934年他还代理医院院长一职。1935年被俘后，由家人和浦城红十

① 方志敏.方志敏文集[M].北京：人民出版社. 1985：304.
② 江西省地方志编纂委员会.江西省医药志[M].北京：方志出版社，1999：222-223.
③ 高恩显，高良，陈锦石.新中国预防医学历史资料选编：第1册：第二次国内革命战争时期[M].北京：人民军医出版社，1986：69.
④ 商业、合作社取得较好的经营成绩[N].红色中华：第150期，1934-02-16.

字会保回。[1]

1935年红军挺进师进入浙江，1936年来到景青边境根据地，伤员得到一位叫钟金钗（1874—1959）的女性畲族草药医生救治。钟金钗小时候被雷姓草药医生收为童养媳，学会采药和家传医术，善治儿科伤科。部队在毛寮村周围岩下或山洞搭起红军"后方医院"，钟金钗救护伤员达三十多员。[2]

在浙南、浙西地区，郑秾领导中国工农红军红二师与闽浙赣苏区相呼应。郑秾（1894—1933），浙江青田人，幼习拳术，通医。1922年，他到苏联投靠胞弟学做皮鞋，期间与中共党员、苏联东方大学留学生谢文锦来往密切，受其影响。1928年回国后务农，1930年加入红军游击队。后来斗争失利，郑秾于1931年至浙江兰溪，以行医、教拳为掩护，开展革命宣传，暗中成立了"中国红军第十三军第二师"，"身带手枪的郑秾，白天乔装成一个走方郎中，着长衫，戴礼帽，手提药箱为农民治病……晚上，他奔走于一个又一个的偏僻山村，有时在拳堂教授武术，有时在红军骨干家里同几个人促膝密谈，分析形势，商量落实暴动计划"[3]，1933年在计划暴动时，郑秾不幸被捕，于当年被杀害。红二师许多骨干也先后被捕。其中有一人名赖樟松（1903—1933）的，是名中医，一直以行医为名在龙游活动，也于当年被害。

### （四）鄂豫皖苏区

1928年，红军第十一军成立时，在湖北黄安县刘家园创办了鄂豫边红军医院，开始只有戴淑先、刘典初两位中医，次年5月又添一位西医林之翰。1930年，鄂豫皖地区已经形成鄂东北、豫东南和皖西北三块根据

① 徐之嵩.红十军故克浦城见闻录[M]//甘跃华.红色浦城.福州：福建人民出版社，2017：191-193.
② 浙江省景宁畲族自治县卫生局.景宁畲族自治县卫生志[M].景宁：浙江省景宁畲族自治县卫生局.1994：188.
③ 中共温州市委党史研究室.浙南革命烈士传：第2辑[M].北京：中共党史出版社，1993：55.

地，普遍建立了党、团组织。红三十三师解放霍山时，动员中医刘子凤等二人到根据地，在石家河创建了红军医院，刘子凤任院长，工作人员有30多人，治疗以中医为主。[①]

1930年3月中旬中共鄂豫皖特委在箭河正式成立，红十一军三个师改编为红一军，鄂豫边红军医院扩建为鄂豫皖红军后方总医院，后称红军第一医院，简称"红一医院"，院址由刘家园迁到箭厂河。全院工作人员发展到300余人，另有学员100余人，能收容伤病员1 000余人，并陆续在潘家河、黄谷畈、新集、太塘湾、浒湾、娄家山、七里坪附近设立七个分院，还在细吴家成立了中医院，刘典初任院长。1931年11月，"红一医院"改名为红四方面军后方总医院。[②]

鄂豫皖红军第二后方总医院，简称"红二医院"，是由1929年底在南溪冈家山成立的商南红军总医院改编的，有中西医务人员30余人。

鄂豫皖红军第三后方总医院，简称"红三医院"，是由1930年夏季在六安县麻埠南头建立的皖西红军后方总医院（又称麻埠中心医院）改编的，工作人员，包括学生队，共100余人，能容纳二三百名伤病员。到1931年5月，"红三医院"在麻埠、杨家店、张冲、地三冲、白塔畈建立5个分院。皖西北特委军委会后方总医院，是1931年5月在金家寨以红十二师留守处医院为基础扩建的，其中西医部有3个所，中医部有2个所，有院长、政委、医生共13人，看护37人，卫生队87人，抓药煎药2人。

为了方便群众看病，也减轻红军医院的负担，县以上各级苏维埃政府积极创办地方医院。在没有条件办医院的地方，各级苏维埃政府指导消费合作社设立药房，配备医生，实行"前店后医"，购销药材与医治病人相结合。此外，鼓励与支持民间医生继续行医，对其中有名望的进

① 张全德，王先发.鄂豫皖革命根据地医药卫生史简编[M].郑州：河南省卫生厅，1986：162.
② 中共河南省委党史研究室，中共安徽省委党史研究室.鄂豫皖革命根据地史[M].合肥：安徽人民出版社，1998：486.

行登记注册，遇有临时紧急医疗任务即请他们去诊治；对年老体弱的医生，允许其坐轿下乡看病。

1931年苏区暴发了瘟疫，《鄂豫皖中央分局关于鄂豫皖区情况给党中央的综合报告》中提道："瘟疫流行，几至三分之一以上的群众染病。（张）国焘、（毛）泽民二同志都大病过……有整个区委县委区苏机关工作人员害病的，更是影响工作不小。"[①]对此，鄂豫皖区苏维埃政府内务委员会于9月1日发出通知，指出：

"（一）照中医学理经验讲，现时疫病的毒源多半是外感风寒或内伤饮食，病状大概是头痛、气痛、胸胀，有的寒热无定时，有的单寒，有的单热，有的肚腹痛泻，有上吐下泻，有的大小便闭结，有大汗亡阳，有的床冷无汗。其治法大概不外：小柴胡汤加减（治寒热）、桂枝白虎汤、人参白虎汤（治单热）、十神汤（治偏身痛不出汗）、柴苓汤（治寒热泻泄）、胃苓汤（治腹胀泻）、东风散（治血痢）、大柴胡汤（治寒热大便闭内外兼症）、白术汤（治血痢）、不换金正气散（治瘴疫呕吐）。"

通知中详列了以上处方的组成，并说：

"（二）各级苏维埃，各革命团体，经济公社，合作社，应用很大力量设法去买药到苏区内来卖，交通便利的地方，各革命团体和革命民众，应尽量帮助其他各地群众和革命团体买药，现在紧急要用的中西药，我们开个单子在下面，各县还可以请中西医生再开单子补充这一单子之不足。

［附］

白芍、苍术、厚朴、黄苓（芩）、槟榔、陈皮、茯苓、半夏、黄连、大黄，皮（芒）硝、只（枳）壳、青皮、党乡（参）、当归、甘草、川芎、白芷、羌活，防丰（风）、连召（翘）、桂枝、麻黄、

① 湖北省档案馆，湖北省财政厅.鄂豫皖革命根据地财经史资料选编[M].武汉：湖北人民出版社，1989：298.

杏仁、石膏、西骨（滑）石、木通、枝（栀子）、豆衣、紫苏、山查（楂）、知母、升麻、粉葛、寸（麦）冬、花粉、草果、乌梅、常山、香附、桃仁、藿香、广木香、红花、朱（猪）苓、泽泄（泻）、北柴胡、于白术，金鸡纳霜丸、金鸡辣（纳）霜粉，救急水。

"（三）各级苏维埃政府对于医生要加以特别考查（政治上技术上都要考查），经过考查之医生政府要特别优待。要使医生尽量适合于穷人诊病的条件，特苏政府已拟有优待医生条例，不日即可颁布。"[1]

各级苏维埃政府迅即派出大批人员分赴各地，介绍防疫知识，医务人员携带药品深入病区和病人家中进行医治，检测饮用水和食品卫生，消灭传染病。

1931年9月1日鄂豫皖苏维埃政府颁布了《优待医生暂行条例》，规定医生享有苏维埃公民同等权利，医生之家属耕种者享有分配土地之权，医生子弟享有免费受教育的权利等。据统计，当时设在瞿家湾、沙口、峰口等地省、县级后方医院，共有80多名中医承担治病治伤工作。红军每个营的医务所大多是中医或民间草医组建的，中医药人员不少于200人。[2]

### （五）湘鄂赣苏区

1928年平江起义后，成立了红军第五军和平江县苏维埃政府。9月，中共湘鄂赣边特委成立。1929年10月，湘鄂赣革命委员会成立。1931年7月，中共湘鄂赣省委组成，10月，湘鄂赣省苏维埃政府成立，并建立了20多个县的中共组织和17个县苏维埃政府。

1929年红五军第五纵队挺进鄂东南，建立了"红军后方医院"，肯子敬任院长。1931年红军后方医院进行了大规模的扩建，新建了3个分医院，31个所，同时，在龙港的下垾建立了鄂东南中医院，设有诊断室、

---

① 湖北省档案馆，湖北省财政厅.鄂豫皖革命根据地财经史资料选编[M].武汉：湖北人民出版社，1989：696-698.

② 洪湖市地方志编纂委员会.洪湖县志[M].武汉：武汉大学出版社，1992：511.

中药房、药材炮制室、病
房等。在创办之初，医务
人员仅2人，而且无任何
设备。到1931年计有21名
医务人员。该院医务人
员，提出"三不怕"的战
斗口号："不怕白色恐
怖、不怕艰难困苦，不怕
流血牺牲。"经常派出巡

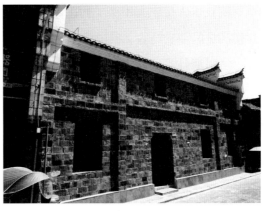

鄂东南中医院旧址

回医疗组，分赴前线和各村庄就地治疗，在近两年的时间里治病两万多
人次。①1932年10月龙港失守后，中医院随机关转移至九宫山区，后来
医务人员分散到各红军战斗单位。

### （六）闽东苏区

闽东革命根据地在20世纪30年代形成。1934年，闽东游击队的医
疗，由于敌人重兵"围剿"，供应中断，主要依靠中医中药。"如用青
草药或打碎的白蚯蚓涂抹伤口周围，或用刚宰杀的狗肝或鸡（去内脏）
贴敷伤口，也有以浓茶水冲洗伤口的。据说上述疗法有止血化淤、消炎
止痛作用。有的地区（罗源一带）早期给伤员喝一杯茶油，似有补液和
营养作用。民间土办法的应用，既缓解了药源的困难，也收到了良好的
辅助治疗效果。"②

1934年6月，在桐子坑的西岔大林头成立了红军后方医院。医院搭起
3座草寮，可容纳伤员百来人。章阿春任院长。医院还派人采集青草药治
疗伤病员。1935年9月在周宁园坪清水壑建立另一所红军后方医院，能容
纳数十人，聘请外来医师5人，采取中西药结合办法治疗伤病员。这些红

① 载于政协阳新县委员会文史资料研究委员会编《阳新文史资料》（第3辑：文
化、教育、医药专辑），1987年，第151页。

② 高恩显，高良，陈锦石.新中国预防医学历史资料选编：第1册：第二次国内革命
战争时期[M].北京：人民军医出版社，1986：331.

军医院技术人员中有中医、西医、青草医、民间医，积累了不少土法治疗伤病员的宝贵经验。据记载：

"霞浦红军医院用青草药配白颈蚯蚓涂抹伤口，用刚宰杀狗肝或鸡（去内脏）敷贴伤口。对于外伤肿痛亦有采用虎标万金油涂患部，加以按摩，曾用此法治好红军团长铁锋的伤腿。周宁红军医院采集血筋草、伤刀草等青草药治疗刀枪伤。有一种草药（药名不详）和泥鳅混合捣烂，敷贴弹伤口，不须开口，可把子弹取出，减轻痛苦，效果显著，深受伤病员赞扬。战士疥疮经常发生，就采草药研碎泡汤洗患处治疗。用鲜牛屎调红糖、田螺、土鳅捣烂敷伤口拔毒。用千斤坠、贼爬栏、虎头藤、穿山龙能治伤。用黄芩、鹿蹄、忍冬藤、糯米累等草药煮猪肉内服祛毒，亦治疥疮。用铺缠连治寒湿。大青退肠火，龙草头治'过力寒'（因过度劳累而外伤风寒之疾）。"①

036　　其他广东、海南等苏区也有类似情况。如广东东江苏区在普宁县山中设老虎洞医院，西药仅在重伤重病时才能给一点，一般用中草药和土方土法治疗。设在海南岛石泉县革命根据地的红军医院，中医师运用自采的中草药上山虎、下山虎、接骨草、龙眼核等，使大部分骨折和伤病员经中医中药治疗而康复。

### （七）南方敌后游击中的中医药

长征开始时，红军游击部队将伤员分散隐藏到行军线路附近的乡村中，轻伤员随同主力部队行动。中央苏区卫生材料厂厂长唐义贞因将分娩，留在苏区。分娩后不久，不幸被俘牺牲。

留守牺牲的还有另一位中医出身的烈士方远辉（1889—1934），他是江西弋阳人，学过木工，也懂中医。1925年入党，1930年在弋阳第九区的西潭庙办红军医院时任政委，带领5名医生救治了100多名伤病员。主力红军北上抗日，他留守苏区坚持敌后游击战争，1934年12月不幸

———————————
① 林品轩.宁德地区医药卫生志[M].福州：福建人民出版社，2005：237.

牺牲。①

留在南方八省的红军和游击队，在中共中央分局书记项英和中华苏维埃中央政府办事处主任陈毅的统一领导下开展游击战。陈毅大腿盆骨曾负伤，长期不愈，没有西药，有时只能用万金油抹一抹。在江西大余打游击时，终于靠草药治好。据回忆：

"他这只烂脚，是因为早先打仗时负过伤，医了好久都没医好。到了我们这边，有时好一些，有时又会复发。那时买不到西药，只有用草药，'狗贴耳'也用过，田塍上的蚂蚁穴连窝一起端，捣烂来给他也敷过。后来用辣椒草加盐去熬水给他熏，给他洗。因为加了盐，洗的时候药水渗入伤口是好痛的。每洗一次，疼痛难忍。陈毅咬紧牙关，还说：'不怕，不怕，你只管洗下去。'每洗完一次，就痛得他冒出一身汗。洗了几次，把蛆虫杀死了，他的脚竟渐渐好了。陈毅问我，这是什么灵丹妙药这么厉害。我就领他到田塍上，指点他看。他说：'没想到你还有这么一手。'其实，我们乡下人多少懂得一点草医草药，我也是试着给他医的，没想到，还真有用。"②

## 四、其他苏区的中医药

土地革命时期，苏区绝大部分建立在南方，北方主要有陕甘苏区，后来形成的川陕苏区在南北之间，是仅次于中央苏区的第二大区域，位置相当重要。

### （一）陕甘苏区

1930年，刘志丹领导的陕甘游击队早期没有医务人员和卫生机构，凡有伤病员经常送到徐治贵处治疗。徐治贵（1873—1934），原籍四川，早年在药店做佣工，苦研中医中药。后因四川一带遭灾，其一家逃

① 中华人民共和国民政部.中华著名烈士：第12卷[M].北京：中央文献出版社，2001：95-98.
② 周兰《陈毅和陈丕显同志在大余打游击的事》，载于政协大余县委员会文史资料工作委员会1986年编《大余文史资料：第1辑》，第34页。

荒陕西合水太白山区，后定居于葫芦河。徐治贵常采集中草药，名传方圆数十里。1932年，陕甘游击队改编为中国工农红军第26军。徐治贵参加了红军，成为红军后方医院医生，其家作为医院诊疗处之一。1934年3月，陕北红军攻打耀县城，战后将13名重伤员送往南梁。徐治贵到南梁为伤员治疗。徐治贵不顾路途劳累，即刻为伤员处理伤口，敷药包扎，用自制的接骨丹治疗骨折。经其精心治疗，伤员皆转危为安，相继有11名伤员重返前线。但当年徐治贵不幸被俘，后被杀害。[①]

1935年2月红军西北革命军事委员会参谋处设立军医科，但无卫生人员，伤病员主要隐蔽到农村中治疗和养伤。4月缴获敌军一批医疗器材后，成立了西北军事委员会医院，又叫永坪红军医院，分内外科，由高郎亭任院长，内科主任魏明中为中医，外科主任为单绍虞。据记载，当时"主要依靠中草药治疗，有一个中医和一个学徒，伤员都分散住在老百姓家里，同房东一起吃住"[②]。

红军长征到达陕甘边区后，卫生机构才逐渐完善起来。

### （二）川陕苏区

1932年冬，中国工农红军第四方面军主力由鄂豫皖区进入川北，开辟了川陕革命根据地。1933年成立了中共川陕省委和省苏维埃政府。

红四方面军在通江梨园坝设立总医院，医务部驻在上新房，下设中医部、西医部。据隰积德回忆，"总政治部又由巴州增聘名医梁作舟、梁卓然父子和杨冠英、陈殿之等七、八名经验丰富的中医生来院参加诊治工作"[③]。1933年总医院迁到通江沙溪王坪，在永安坝、泥溪场、新场坝、毛浴镇等多个地方设有分院。中医部驻廖坪，又称中医院，丁世方任主任，金孔平任政委，杨成元任副主任。丁世方（1913—1965），安徽金寨县人。小学毕业后曾在协昌医训班学习中医，1929年参加农民

---

① 合水县志编纂委员会.合水县志：下[M].兰州：甘肃文化出版社，2007：1541.
② 刘正明《回忆红军医院的若干情况》，载于政协江西省委员会文史资料研究委员会1982年编《江西文史资料选辑：第1辑·总第8辑》，第21页。
③ 林超.川陕革命根据地历史长编[M].成都：四川人民出版社，1982：527.

运动，加入共青团，1932年初入红四方面军医院工作。

中医部下设政治处、医务处、中药房、挖药队、病号连等。中医部负责病号连的中医诊治、彩号连的中西医治疗、编写中医学教案、开办中医训练班。

红军领导积极延请中医加入医院。据老中医李永钊回忆，1933年他和几个中医被叫到涪阳坝红军指挥部：

"一会儿张国焘出来，他先问我们家住哪里，家里有多少人吃饭，打多少谷子，一个月开支多少。我们都一一作了回答。他又说：新场坝成立了红军二分医院，没有中医，准备找你们去作医生，你们有什么意见？我们答应说好。……总指挥部给我们开的介绍信上写着：'兹请二位高妙中医生李永钊、任权仲到二分医院治疗疾病，每月经济32元……任何军关团卡无阻。'后面盖了'红四方面军总指挥部'图记。

"1933年8月3日，我（从新场坝）到梨园坝红军总医院工作。因为当时总医院的病人多，便在各医院调医生去。那时从通江、南江、巴中、仪陇等县调去的老中医有96人，调去学医的学员有60人。……在这里住了3个月，总医院的医生有一部分到洪口、王坪、德汉城、长坡等地的分医院去了，总医院只剩了二十四五个中医生。"[①]

据《通江县卫生志》编辑组采访到原在红四方面军总医院工作的58名中医名录记载：杨成元为总医院中医部副主任，杨海峰、严兴文、张正直、黄春然、李元石为总医院梨园坝中医；林之输为中医院院长，王焕亭为中医院医务主任，丁世方为中医院主任，戚润生为中医院眼科医师，王佐卿、阎履丰、何光旬、周至和、卢某某、伍守禄、张家林、阎文祥、李万芳、彭炳、李宣春、罗承均、邓其武、罗奉伯、赵里章、戴光昭、李仲康、陈方浩、李子辰、李崇西、张映海、侯申德、庞克道、冯庆成、文子安、丁臣金、梁作舟、梁作然、伍权家、阎文仲为中医院中医，何忠西、文静为中医院外科医生，何某某为中医院中医学

第一章 从建党到土地革命

---

① 林超.川陕革命根据地历史长编[M].成都：四川人民出版社，1982：537.

徒；李开连、伍会元为新场坝分院中医，谢南生任新场坝分院中医院医务主任；杨继志为总医院驻泥溪中医；李保瑞为雷家河医院中医；路明臣为王家沟医院中医；李邦锐为中医训练班辅导员，杨明开、傅学元为中医训练班教师，王全川为中医内科，肖志功为中医训练班排长，胡全先为中医排副排长；陈维熙为炮制中药的中医官；杨冠卿为医院驻泥溪时的主任、卫生学校教师；陈殿之为中医院驻泥溪时的医务主任。在廖坪设有总药房，另在党家院子、桑丝坪设了分药房。司药有何天安、陈先勇、何永忠等，主要负责总医院中药的配制、炮炙、制剂和分医院的中药发放等工作。同时还有采药队，有五六十人，负责中草药的采集工作。①

对于中医部的诊疗情况，据罗举伯回忆说：

"中医院的病号有1 300多人，病房很挤，住的很分散。病号共编了12个连，每连有100多人。1、2、3连是重病连，4、5、6连是病情较轻的人，7、8、9连是病已好转，即将痊愈的人，10、11、12连是病已好转了，即将出院的人。

"总医院对医生治疗工作是要求严格的。病人刚一入院，医生就给病人填一个病历表。病人先送到政治部，该进中医院治疗的，再由政治部送到中医院，由丁世芳②根据病人的严重程度编到适当的病号连。医生在治疗过程中如果发现病情恶化，要及时报告医务主任丁世芳，请求会诊。会诊时先检查原来负责医生开的处方笺，考察该医生的诊断和处方是否适当，有的把药用错了而性质又严重的还脱不到手。如果病人病势转危，又要填危症表……要把病人的病情怎样转变到填表时危险情况的过程写清楚。如果病人死了，要填死亡诊断书，并且还要翻危症表。如果没有危症表就有大问题。对医生的处罚，第一次是劝告，第二次是

---

① 中共通江县委党史办研究室.通江苏维埃志[M].成都：四川人民出版社，2006：438-440.

② 即丁世方，很多回忆文字都写成"丁世芳"。

警告，第三次是最后警告，第四次是开除。"①

红军总医院在缺医少药的情况下，对很多危重症都采用中医疗法，据张家林回忆：

"没有消毒药，就利用柴皂角，淡盐水；取子弹头没有麻醉药，就用生半夏、生川乌、生草乌等煎成浓汁，麻醉受伤的局部；没有镊子，就用夹灯花的夹子消毒以后使用；遇砂子和碎骨签取不出来，就用蓖麻仁，倒提龙（即白刺苔倒在地上又长起来的嫩根根）捣绒敷在伤口上，让砂子和碎骨自然流出；伤口不好缝合的，用大、小血藤、见肿消及嫩桐子树的嫩枝捣绒包扎；没有防治破伤风的针药，用玉真散敷伤口，或内服水药（荆防败毒散加桃仁、红花制成）；没有纵带和纱布，用白布夹药棉花，没有白布就用火纸代替；若遇三角钉和毒箭刺伤，红肿不退者，用磁石、蓖麻仁、倒提龙捣绒敷伤口，肌肉即能生长如初。此外，一般患者除传染病服中药外，多数以隔离法、针灸治疗法、推拿按摩法、气功疗法和打太极拳治疗，时（流）行病和杂症，多数是用本地所产的几百种中草药去治疗。"②

中医院还有一个特别连（即危重病人），由杨成元负责。杨成元医术高明，因当过伪军，躲着红军，后来红军通过他的徒弟找到他，保证他无事，请他加入医院，很多危重病人经他开两付药就治好了，丁世方规定，准备抬到特别病房的病人，必须最后经杨成元检查确定。③总医院在交流经验时，对技术高、疗效高的医生给予奖励，曾一次奖励杨成元7元银圆。

1933年，红军总医院成立了红色卫生学校，由苏井观任校长，培养红色医官（西医）、红色中医。中医班也在廖坪。学员之一的罗举伯回忆说：

---

① 林超.川陕革命根据地历史长编[M].成都：四川人民出版社，1982：532-533.
② 林超.川陕革命根据地历史长编[M].成都：四川人民出版社，1982：534-535.
③ 林超.川陕革命根据地历史长编[M].成都：四川人民出版社，1982：538.

"教师有杨贯英、杨成元、陈殿之、杨明开、傅雪元、李邦锐。丁世芳（诗煌）在里面作主任。那一期招收的学员有40人，都是曾经看过病的医生，学习期限3个月。学员有周敬武、杨浩然、王元海、陈隆光、王槐山、罗大均（举伯）等。学习课程，首先是《伤寒浅注》《六经定法》，其次是《伤寒纂改》（杨贯英讲授）、《温病条辨》《寒温条辨》（杨成元讲）、《金匮要略》（陈殿之讲）、《脉诀归正》（李邦锐讲），还有《时方妙用》《女科要旨》。丁世芳主要讲政治课，有时兼讲药性。生理卫生只略微讲了一些，未作为一门课程来学。

"天天晚上开会讨论。考试次数很多，3天一小考，一周一大考。讲课的方法是照书讲。晚饭后一般是做游戏，有时也抽一两小时来上课。无论上午还是下午，上课都不超过3小时。"①

学员学满3个月毕业，毕业后分配工作。空山坝战役前后，伤员较多，医务部内科将几百病员的治疗全交给中医药七八个中医生带着10多个学员负责医治。

1933年在川陕边区根据地设有工农医院，总医院在通江县肖口梁麻坝岭，后迁至清江渡赤场坝，在各地设有6个分院。总医院有医生13人，药房三五人。据回忆主要以中医中药为主，成效甚佳，同时也存在许多困难：

"这个医院是把全根据地的部分中医中药人员组织起来而成立的，是一个纯中医医院。内科、外科、妇产科完全是用中医看病，用中药治疗。

"自医院成立之日起，每天入院求医者少则80人，有时多到500人……每个连3个排，凡是能行动负责煎自己的药，吃饭洗碗能由自己管理的病人都住第3排；发高烧不能起床的都住1、2排。

"医院每天都要中药1000付左右，才能满足各病号连的要求……可是中药的来源是最困难的，只能在革命根据地内进行收购，虽然常有30人左右在各地采购药材，但很难弄到大量的中药……经过研究，唯一

---

① 林超.川陕革命根据地历史长编[M].成都：四川人民出版社，1982：540-541.

的方法就是组织起挖药队来，这支挖药队伍大约有六十人左右，它是起了积极的作用，能在当地找得到的中药都能挖回来。有人把《本草纲目》带到野地去按书上所描绘的图样在土中把它挖回来，经过试验证明是此药的话，就大量地挖。如知母、黄芩、车前子、半夏、木通、桔更（梗）、柴胡、前胡、麦冬、（天）花粉……等。在川北通南江一带大约能找到一百多种中药。当地能产的药是可以解决了，可是在南方生产的药那是很难解决的，只好用些代用药……总之药是非常困难的，要想配一付完整的药方，那是不可能的事，如开一个'大承气汤'，厚朴就没有，有的病人要用'附子理中汤'，白术也是没有的……"①

分院方面，如1934年6月庙坝解放，苏维埃组织当地中医杨义和、杨明安、杨家良等在庙坝中街设立医院，收治红军伤病员，并为当地穷苦人免费治病。医院安置药罐数十个，为红军伤病员和穷苦人熬药。该院于1935年1月关闭。中医杨家良、杨明安随军撤离城口。

另据丁世方回忆，工农总医院成立了"中医学术研究会"，每月进行一次学术讨论，题目多为当时流行疾病，通过讨论确定治疗方案。例如1935年"发现少年队、游击队有四、五十人患天花，便用升麻葛根汤、连翘散、阿比、硫镁、薄荷酊等治好了"②。

苏区的经济公社内还开设工农药房，也有医生为当地干部、群众和红军看病。如1934年5月，中国工农红军解放四川城口（今重庆城口），建立苏维埃政府组织机构。7月王维舟军长到坪坝参加苏维埃大会，得知当地鸡窝寒（流感）、痢疾病人多，于是将街上的几家中药铺组织在一起，成立工农药房，由中医周俊候、陈尚之、邹体安负责诊病发药。药房成立后，红军从万源运来中药30挑（每挑100市斤，即50千克），半月后又运来中药15挑。王维舟曾专门到药房指示，"凡是土豪劣绅一律收

① 谭治.工农医院：回忆1933年川陕边革命根据地的卫生工作组织情况[J].医学史与保健组织，1958（3）：212-215.
② 林超.川陕革命根据地历史长编[M].成都：四川人民出版社，1982：550，554.

钱，穷苦人看病吃药一分钱都不收"；部队官兵吃药只登一个名字。所收药费5至7天上缴一次给区苏维埃；医生的报酬到区苏维埃领取。药房一直开到1935年1月红军撤离城口方告停业。①

工农总医院也开办了红色中医训练班。学生由县委负责招收，要求成份好，工作积极，不论文化高低。其中贫农占60%，知识分子占40%。训练班由医务主任下的学习委员会和政治部主任负责。据老中医王正刚回忆：

"学习3个月测验一次，6月一期。期满临床实习，实习及格才能毕业，一面治病，一面继续学习。不及格再学一期或两期。三期再不及格，送到经理处去背粮。工农医院三期共教了60几个练习生。教练习生的工作一直没有停，在长征行军途中还坚持下来。驻扎一天学一天，驻扎半天学半天，直到延安都如此。"②

另据记载，当时的教学情况如下：

"训练外科医生，就给他们一定的原料，告诉他们各类原料的比例数量和油量，让他们去制作膏药和丹药。训练内科医生，先让他们读一定的中医中药的书籍，如《本草纲目》《脉经》《黄帝内经》《伤寒论》等，然后给他们一些讲解，再让他们到轻病号连去实习。当然要指定一定的医生作指导。后来每个医生带两个练习生到各连去帮助医生开药单子，经过半年左右时间，就让他们给病人诊断开出药方来，再由医生复诊，修改他们开的药方。这样的作法，训练时间短，收效快。第一期训练了30人，第二期大约是50人左右。这样训练大约一年时间，他们即可作一般的病案处理了。看护员每周两次卫生常识课，主要是训练他们煎药和护理工作，采用一面讲一面实际操作的方法进行。"③

---

① 万县地区卫生志编纂委员会.万县地区卫生志[M].成都：四川民族出版社，1996：258.

② 林超.川陕革命根据地历史长编[M].成都：四川人民出版社，1982：552.

③ 林超.川陕革命根据地历史长编[M].成都：四川人民出版社，1982：552-553.

第三节

# 长征中的中医药

1934年10月，红军从江西开始长征，1936年底到达陕北。在长达两万五千里的长征过程中，红军经历了很多场残酷的战斗，出现许多伤病，中医药在长征的卫生工作中也发挥了积极作用。

## 一、从长征到懋功会师

长征先遣部队红六军团沿途经常遭受伤病，中暑、"打摆子"、痢疾、"高烧"等疾病时有发生。政治部政治保卫分局局长吴德峰（1896—1976）由于其祖父精通医术，开有药铺，因此他也懂医术，经常教战士们用土法熬一些中草药治病救急，如感冒受寒煮姜水喝，中暑则刮痧，泻肚、拉痢疾煮马齿苋水喝，等。① 红六军团扣留了两个外国人，即瑞士传教士薄复礼（Rudolf Alfred Bosshardt）和新西兰传教士成邦庆（Arnolis Hayman），他们随部队前进。成邦庆后来在回忆录中记载了在红军时所见的医药情况，他为了治疗胃病，首次喝了中药。还接受了中医针灸和拔罐。在他快被释放前，由于病得厉害，吴德峰又让中医或西医给他看病。②

1934年11月，红一军团在粤湘交界的乐昌完成掩护军委的任务，红二师第四团不少战士患病，包括团长耿飚也患上疟疾。到了天堂圩，便

---

① 中共湖北省委党史研究室.吴德峰传[M].北京：中共党史出版社，2018：74.
② 薄复礼.一个西方传教士的长征亲历记[M].北京：中国画报出版社，2018：241-242.

请一位老中医帮看病，"他不但为患重感冒的同志熬了一大锅宽中理气的汤药，还为伤员敷上了接骨生肌的药膏，对有风寒腿、腰背疼的人则施以针灸。我们从他那里买了一些丸、散、膏、丹之类的成药"，耿飚又请他治疟疾，老中医说有一张祖传秘方，但毒性较大，可能会脱发。耿飚急于治愈，同意使用。由于第二天就要出发，老中医来不及配药，就将秘方抄给耿飚，还教他们用"七叶灵芝草"（即大蒜）预防疾病。关于秘方，耿飚说后来在长征途中试用，果然灵验。他回忆说：

"戎马倥偬，直到很久以后，当到达贵州黎平时，我才配齐了那付治疟秘方的中药。它的主要成分是斑蝥，去掉头足，以桂圆肉赋型，一剂共为九丸，九丸又分三服。我只用了一付，严重的恶性疟疾就基本消除。剩下的两付，在延安又先后治愈两例。正如老先生所预料的那样，服药后有些副作用，主要是掉头发，伴有手足发麻的感觉，但是并不十分严重。

"当然，在现代科学技术条件下，疟疾已不算什么顽症，有了更多的灵丹妙药，那服按'以毒攻毒'原理配制的中药，已经不算什么了。可在当时，我们连奎宁都没有啊。由于它毒性大，配制也怪僻，尊重老中医的意愿，我也就不公布这个药方的具体配成了。"①

红军军医学校学员参加了长征，护理和治疗伤病员们，并且边行军边学习。1934年12月红军占领贵州东南部的黎平县，整编时将学员全部分配到部队。1935年1月红军占领遵义，红军总卫生部也进行整编，红军总卫生部部长贺诚兼中央纵队野战医院院长，医政局局长陈志方兼红军卫生学校校长。总卫生部召开了一次部队卫生工作会议，决定将总医院绝大部分医务人员加强到各军团，同时收回学校人员复课。

长征路上药材缺乏，总卫生部带的药材都消耗完了，除了把遵义城中各药店药材全部收购外，也请教当地中医，采集中草药用于防病治病。遵义会议纪念馆保留有一册当时红军军医送给当地中医李焕亭的

---

① 耿飚.耿飚回忆录[M].北京：解放军出版社，1991：216-217.

《内科学（上册）》，可见部队医务人员与当地中医之间的交流。

在遵义时，红军三军团五师十二团卫生员龙思泉经常用中医给老乡看病。龙思泉是广西人，他父亲是乡下中医，龙思泉自幼学习了不少中医知识。1929年他参加百色起义，在连队当卫生员。随部队到苏区，又参加长征。在遵义，红军撤离的当天，一位家住20里外的老农突然发急病，龙思泉赶去治疗，第二天病人就好转了。"神医"之名于是传开，许多人前来求治，龙思泉只得多留一天为大家开方，返回时部队已经出发了。他在追赶部队途中不幸被地方武装杀害。老百姓闻讯赶来，将龙思泉安葬好，在坟前立了个碑，刻上"红军坟"三个字。后来仍经常有老百姓来上坟。[①]

1935年5月底，红军从遵义转进，成功夺取了泸定桥，渡过了大渡河，继续向北前进，翻越了夹金山，继而过草地。沿途药品缺乏的情况日益严重。长征途中药材的补充一是征购，二是没收，三是缴获，张汝光在《回顾红军长征中的卫生工作》中指出：

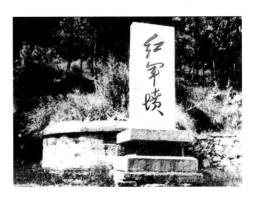

红军坟照片

"但从这三个方面得到的药材毕竟有限，不得不把着眼点放在草药上面，依靠就地取材来解决。一般来说，用西药治疗伤员，用中药治疗病员。……仅有的一些强心、止血、镇静等西药，只能用于危重病人。但中草药却易于到手，沿途到处都可收集采摘麻黄、柴胡、大黄、具木和黄连，稍加炮制即可使用，这对治疗感冒、肠胃病等起了很大

① 王子河.遵义英烈：2[M].遵义：中共遵义地委党史研究室，1997：1-7.

作用。"①

当时负责司药的杨衍宗回忆经常无药可司，"幸好原来的卫生队长是中医，我就跟他学了一点药理知识，懂得识别一些草药"②。卫生学校的学生与病房人员每天早晨先采好麻黄、贝母、知母、车前子、大黄、柴胡等，用以治疗部队常见的下肢溃疡、痢疾、疟疾、伤风感冒等，都获得了较好的效果。

过草地时，红军的医护工作者减员很厉害，据载在长征之前人数有1 200人，走完草地后，只剩下200人。贺彪回忆：

"总指挥部在部队进入草地时，就把卫生机关的医务人员派到各个师、团去。这些同样食不果腹、衣不遮体的医务工作者，不但要同指战员们一道同大自然造成的困难斗，还要同侵扰干部战士们的伤病较量。许多医护人员为了照顾伤病员和体弱的战友，把自己保存的一点青稞面让给他们，自己却以野菜、草根充饥。夜晚露营时，极度疲劳的干部战士们互相依偎着休息了，医护人员不顾一天行军的疲劳，先为伤病员寻找干燥一点的土丘，帮助他们架起简单的围帐和布篷，以防风遮雨，然后开始巡诊，进行各种治疗。处理完毕后，再和轻伤员一起捡些干柴、牛粪等，生起时明时灭的篝火，为伤病员们取暖驱寒，烧水做饭。虽然伤病员也经常没有粮食，但是哪怕只是一把野菜，也让伤病员吃上热乎的。有些医务人员牺牲了，他们这种崇高的革命献身精神，赢得了全军指战员们的尊敬。"③

药材在这种情况下有时起着关键的作用。一九四九年后成为女少将的李贞，在过草地时已怀孕，不幸早产，婴儿夭折了。她携带着贺龙给她的三付中药，已经给别的战士吃了两付，后来同行的小战士杨国秀又病倒发高烧，她把最后一付药熬好给她吃，把杨国秀从死亡的边缘救了

① 中国工农红军长征史料丛书编审委员会.中国工农红军长征史料丛书：第4册：回忆史料[M].北京：解放军出版社，2016：260.

② 解放日报.长征亲历者实录[M].上海：上海三联书店，2006：264.

③ 贺彪.红二方面军从湘鄂边到陕北长征纪实[M].北京：华夏出版社，1990：277.

过来，带出了草地。①

红四方面军的陈锡联在1935年春率部攻克千佛山，并坚守其中以牵制敌人，以掩护大部队通过。由于连日辛苦，患了疾病，先是上吐下泻，继而持续高烧。被送到北川住院。他回忆：

"从当地请来一位老中医，70多岁，牙都掉完了，给我把完脉，说：'你这个病可是很重哟。'我问是什么病，老中医说：'这个病叫伤寒病，西药你们没有，先吃几付中药试试吧。'吃了几付药，仍不见好转。老中医见我一点东西都吃不下，就说："不吃东西怎么行？"这时，陈再道同志派人送来十几只鸭子，老中医就让警卫员把鸭子杀了，煮熟，不让我吃肉，只喝汤。喝了十几天鸭汤，老中医再来把脉，感觉到我的脉搏跳的有力了，哈哈大笑，说：'你有救了。'"②

陈锡联在北川住了一个多月，身体渐渐好转，才返回部队。

1935年6月，中央红军和红四方面军在四川懋功（今小金）地区会师。

## 二、从分裂到胜利

会师后，中共中央政治局在两河口召开扩大会议，决定红军继续北上，建立川陕甘根据地。红军混编后分为左路军和右路军，红军总司令朱德、总政委张国焘和总参谋长刘伯承随左路军行动，总卫生部贺诚、傅连暲等医务人员也在左路军中。但张国焘拒绝北上。在1935年9月中共中央秘密北上后，10月张国焘另立"中央"，率左路军南下四川。

在这一段期间，红军遇到严重的伤寒流行。红四方面军第四军政治部主任洪学智也患上伤寒，持续高烧，昏迷不醒，吃药、打针均不见效，后来部队请来一位老中医，给开了药，医院派人满山遍野找药，找到了医生要的几味药，喝了两次药之后就开始退烧苏醒，最终好了。洪

---

① 周忠瑜.班玛藏区的红色记忆：红军长征途经青海班玛的故事[M].成都：西南交通大学出版社，2019：124.
② 陈锡联.风雪长征路[M]//中共中央党史研究室.红军长征纪实丛书：红四方面军卷：第1册.北京：中共党史出版社，2016：80-81.

学智回忆了这位老中医的情况：

"他70来岁，据说能治三种病，一是伤寒，二是痢疾，三是妇科病，是几代祖传的中医。他原是我们苏区的，我们离开苏区时，用担架把他给抬来了。有一次王宏坤拉痢疾，他看了后，开了几味药，喝下去就好了。"①

王宏坤是红四军军长，他和洪学智原来都在川陕苏区，因此这位老中医应该是从四川随军参加长征的，可惜没有留下姓名。

张国焘回忆录也谈到伤寒流行的影响：

"我军在藏族地区，曾受到伤寒病的严重威胁。患病的人数不少，时间也拖得很久。……在福建汀州基督教医院服务过的傅连暲医生，对于这次防御和医治伤寒症，有过极大的贡献。……我们缺乏药品，对于伤寒病无能为力。傅医生便采用中医的医治方法，救活了不少人。从此，这位不重视中医的西医生傅同志，也就对中医发生很大的兴趣。后来他在上海著名的医学杂志上，发表了一篇论文，说明他用中医方法，曾治好了百分之九十左右的伤寒病患者。"②

傅连暲所治的病人中有一位名叫黄火青（1901—1999），原籍湖北枣阳，父亲黄启程懂中医，常为人看病，黄火青也随父学习了不少中药知识。长征时黄火青任红九军团政治部主任、红三十二军政治部主任。一次，他患上伤寒，连续几天高烧、便血，生命垂危。"傅连暲医生听说了，赶去看望并给喂了些药，才使黄火青保住了性命。但他的身体十分虚弱，只能由马夫老孙抱上马行军。好在原红九军团的同志们知道他爱好中草药，曾送给他一些打土豪时缴获的鹿茸，此次大病后，黄火青就让老孙拿到药店加工成药丸。吃了几天体力大增。加上他正当壮年，终于靠顽强的生命力逐渐恢复了健康。"③

① 洪学智.洪学智回忆录[M].北京：解放军出版社，2002：107.
② 中共福建省委宣传部.长征，长征：从闽西北到陕北[M].福州：福建教育出版社，2006：221.
③ 中共党史人物研究会.中共党史人物传：第75卷[M].北京：中央文献出版社，2000：16.

红四方面军进入藏区时对当地的风俗也进行了充分了解，调查资料中涉及藏民采药的情况，如1935年6月的《番地情形》报告中记载：

"番人除种作农事外，还善于挖药、打猎。前伪廿八军在此地曾在番人之挖药生活上，实行多种的捐税榨取，使得番人苦无处说！番人要挖药时，先要到杂谷脑街去扯票，及至上山挖药要经过邓匪的棚长检验，每人不管挖药多少，总之每季要出厘金'山价'四十斤贝母（每斤贝母要值洋四五元），到卖药时还要缴厘金和秤钱。如卖药能剩得一点钱，就买油、盐、布、茶、草鞋等必需物品。挖药时间：虫草三月到四月，贝母五月到六月，木香、羌活不管那一月都可挖。但以七八月的羌活和十冬腊月的木香为好。每年四季都有人打野猪和香獐。"[1]

1936年1月第5军军长董振堂报告部队情况时说，由于药品缺乏，"药品材料现在完全是用中药"，但成效很明显，1935年11—12月，军卫生部入院1 296人，出院874人，有84人死亡，有335人在养病。[2]1936年6月张国焘被迫取消第二"中央"，红二、四方面军一起北上。林伟的长征日记中记述，漳县安芜镇是中药当归、白芍、白芷、川芎的产地，"在纵横一百多里的田野上，都是种植的这些东西"，甚至在住宿时，"整夜都被中药材的芬芳香味薰得不能睡眠，就好象在中药铺里一样"[3]。这些资源为红军医疗提供了很好的保障。

1935年10月19日中央红军抵达陕北吴起镇，恢复红一方面军番号，下辖的红一军团和红十五军团都成立了卫生部。因总卫生部随红四方面军行动，于是在瓦窑堡设中央军委后方卫生部，设卫生学校、附属医院和3个后方医院。担任后方部部长的姬鹏飞（1910—2000），出身于中医之家，父亲姬丰太务农兼行中医，姬鹏飞从位于西安的陆军医院医护学

① 黄维忠，格桑卓玛，王文长.红色记忆：红军长征在藏族地区及其当代启示[M].北京：中国藏学出版社，2016：319.
② 黄维忠，格桑卓玛，王文长.红色记忆：红军长征在藏族地区及其当代启示[M].北京：中国藏学出版社，2016：336.
③ 甘肃省军区党史资料征集办公室.三军大会师：下[M].兰州：甘肃人民出版社1987：770.

校毕业，曾任国民党部队上尉军医，后来起义加入红军。

钱信忠担任红十五军团卫生部部长。十五军团东征晋西北时，他在交城"动员了两位当地开业的中医，一姓王、一姓朱参加了我军，从此我卫生部有了中医了"[1]。

钱信忠原来是红25军医院院长。红25军建立了鄂豫陕苏区，于1935年8月北上。留下战斗的鄂陕第六路游击师中有一位叫高中宽的指导员，懂得中医，平时经常给群众看病。在转战到陕西安康旬阳一带时，因遭遇敌人围攻高中宽不幸牺牲。当地群众掩埋了他的尸体，并在墓前立了一块"红军老祖"墓碑，又在山洞中供奉，称"红军老祖洞"[2]。包括湖北郧西东江口的一座古庙也塑了红军像，称为"红军老祖庙"。[3]

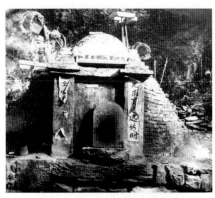

陕西旬阳的"红军老祖"墓

1936年10月，红二、红四方面军到达甘肃会宁地区，同红一方面军会师。万里长征胜利结束。

## 三、营救西路军人员

1936年10月，中共中央、中央军委决定占领宁夏、甘西，打通与苏联的联络。11月10日，中共中央电令渡过黄河的红军组成"西路军"，总指挥徐向前，政委陈昌浩。在极端艰难的情况下，在同国民党军队进行的殊死搏斗中，西路军的广大干部、战士视死如归，创造了可歌可泣

---

① 高恩显，高良，陈锦石.新中国预防医学历史资料选编：第1册：第二次国内革命战争时期[M].北京：人民军医出版社，1986：460.

② 戴天明《红军医官高中宽》，载于政协旬阳县文史委员会文史资料研究委员会1996年编《旬阳文史：第5辑》，第69页。

③ 孟宪杰.鄂西北革命史稿[M].北京：中国地质大学出版社，1998：132.

的不朽业绩，在战略上支援了河东红军主力的斗争。

西路军失败后，许多失散人员得到当地群众救助。其中甘肃在山丹县马营乡北窑坡甘家庄居住的湖北籍中医但复三，起了关键作用。1937年3月，其妻弟万怀章赶着毛驴外出办事，碰见三名穿着农民服装的陌生人在一个小崖下烤火，其中一个湖北口音的人有病，于是万怀章把他们带到但复三家中，但复三热情接待其留宿，并为其医病。其他两人第二天离开了，其中一个就是徐向前，而留下来治病的是西路军最高领导人陈昌浩。陈昌浩儿子回忆：

"西路军失败后，因为父亲和徐向前的目标太大，因此他们和李先念同志商量后，决定余部由李先念同志率领进入新疆，父亲和徐向前带一个警卫小分队离开部队，以分散敌人对主力部队的注意力，并回延安向党中央汇报。离开部队后，他们觉得目标还是太大，于是把警卫小分队也遣散了，最后只剩下他和徐向前同志。在回延安的路上，父亲的胃病犯了，刚好碰见一个行医的湖北老乡，名字叫但复三，他劝父亲留下来治病，无奈之下，父亲只好让徐向前同志一个人继续赶回延安。但复三把父亲藏在一个窑洞中，在他以及他一家人的悉心医治、护理下，三个月后，父亲的病慢慢地好了。"①

但复三得知陈昌浩身份后，秘密带义子聂有成、妻弟万怀章把陈昌浩转移到曹家大口窑洞隐蔽，后来又转移到大黄山钟山寺隐蔽。但复三父子和聂、万曾以上山挖药为名轮流给陈昌浩送食物、药品并守护。几个月后，陈昌浩病愈，准备去找党中央。但复三商量决定亲自护送陈东返。遂与聂有成、陈昌浩一行，从大黄山出发，赶一头毛驴，历尽艰险到达西安。然后但、聂回湖北孝感老家。陈昌浩先回原籍湖北汉阳，之后来但家住了一段时间后返回延安。但复三次年于原籍病故。②

① 陈祖涛.回忆父亲陈昌浩[M]//中共中央党史研究室,中央档案馆.中共党史资料：第1辑.北京：中共党史出版社,2006：67.
② 河西人民群众掩护、营救西路军伤病、失散人员概况,载于中共甘肃省张掖地委党史资料征集研究委员会1987年编《红西路军史料：第4辑》,第6页。

一位失散的小红军王怀文，在祁连山下的一个道观里，得到道人徐合德的救助。徐合德冒着生命危险，先后5次将王怀文转移到观音洞、石洞，每天给王怀文送水送饭，敷药治伤，"时间一长，他的枪伤化脓生蛆，经常昏迷不省人事。老道士急中生智，用香菜熬成水熏蛆，用盐水擦洗伤口，熬汤煎药，精心照料，王怀文的伤势竟奇迹般地好了。后来，王怀文改名王教苏，躲过敌人的多次追杀，当了13年道士"①。

党组织想方设法营救流落在西北的西路军人员，八路军驻兰州办事处营救了许多在河西的流落人员。其中，原在北京协和医院的高金城医生起了很大作用。他在张掖的福音堂医院协助了200多名西路军人员返回，其中包括精通中医的西路军野战医院院长丁世方，他当时化装成游医郎中为山民看病，后来辗转返回延安。1938年高金城不幸被杀害。

另一个协助工作的党员张一悟（1895—1951），甘肃兰州人，1918年考入北京大学预科，开始接触马克思主义，1924年加入中国共产党。回甘肃后曾任教员，在兰州筹建党组织。后赴北京、山东从事地下工作，1932年在山东被捕，在狱中学习中医。日军占领济南时，趁机逃脱，回到西安，后受命来到兰州。在苏联驻兰州领事馆教中文，他协助八路军驻兰州办事处工作，并在兰州发展党员，向陕甘宁边区输送青年。此外他也向老中医关子廉、金少涵、王钧等学习，医术增进。后来张一悟又学了针灸，以行医为名继续开展地下工作。其儿子回忆：

"从我的观察来看，父亲对妇科和伤寒病症的治疗，比较拿手，疗效显著。父亲行医，当时条件不允许，不能公开，只能是在同志、战友、亲朋中，在漂泊流浪的地区为贫苦大众进行诊治，他不收取任何报酬和费用，有时自己还贴补一些。当时人称他为'半仙'。"②

①　兰州军区政治部编研室.西部悲歌：人类战争史上一页惨烈悲壮的实录[M].兰州：敦煌文艺出版社，1990：239.

②　张华清《回忆与思念：记父亲张一悟》，载于政协榆中县委员会学习宣传文史资料委员会1992年编《榆中文史资料选辑：第2辑：榆中纪事》，第4页。

## 第四节

# 东北抗战中的中医药

红军长征提出了"北上抗日"的口号。在东北，中国人民抗日战争的局部战争已经开始了。日本不断强化在我国东北的军事存在，1931年9月18日夜，在日本关东军安排下，铁道"守备队"炸毁沈阳柳条湖附近的南满铁路路轨，并栽赃嫁祸于中国军队，制造了九一八事变。日军以此为借口，炮轰沈阳北大营，次日侵占沈阳。在蒋介石的不抵抗政策下，张学良的东北军撤入关内。1932年2月，东北全境沦陷。

### 一、东北抗日联军的战斗

在东北军整体撤离的情况下，仍有部分东北军爱国官兵坚持抗战。在中国共产党抗日号召的影响和推动下，各种以"义勇军""救国军""自卫军"等命名的抗日队伍纷纷出现，共约30余万人，统称东北抗日义勇军。当时的中共满洲省委派省委军委书记周保中、赵尚志、杨靖宇等到东北抗日义勇军的一些部队中进行团结改造工作，建成中共直接领导的多支抗日游击队。1933年5月16日当时的中共满洲省委决定，以游击队为基础，组建东北人民革命军。1933年9月18日，东北人民革命军第一军独立师成立，1934年第一军独立师联合17支抗日义勇军队伍代表通过了《东北抗日联合军宣言》，成立了东北抗日联合军总指挥部，选举杨靖宇为总指挥，领导对日作战。1936年2月20日，东北反日联合军军政联席会议发表了《东北抗日联军统一军队建制宣言》，废除抗日军一切不同的名称，各派抗日武装的番号统一为东北抗日联军，简称"抗联"，共组建了11个军坚持抗战。

在日本侵华的后方坚持抗战，抗联面临的困难是极大的，医护人员和医药物资都极为短缺。在这时候，东北各地的中医成为抗联战士们的救护者，甚至成为抗日的参与者。抗联部队中，军设有军医处，师有卫生队，团有医官，连有卫生员。据回忆："医务人员都是医药合一，既管医又管药，有中医有西医，也有中西合医。"①

中医在抗联中的故事，俯拾即是，略举数则。

### （一）周保中草药疗伤

抗日名将周保中（1902—1964），原名奚李元，号绍璜，云南大理人，白族。1902年出生于云南省大理县湾桥村。1926年，在国民革命军第6军中任团长、副师长。1927年，参加中国共产党。1931年九一八事变后，周保中回国，1932年5月起任中国国民救国军总参议，后任中共满洲省委军委书记、东北抗日联军第五军军长。

周保中指挥对日军作战，屡立战功，如两克安图、三打宁安等战斗，给日军以打击。在1932年二打宁安时，周保中小腿中弹，仍坚持指挥战斗，取得胜利。但子弹卡在腿骨中，当时医疗条件有限，没有药品和器械，人们考虑送他去省城大医院取弹，但周保中不同意，在没有麻醉药的情况下，硬是让卫生员用刺刀割开皮肉，用镊子将子弹拔出来。人称"刮骨取弹真英雄，胜过昔日关云长"。

1933年，周保中带一支小部队遇袭，腹部中弹，肠子流了出来，周保中坚持到打退敌人，才开始治疗。但当时缺乏良好医疗条件，全靠中医民间方法治好。据当时的战友记载：

"跟随他的胡仁同志，审视伤情，幸而肠子未打穿。就宰了一只老母鸡，拔下鸡毛，剥掉鸡皮，又把周保中同志的伤口洗净，刮掉烂肉，敷上鸡皮，用布带缠好。事后周保中同志的伤口竟然未发炎，在转移到

---

① 中国人民解放军历史资料丛书编审委员会.后勤工作：回忆史料第1辑[M].北京：解放军出版社，1994：67.

一个安全地方后，休息了十几天，他的伤口居然奇迹般地愈合了。"①

这种用鸡皮作生物敷料疗伤的方法，在清代赵濂（字竹泉）《伤科大成》中有记载：

"伤破肚皮，而肠脱出者，医者先剪去指甲，免碰其肠，将温水和麻油，浴暖外出之肠，轻轻揉进。……以油线浅浅缝其口，太深则伤内肉。封金疮药，贴活鸡皮，加布扎好，服通肠活血汤。"②

事实证明，传统验方在这种情况下确实发挥了作用。后来，周保中任军长的抗联第五军一直很注重医疗卫生。第五军在四道河子和五道河子设有两所医院，由于西医缺乏，西药来源困难，中医生和中医药成为主力：

"药品都是购买来的，有时有缴获敌人的。在一般情况下，用中医比较多。他们都是自愿参加抗日的，带来了很多秘方。他们自己采来中草药，也有少量是买来的，制成膏药、药粉等，给伤病员连服带用。"③

在积贫积弱的中国，抗战军民条件艰苦，幸而中医药和民间疗法在战争中大显奇功。当时记载：

"如用干茄秧和艾蒿熬水洗冻疮，办法很灵，洗一次，敷1个多月的时间，手、脚、脸上的冻疮就全好了。"④

### （二）中医烈士姚明久

姚明久，1911年生于吉林省双城府（今黑龙江省双城市）乡村，父亲是郎中。他自幼受父亲的影响，掌握一些医术，也练习过武术。1931年，姚明久参加了黑龙江省代理省主席兼军事指挥马占山手下的东北屯

---

① 关山复.风云瞬息[M].沈阳：辽宁大学出版社，1994：46.
② 赵竹泉.伤科大成[M]//陆拯.近代中医珍本集：伤科分册.杭州：浙江科学技术出版社，1994：269.
③ 中国人民解放军历史资料丛书编审委员会.后勤工作：回忆史料：第1辑[M].北京：解放军出版社，1994：75.
④ 同③。

垦军。

九一八事变后，日本侵略军迅速占领辽宁、吉林，继续向黑龙江省进犯。向当时黑龙江省省会齐齐哈尔进攻途中，必须经过洮（洮南）昂（昂昂溪）铁路上的嫩江桥。马占山以约3个旅的兵力布防于嫩江北岸，扼守嫩江桥。1931年11月4日，日军向江桥守军阵地发起猛攻。马占山亲临前线指挥抗击，挫败日军多次进攻。

姚明久当时率领骑兵第三团，多次击退了日军进攻。每次战事结束后的休息时间，他利用所学医术，为战斗中负伤的战士处置伤口，悬壶煎药。后来在阻击日军的再次进攻时，姚明久不幸胸部中数弹，其中有一颗子弹穿透肺部。由于医药不足，在手术时，他拒绝医生打麻醉药，叮嘱医生把麻醉药留给其他伤员，强忍剧痛，在没有打麻醉药的情况下，硬是让医生从胸腔里把子弹取了出来。

由于日军不断增援，马占山部却是孤军奋战，至18日，在消灭日伪军一千余人后，不得不撤往齐齐哈尔。21日，退至海伦，继续抗敌。姚明久因伤势严重，回到了老家肇东县金山堡屯养伤。

后来全面抗战爆发，1938年东北抗日联军第三路军和北满省委派人与姚明久取得联系，姚明久在金山堡开展地下工作，以行医作为掩护职业。姚明久的儿子回忆：

"我爷爷说，你这样回来搞地下活动，一天两天行啊，咱家总来人，日子长了也不行。父亲说，不要紧，我是半拉先生，可开个药铺。我姥爷是个先生，父亲从他那取来不少药书，看完药书之后，又跟我姥爷学会了切脉，并到县里考上了中医，回来就开个药铺，爷爷拉药匣子，父亲当先生的目的就是掩护抗日活动。"[1]

姚明久因工作出色，被抗联三路军总指挥李兆麟将军任命为三肇抗日救国总会会长。1941年，由于叛徒告密，姚明久被捕，不久遇害。

---

[1] 姚恩普《回忆我的父亲姚明久》，载于政协肇东县委员会文史资料研究委员会1984年编《肇东文史资料：第1辑》，第78—79页。

为缅怀这位烈士，1946年，人们把他原来生活过的金山堡屯改为"明久村"（现为明久乡）。

## 二、沦陷区中医参与抗战

东三省尽管沦陷了，但是民众反抗日寇的怒火只是暂时深藏起来，而不会熄灭。不少沦陷区中医用各种办法，默默支持着义勇军的战斗。

### （一）何子敬南下请愿

何子敬，名祯，祖籍河北省乐亭县，以务农为业，后来他父亲逃荒到了黑龙江三姓（即依兰），1900年生下何子敬。何子敬入过私塾，当过成衣铺学徒。1917年，他所在的成衣铺遇匪徒抢劫，掌柜被开枪打断了腿。何子敬冒着严寒去请来三姓有名的接骨先生"快马杨五"——杨勇先生，治好了掌柜。何子敬深受影响，毅然拜杨勇为师，学习接骨。杨勇对他倾囊相授，至学习期满后在三姓行医。

1925年，何子敬来到经济较发达的佳木斯，开设"何氏整骨诊所"，医业兴旺。这时他接触了西医，与佳木斯第一家私立西医院的外科医生魏秉中交朋友，相互学习。他吸收了西医的长处，对骨伤治疗方法进行革新，如用酒精代替白酒消毒，用金属手术刀、剪、镊等取代传统竹镊和土造刀，用人工缝合术取代自然愈合等。1938年他还自费去大连学习X射线技术。不过，在治疗上何子敬一直保持着中医特色，如坚持用中药配方，创制秫秆帘子固定、不用石膏等。

九一八事变后，何子敬支持抗日，向依兰的部队捐赠大洋500元，步枪3支。后来，又受佳木斯各界推选，南下去南京向国民政府请愿，要求政府抗日。他身藏佳木斯各界人士联名签字的血书，以游方郎中的身份，穿过日本封锁线，终于抵达南京。不过，他只获得政府一个小职员接见。何子敬恳切陈辞，接见者只是安抚说："回去好好工作，就是积极抗日。"何子敬只好一路行医，再回到佳木斯。当然回去后他不只是"好好工作"这么简单，一方面，他坚拒敌伪政权让他担任"百家长"、协和会分会长的邀请，另一方面，为抗日军民暗中疗伤。中共佳木斯地下组织负责人董仙桥之兄董海山与何子敬是好朋友，经常将抗联伤员送来，何子敬不但积极医治，而且想方设法掩护，避免被外人看出是战伤。对于来不了的伤员，则托人送药前去。

一次，旧东北军降将、伪满军政部大臣于琛澂摔断腿，专门派人来佳木斯请何子敬到新京（即长春）诊治，何子敬借故拒绝，只寄了几付药以应付。

一九四九年后，何子敬担任了佳木斯中西医院的骨科主任，在骨科上做出不少贡献。①

### （二）中医大夫传情报

东北沦陷，对当地的中医事业带来很大损害。以辽宁为例，据民国初年奉天同善堂堂长王有台调查，全省医生（主要是中医）约有2万人，其中一半医术不佳。而到1932年调查统计，辽宁地区25个县只有中医3 541人②。

在敌后的中医虽然不多，但许多人都在积极支持抗战。1936年，抗联一军第三师在辽宁抚顺地区作战，遭到日伪军封锁，战士中的伤兵只能在山沟里搭窝棚安置。当时中医大夫张连仲、杨绍连、于文阁不顾危险，前来为伤病员治疗。他们精心开方用药，仅二十几天就使10余名伤病员治愈归队，总共医治了200多个伤病员。

当时，日军为了侦察抗联队伍，要求各村派人在山岗上监视，每丈一岗，一旦有所发现，要立即一个传一个将情报传给日军。张连仲与杨绍连主动要求到山上站岗，一有发现，不但不让情报往下传，还及时提醒抗联队伍转移。两位中医成为抗联的情报员，编号分别是15号和17号，提供的情报为伏击日军发挥了作用。③

---

① 孙景华《记骨伤科老中医何子敬先生》，载于政协佳木斯市委员会文史资料研究委员会1988年编《佳木斯文史资料：第8辑》，第95-105页。
② 辽宁省地方志编纂委员会办公室.辽宁省志·卫生志[M].沈阳：辽宁人民出版社，1999：117.
③ 韩文章《抚顺县人民与抗联》，载于政协抚县委员会文史资料委员会1991年编《抚顺县文史资料：第1辑》，第18-22页。

第五节

# 国民政府统治下的中医药

与中国共产党正确对待和积极利用传统医学相比，南京国民政府在1928—1937年所谓"黄金十年"里，出台了许多歧视和压制中医药的政策，造成中西医学界的明显对立，也使中医药学的发展蒙上阴影。

## 一、国民政府的中医政策

蒋介石建立南京国民政府后，成立了卫生部，并组织中央卫生委员会，计划实施卫生行政。卫生行政即将医疗卫生事务纳入国家事务，以国家力量来发展医学。国民政府行政制度移植自西方资产阶级政府，其卫生行政主要针对西医学而言，但在中国存在中医，该如何对待呢？从历史来看，南京国民政府采取了漠视甚至压制中医药的态度，造成了不良的影响。

### （一）中医界反对废止的抗争

在百年中医史上，对中医产生非常不利影响的一件事是1929年的"废止中医案"。1929年国民政府召开第一次中央卫生委员会，会议的主旨为讨论如何发展中国卫生行政事务。参加的委员都是西医。其中自留学日本归来的余云岫在会上提出了一个议案，名为《废止旧医以扫除医事卫生之障碍》，主张仿效日本，分步骤废止中医。他将中医称为"旧医"，建议由卫生部对现有"旧医"进行登记，给予执照，暂许其营业，但必须接受西医学的补充教育；登记截止到1930年底，此后不再批准新的执照；禁止报纸杂志登载介绍"旧医"的文章；禁止"旧医"开设学校……按照他的办法，数十年之后，中国将不复存在传统医学。

但这份提案被中央卫生委员会通过了。

会议内容一经报刊登载，立即引起全国中医界的极大愤怒。1929年3月17日，由上海中医协会发起，来自全国15个省、4个市、243个县的中医药团体代表，总计281位，在上海总商会大厅集会，反对中央卫生委员会的决议。会议高悬"提倡中医以防文化侵略""提倡中药以防经济侵略"两条竖幅，鲜明地表达了维护民族优秀传统文化的立场。与会代表一致推举上海著名老中医谢利恒为团长，陈存仁、隋翰英、蒋文芳和张梅庵为代表，组成"医药救亡请愿团"上京请愿。代表团抵达南京后，马不停蹄地先后向国民政府五院院长、中央党部等提交请愿书。迫于压力，行政院、卫生部、教育部接见代表时均表示不会执行此提案。最终"废止中医案"没有实施。

中医界经过了这一次的大风暴，就根据在上海召开全国中医救亡大会第一天的日期（3月17日）将该日定为纪念日，1934年后称"国医节"。每年3月17日全国中医界都举行国医节纪念仪式。

中医界有识之士认识到，必须努力争取在政府的卫生行政机构中有一席之地，才能防止再有废医的情况发生。这一主张得到国民政府一些高层人士的认同。1930年5月，国民政府行政院院长谭延闿和胡汉民、陈立夫、焦易堂等七位中央委员在国民党中央执行委员会政治会议上，提出成立"中央国医馆"的提案，获得批准。1931年3月17日，中央国医馆正式成立，陈立夫担任理事长，焦易堂任馆长。几年中，在各省成立了分馆，各县成立了支馆，在海外成立了13个分馆。

**（二）中央国医馆发展中医的工作**

中央国医馆为争取中医的法定地位，努力推动《中医条例》立法。1930年5月，国民政府卫生部曾制定并公布了《西医条例》，但未订《中医条例》。中央国医馆于1932年6月拟定了《国医条例草稿》，函呈国民党政府行政院，要求派员审定而未有结果。1933年6月，中央国医馆馆长焦易堂联合国民党中央委员石瑛、陈果夫、陈立夫、邵力子等29人，在国民党召开第306次中央政治会议时提出了"制定国医条例，责成中央国医馆管理国医，以资整理而利民生案"，并随案提交了《国医条例（草案）》（26条）及《国医条例原则（草案）》（9条）。但在讨论时，议案遭到时任行政院院长汪精卫等人的反对。据引述，汪精卫"力主根本废除国医国药，凡属中医，不准执业。全国中药店，限令歇业……汪氏且谓国医言阴阳五行，不重解剖，在科学上实无根据，至国药全无分析，治病效能，殊为渺茫。本人患病经验，深受国医国药之误，主张纯采用西医西药"云云①。支持议案者则进行反驳，双方争论激烈，最后会议议决将《国医条例（草案）》送交教育、内政两部审查。教育、内政两部收到提案后，以中央国医馆已开展运作为借口，称"现在中医中药之管理，均已有法规分别颁布"，因此认为"无拟定之必要"②，否决了该案，并将原案转呈行政院。1933年6月27日，行政院举行第112次会议，同意两部意见。随后议案连同各部门意见送交立法院。由于焦易堂本身兼任立法院法制委员会委员长，所以在主持会议时，稍作修改后予以通过，交立法院大会讨论。

此时，反对中医立法的汪精卫私下致信立法院院长孙科，信中谈及《国医条例（草案）》说：

"此事不但有关人民生命，亦有关国际体面，若授国医以行政权力，恐非中国之福……今此案已送立法院，惟盼吾兄设法补救。"③

1933年12月15日国民政府立法院召开第三届第43次会议审查《国医条例（草案）》，最终对草案作了两点修改，一是名称改为《中医条例》，二是将原案提出的由中央国医馆负责中医行政管理权，改为由行政院内政部负责，条例获得通过，并于1934年3月14日正式呈送行政院。但《中医条例》交行政院后，久久未见公布。原因仍是汪精卫的搁置。1935年底汪精卫遇刺受伤，辞去行政院长一职。1936年1月，《国医条例

第一章 —— 从建党到土地革命

① 朱殿.驳汪精卫废止中医药的谬论[J].杏林医学月报，1933（总35）：9.
② 佚名.行政院报告审议"国医条例原则草案"及"国医条例草案"意见之原函[J].医事汇刊，1933（16）：39-40.
③ 佚名.汪精卫致孙科书[J].医界春秋，1935（9）：17.

（草案）》在更名为《中医条例》之后，终于在1936年1月22日由国民政府训令正式公布。同年原内政部卫生署升格，改为行政院直辖，于12月19日公布修正《中医条例》，把中医行政管理权从内政部转到卫生署。

争取到《中医条例》立法，是中医争取权利的重要进步，在名义上使中医有了合法地位，但实际上国民政府卫生、教育等部门，却始终不出台发展中医的政策，政府不但不设公立的中医医疗机构和学校，对民间私立的中医机构和学校也不予承认。中医药界多次请愿均未果。如有关中医教育的问题，直到1937年才有初步意见。1937年2月15日国民党五届三中全会在南京召开，焦易堂等53位委员在会上提出"请责成教育部明令制定中医教学规程编入教育学制系统，以便兴办学校而符法令案"，要求"由教育部会同卫生署中医委员会，暨国内著名中医学者，组织委员会集议商讨，颁布施行"①。会场外，各地中医请愿代表集会请愿以声援。提案在会上获得通过，中央政治委员会责成教育部会同卫生署中医委员会参照医学专科学校暂行科目表妥为制定中医教学规程。但不久全面抗战爆发，具体措施又无法落实。

南京国民政府时期的中医政策争议不断，严重影响了中医药的发展。

## 二、中西医论争和比较的观点

民国时期，关于是否保留中医的一个论争焦点是中医是否"科学"。实际上，当时的"科学"观念有其局限性，一味用它来衡量中国传统文化有失偏颇。对这一问题的不同看法，反映了不同的思想倾向。

### （一）中医革新和科学化思潮

许多中医学者就如何客观看待中西医提出不同观点。影响较大的有恽铁樵、张锡纯、陆渊雷、谭次仲等人。

恽铁樵（1878—1935），名树钰。他早年从事文学，中年以后才学医，并以医为业。针对西医对中医理论的批评，1922年恽铁樵发表《群

---

① 中西医药研究社编辑部.中医教育讨论集[M].上海：中西医药研究社，1939：455.

经见智录》，对《黄帝内经》理论提出合乎实际的解释，他指出中医与西医各有长处，其原因是中西文化背景不同，从而形成了两个不同的体系，"西方科学不是唯一之途径，东方医学自有立脚点"，当然中医应该有所革新，但不能抛弃中医的精华，"万不可舍本逐末，以科学化为时髦"。

张锡纯（1860—1933）主张在临床上实行中西医药合用。他早年行医于各地，1927年在天津创办国医函授学校。并陆续写《医学衷中参西录》，从1918年至1934年分七期先后刊出，介绍了他在临床实践上中西并用的经验。他说："当今之世，欲求医学登峰造极，诚非沟通中西不可也。"对西医要"采其可信之说与可用之方，试之确有效者"。他将西药与中药并用的代表性处方是"石膏阿斯必林汤"，阿斯必林（即阿司匹林）是有很好发汗退热效果的西药，张锡纯对热证发热病人，以蔗糖水冲服阿司匹林，并煎好石膏水，待发汗时饮服，过后可再饮石膏加粳米煎汤。这种处理方法，既发挥西药发汗作用，又善于用中药清热和顾护正气，很能体现他"衷中参西"的宗旨。

陆渊雷（1894—1955），名彭年，上海川沙人，曾得国学大师章太炎、名医恽铁樵教益。他主张用"科学"来研究中医，提出：

"国医有实效，而科学是实理。天下无不合理之实效，而国医之理论乃不合实理。……今用科学以研求其实效，解释其已知者，进而发明其未知者，然后不信国医者可以信，不知国医者可以知。"

他的思想是认为中医的疗效是确实的，但中医的理论太不科学，有必要使其科学化。他所谓的科学化就是主张用现代西方科学的知识来解释中医疗效的原理。

谭次仲（1893—1955），字星缘，广东南海人，著有《中医与科学》一书。他强调中医科学化的必要性，认为只有科学化了才能使人民相信中医，才能融入卫生行政和教育系统，才能进一步提高。

以上这些观点，被后人总结为"中医革新"或"中医科学化"思潮。

## （二）中央国医馆的"中医科学化"主张

中央国医馆的主导思想也是"中医科学化"。该馆成立了"学术整理委员会"和"编审委员会"，任务是负责制订中医药学术整理工作计划及中医药学术标准等。学术整理委员会制订"中央国医馆学术整理委员会分期工作计划书"。工作分为三期，第一期是制订"整理国医药学术标准大纲"；第二期是制订"统一病名草案"；第三期是"编辑中医教材与订正旧有专籍"。这些工作受到全国中医界瞩目，但也颇多争议。例如学术整理第一期工作为编订学术标准大纲。"学术标准大纲草案"由陆渊雷草拟。宗旨是采用科学方式整理中医学术。1933年5月1日，中央国医馆第16次常务理事会议通过了这一大纲。

这份以"科学化"为宗旨的大纲，开宗明义地说明其目的是"以我国固有之医药学说，择其确有精义者，用科学方式解释之"。具体做法，"其方术确有实效而理论欠明者，则采用近世学理以证明之""凡属确有实效之方术，为我国成法所固有，而为近世学理所无者，则特加保存而发挥之""其方术无实效确而其理论又不合科学方式者，则删弃之""凡近世确有实效之方术，为我国固有成法所无者则采用补充之"。大纲为"科学化"国医拟定了体系纲目，"采用近世科学方式，分基础学科、应用学科两大类"。两类学科中要建立起完整的知识体系，其中包括中医原来没有的内容，例如基础学科要设立"解剖生理学"，"仿近世解剖生理学之通例，分骨骼、筋肉、皮肤等项及各脏器系统叙述之"，原有的临床应用学科，则应参考近代医学知识加以革新，例如：外科学"尤须参加种种消毒手续"，针灸学的"经穴、孔穴各部位，须与近世解剖生理互相参照"[1]等。

这份大纲公布后，各方面意见不一。有的中医直斥其为"四不像（即新、即旧、亦中、亦西）"[2]；名医祝味菊说其中不少术语并非中

---

[1]　佚名.中央国医馆整理国医药学术标准大纲[J].国医公报，1932（6）：1–6.

[2]　范天磬.中央国医馆过去之无能及今后之展望[J].国医评论，1933（1）：19–36.

医所有，"将来据此整理国医，必致引起无穷纠纷"[1]。最终也未能取得共识。

中医肯定要随时代发展而变革，但如果完全否定中医理论变成"废医存药"，或以是否符合西医药理论作为取舍标准，这显然是不正确的。

### （三）马克思主义思想的影响

马克思主义的辩证唯物论思想，对于中医界有识之士也产生了影响。其中，浙江诸暨人杨则民（1895—1948）运用唯物辩证法思想，对中医理论提出了很有见地的观点。

杨则民，又名寄玄，字潜庵。1916年考入浙江省立第一师范。由于受到进步思想影响，他因参与学潮被开除而退学。先后在家乡杨家楼南屏小学、宁波育才中学附小、临安山川乡合上村小教书。1922年他任《诸暨民报》编辑、主编，常以笔名撰写社评，针砭时政。1924年5月《诸暨民报》出增刊，"登马氏学说概要"，刊共产党宣言译者陈望道的文章。介绍马列主义。

1927年，杨则民到上海总工会参与了第三次武装起义的宣传工作。"四一二"反革命政变后，他回到浙江临安教书，并辅导学生学习《共产党宣言》《唯物史观浅释》等革命书籍。1929年春，杨则民被捕，以"加入反革命罪"判刑3个月。在狱中，他深入研读中西医籍。出狱后，他在长兴县参加反帝同盟会，继续进行革命活动。同时致力于医学，并于1933年获聘于浙江中医专门学校任教。编有《伤寒论讲义》《国药今释》《内经讲义》等书籍。

对于当时的中西医争论，杨则民运用辩证唯物主义观点，写成了《内经之哲学的检讨》一文，产生了重要影响。

《黄帝内经》是中医最重要经典，余云岫反对中医从批评《黄帝

---

[1] 祝味菊.对中央国医馆整理国医药学术标准大纲草案之意见[J].医界春秋，1933（总75）：32-33.

内经》入手，恽铁樵维护中医也从重新解读《黄帝内经》入手，所以杨则民也重点讨论《黄帝内经》，以阐述中医的特质。杨则民指出，研究《黄帝内经》的人有的属"取消派"，有的属"保存派"，有的属"折衷派"。"折衷派"中恽铁樵比较中肯，但其"研究《内经》之方法犹有待论者"。杨则民认为，对待《黄帝内经》，应该从哲学的高度来看待，而不应只用自然科学的眼光来衡量。而马克思主义就是当时最先进的哲学方法论。

杨则民说："《内经》之最高理论为何？曰辩证法的观察是矣。"他介绍了李达、郭沫若等运用辩证法研究历史的事例，指出辩证法是研究《黄帝内经》的有力武器。他说：

"中医之思想方法，为《内经》之辩证法，而外医则为近世之机械论的方法，二者绝不相同也。"①

他指出，中医的阴阳五行都包含着辩证法思想。如中医关于生长化收藏的论述，阐明了事物生长发展毁灭的规则，这是不能用机械的科学方法来批判的。他认为中医的证治采取生物学的方法，把人体作为一个整体而不容随意拆分，所以即使是局部的病变，也被视为全身病变的局部表现；西医的证治采取物理化学的方法，将人体作为一种单一的组合而任意分解，所以即使是全身的病变，也必须寻找单一的病原和病灶进行治疗。相比之下，中医的治疗理念为"变动的生机的观察，故治无常，无定法，唯变所适，其智以圆"，西医的治病观念为"静止的机械的观察，故治有定准，有定法，规定森严，其行以方"，因此"中西医之不同，不在生理、解剖、病理、实验，而在整个之思想系统上矣"，"换言之，即以辩证法的思想为训者也，此《内经》一大特色也"。

杨则民并不是机械地套用和照搬哲学理论来解释中医。他客观地指出《黄帝内经》治疗学虽然含有辩证法思想，但与辩证法仍有不同，前

---

① 杨则民.内经之哲学的检讨[M]//恽铁樵.群经见智录.福州：福建科学技术出版社，2015：105.

者主调和，后者言革命。他认为中医的精髓在于调和，此"为中医之至宝"。可见，杨则民能够深刻和灵活地把握辩证法的实质，并将其应用于具体学科领域。

杨则民从整体、动态的角度来分析以《黄帝内经》为代表的中医理论，在思想高度上超越了当时的中西医优劣之论，体现了先进思想对讨论具体科学问题的引领作用。

# 从全面抗战到全国解放

## 1937—1949

1937年7月7日『卢沟桥事变』后，全面抗战爆发。中国共产党和中国国民党实现第二次合作，抗日民族统一战线建立。共产党领导下的抗日根据地和抗日部队，继续注重中西医并用，并开展了中西医合作运动。抗战胜利后，经过三年解放战争，中国共产党获取了全国胜利。

## 第一节

# 抗战时期陕甘宁边区的中医药

中央红军到达陕北后，成立了中华苏维埃共和国中央政府西北办事处。"七七事变"后，中国共产党和中国国民党达成协议合作抗日，红军接受国民政府改编，改为国民革命军第八路军和陆军新编第四军，国民政府则承认中共的合法地位。

根据国共两党关于国共合作的协议，1937年9月6日，中华苏维埃共和国中央政府西北办事处改名为陕甘宁边区政府，林伯渠任主席，张国焘任副主席（后由高自立接任副主席、代主席、兼党团书记），首府为延安。

### 一、边区各医疗卫生系统概况

边区卫生机构有军委卫生部、中央卫生处和边区政府卫生处（科）三个系统。

中央卫生系统方面，1937年傅连暲在延安李家湾建立中央门诊部，在石圪塔建立中央疗养院。1938年中央卫生处成立，傅连暲任处长，下设医政、保健和药材三个科，除原有的中央直属门诊部和中央疗养院外，后来还设立学生疗养院、中央卫生材料厂等。1939年，傅连暲奉命在李家湾筹办中央医院，至11月7日正式成立。傅连暲兼任院长。开办时只有几个窑洞，至1943年已拥有150个床位，设有7个科和各类辅助科室。该院以西医为主。在兰家坪设立的中央总卫生处门诊部，是延安第一个有中医门诊的医疗机构。延安石圪塔中央疗养院也聘请了瞿宪文、唐继宗等中医。

军委卫生系统方面，1937年10月军委总卫生部颁布了《暂行卫生法规》，对营舍卫生、个人卫生、营养卫生、疾病管理、战地救护等均作出详细规定。红军主力改编为八路军后，成立了八路军总军医处，姜齐贤任处长。1938年夏，中央军委前方总卫生部撤回延安，与后方卫生部合并，姜齐贤任中央军委卫生部部长，姬鹏飞、饶正锡、孙仪之任副部长。1939年7月，军委组建总后勤部，下设卫生部，饶正锡任部长。军队卫生系统下设八路军医院、八路军门诊部、八路军制药厂、八路军留守兵团卫生处及野战医院、八路军卫生学校等。其中八路军医院成立于1939年5月，以军委卫生部直属卫生医疗所为基础扩建，苏井观任院长。初建时设有内科、外科、妇产科，并设有手术室、化验室、X光室等。全院工作人员112名，医生9名，护士长1名，护士45名，其余为行政事务人员，可接收病人120余名。印度援华医疗队、朝鲜友人方禹镛、德国友人米勒等都在此工作。1939年12月，为纪念加拿大籍大夫白求恩在抗日前线以身殉职，八路军医院改名为"白求恩国际和平医院"，鲁之俊任院长。

边区卫生系统方面，1937年9月陕甘宁边区政府成立后，在民政厅内设卫生科。1939年1月陕甘宁边区第一届参议会通过了《建立边区卫生工作保障人民健康案》，对边区医疗卫生事业发展作出规划。各分区成立卫生所，并组织卫生委员会。边区医院实行了扩建改造，除原设内科、外科外，新增妇产科和小儿科，另在边区各分区及神府、安塞等地设立卫生所，以满足人民群众就医的需要。1939年7月边区通过了《陕甘宁边区卫生处组织条例》，至1940年底，边区政府卫生处正式成立，欧阳竞、李治、曲正先后担任处长，1944年边区政府卫生处改为边区政府卫生署，王治邦任署长。边区政府卫生系统下设边区医院、边区政府门诊部、边区医疗专科学校、卫生材料厂、干部休养所、荣军疗养院、结核病疗养院，以及保健药社、卫生合作社、国医研究会等。

陕甘宁边区医院实际上早在1937年7月就已筹建，同年11月正式建成开诊，首任院长傅连暲。医院在宝塔山共挖窑洞36孔作为病房，设有内科、外科和妇产科以及手术室、药房、病房等。医院起初归属中央组织部主管，后来改为边区民政厅主管。苏井观、刘夕青、欧阳竞先后任院长。1938年医院搬迁到安塞，有内科、外科、产妇和小儿四科，另有门诊部、化验室等。门诊设有中药部，由于秉伦负责，有时也请保健药社主任李常春诊治。医院还出版有《边区卫生》丛刊，附设卫生人员训练班。1942年该院移至延安白家坪，为边区医院总院，扩建到150多张病床。

由于国共合作，陕甘宁边区的物资供应环境相对好转，医药条件也有所改善。国际医疗援华的人员和物资也有一部分来到延安。但整体上医药状况仍然远远不能满足需求，继续重视中医药和发挥中医药作用，成为边区卫生工作的一大特色，也给外国援华医生留下深刻的印象。如印度援华医生柯棣华，1936年从孟买助学医学院毕业并考取英国皇家医学院。二战爆发后，他参加援华医疗队，于1938年到中国，1939年2月前往延安，1941年接替牺牲的白求恩大夫，成为白求恩国际和平医院的院长。1942年他在一封信中写道：

"学生们在这所医院里进行着手术实践，我们有一个门诊部，教授们都是从中国或日本毕业的青年。由于敌人的封锁，医疗用品极其缺乏。我们大量使用中药，医生们甚至用一种草药代替奎宁来治疗疾病，结果证明有效率达60%。"[1]

据记载白求恩国际和平医院有一种"定骨粉"，是柯棣华率领大家研制的中西药结合治疗骨折的良药。一位脚部受伤的伤员回忆："治疗开始了。柯棣华大夫每天下午都亲自端来一盆用中草药熬成的热汤，亲自给我作热敷。他把我的伤脚放进热汤里，亲手去揉动每一块骨节，连烫带揉，直到药汤凉下来为止。"[2]1942年柯棣华因病去世，朱德、周

---

① 中国人民对外友好协会，中国社会科学院南亚与东南亚研究所.中印友谊史上的丰碑：纪念印度援华医疗队[M].北京：世界知识出版社，1988：96.
② 胡朋.柯棣华帮助我重返舞台[M]//胡朋，胡可.敌后纪事.北京：大众文艺出版社，1997：99.

恩来都在《解放日报》发表了纪念文章。

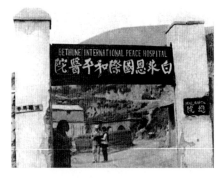

白求恩国际和平医院

另外奥地利来的傅莱医生，被委任为边区医药指导委员会成员，"他听说中医用针灸可以治疗疟疾，就请教中医，并熟练掌握治疗疟疾的针灸穴位和针法，并将该方法传授给了其他军医。由于没有那么多针可以使用，他还'发明'了用缝衣针做针灸用针，并亲自到作战部队组织实验和推广，收到了良好的效果。军区《简报》对此事进行了报道，上报给了八路军总部，总部又报到延安，连毛主席都知道了洋大夫傅莱用中医针灸治疗疟疾效果好的事迹。因为此事，傅莱受到了毛泽东主席、朱德总司令和聂荣臻司令员的称赞，获得陕甘宁边区主席林伯渠、副主席李鼎铭签名的奖状"①。

中共中央交通局局长吴德峰的儿子吴持生小时候得病，又吐又拉，严重脱水，高烧40℃送进中央医院，经傅连暲救治好转，他忆述：

"我出院后因肠胃受了严重损伤，很长一段时间还是吃什么拉什么，消化不良，母亲不得不将我从托儿所接回家调养。父亲自己配了些中草药和鸡内金等土方配合烤馒头干、小米稀饭等食疗办法（我的曾祖父曾是清朝名儒医，所以我父亲家传通晓一些中医术），才彻底治好了我的慢性肠胃病。后来父母亲告诉我，在当时延安医疗条件那样差的情况下，要不是傅连暲叔叔抢救及时，我早就一命呜呼了，傅连暲叔叔是我的救命恩人。"②

其实除了傅连暲的抢救之外，后面的康复主要是中医的功劳。可见

---

① 江国珍.我的丈夫傅莱：一个奥地利人在中国的65年[M].北京：中国电影出版社，2015：28.

② 吴持生.托儿所·大生产·革命婚礼·伟大领袖：延安时期的童年记忆[J].炎黄春秋，2019（6）：85-89.

中西医配合使病人得到更全面的治疗。

据统计，到1945年初，边区有医院11处，卫生所75处，休养所7处，西医276人，中医1 074人，接生员61人，兽医54人，药店390家。可见中医药在边区医药卫生事业中占有重要的地位。

## 二、边区的中医药政策与中医事业

以往在苏区和红军中，虽然注重中西医并用以解决疾病问题，但还没有系统发展中医药事业的政策。在陕甘宁边区，基于卫生保健的需要，把发展中医列为边区政府的一项工作。1939年12月，中国共产党陕甘宁边区第二次代表大会通过了《关于开展卫生保健工作的决议》，其中提道：

"有计划、有步骤地发展医药，研究中医，开办中医训练班。发展制药厂，设立医药合作社，增加各地卫生所，以发展医疗工作。"[①]

如何对待中西两种医学，这是国民政府实施卫生行政时没有很好解决，从而导致纷争不断的问题。而在这一时期，毛泽东同志有关马克思主义中国化的思想进一步成熟，为处理中西医关系问题提供了指引。

### （一）毛泽东的中西医思想

1940年1月9日，毛泽东在陕甘宁边区文化协会第一次代表大会上作题为《新民主主义的政治与新民主主义的文化》的演讲，后来整理发表时题目改为《新民主主义论》。《新民主主义论》提出要建设"民族的、科学的、大众的文化"，既要吸收一切优秀的外国文化，又"必须尊重自己的历史，决不能割断历史"。毛泽东指出：

"中国的长期封建社会中，创造了灿烂的古代文化。清理古代文化的发展过程，剔除其封建性的糟粕，吸收其民主性的精华，是发展民族

---

① 西北五省区编纂领导小组，中央档案馆.陕甘宁边区抗日民主根据地：文献卷：下册[M].北京：中共党史资料出版社，1990：470—471.

新文化，提高民族自信心的必要条件。"①

这一重要思想为处理传统与现代、东方文化与西方文化的关系提供了强有力的指引，也对中西医政策有着重要影响。

1940年11月12日，在中国医科大学参加纪念白求恩逝世1周年大会时，毛泽东强调："要团结中医，发挥中医作用。"

毛泽东对中医的认识，还受到李鼎铭的影响。李鼎铭（1881—1947），原名丰功，出生于陕西米脂，年轻时读书并习医。曾任米脂县东区区长、榆林道尹公署科长等职，1926年因病返乡，并钻研医术，为人看病，在地方上颇有声望。1941年当选为陕甘宁边区参议员，1941年底在第二届边区参议会上提出"精兵简政"议案，受到毛泽东肯定，在会上当选为陕甘宁边区政府副主席。据其后人回忆：

"他还在繁忙的政务工作中，不顾年老体弱，挤出时间继续诊治疾病，救死扶伤。毛主席在长征中患得关节痛时而复发，就是他给治好的。"②

在惠金义对延安时期曾在毛泽东、李鼎铭身边工作的人的采访中，对李鼎铭医治毛泽东的情况有更详细的记述：

"毛主席患有风湿性关节炎，发作时痛得胳膊都抬不起来，吃了不少西药仍不见效，李鼎铭先生精通中医，他到杨家岭给毛主席看病。切脉后，他说，吃四服中药就好了。那时中西医矛盾尖锐，毛主席身边的医生不同意用中药。毛主席早在井冈山时期就提出中西医两法治病的主张，他是相信中医的，还是坚持把四服药吃了。吃完后，果然疼痛消失，胳膊活动自如了。以后，主席有病就请李鼎铭来诊治。有一次，主席的胃病和风湿性关节炎同时发作，李鼎铭先生用中药加按摩的办法给主席治疗。李鼎铭说，在阳光下按摩效果最好。毛主席欣然同意他在院

---

① 毛泽东.毛泽东选集：第2卷[M].北京：人民出版社，1991：708.
② 李雪亭，李雪林，李雪峰.怀念祖父李鼎铭[M]//李晓剑，王天丹.李鼎铭研究文集.西安：陕西人民出版社，2012：171-172.

落阳光下按摩。起初一天一次，后来隔一天一次，每次看病免不了要谈些中药的性能，治病的道理，战胜疾病的方法，有时还要讨论中国医学发展的道路。有一次，毛主席对李鼎铭说，现在延安西医看不起中医，你看边区的医学应如何发展。李鼎铭说，中西医各有长处，只有团结才能进步。毛主席说，你这个想法好，以后中西医一定要结合起来。经过一段时间的治疗，毛主席的身体慢慢地恢复了健康，同时也学到了许多中医保健知识。

"毛主席不仅自己相信中医，还介绍李鼎铭给周副主席、朱总司令、林伯渠、谢觉哉、王稼祥等中央领导同志看病，他还经常谈到中医的好处，称赞李鼎铭医术高明。要求人们尊重中医，爱护中医，扶持中医，西医要向中医学习。"①

1944年5月24日，毛泽东在延安大学开学典礼上再次强调中西医合作，他说：

"这两种医生历来就不大讲统一战线。我们大家来研究一下，到底要不要讲统一战线？我不懂中医，也不懂西医，不管是中医还是西医，作用都是要治好病。治不好病还有医术问题，不能因为治不好病就不赞成中医或者不赞成西医。……我们提出这样的口号：这两种医生要合作。"②

1944年10月30日，毛泽东在陕甘宁边区文教工作者会议上发表讲演《文化工作中的统一战线》，指出：

"陕甘宁边区的人、畜死亡率都很高，许多人民还相信巫神。在这种情形之下，仅仅依靠新医是不可能解决问题的。新医当然比旧医高明，但是新医如果不关心人民的痛苦，不为人民训练医生，不联合边区现有的一千多个旧医和旧式兽医，并帮助他们进步，那就是实际上帮助

---

① 惠金义.毛主席和李鼎铭先生[J].人文杂志，1982（6）：68-69，94.
② 中共中央文献研究室中央档案馆.建党以来重要文献选编：1921-1949：第21册[M].北京：中央文献出版社，2011：279.

巫神，实际上忍心看着大批人畜的死亡。统一战线的原则有两个：第一个是团结，第二个是批评、教育和改造。……我们的任务是联合一切可用的旧知识分子、旧艺人、旧医生，而帮助、感化和改造他们。为了改造，先要团结。只要我们做得恰当，他们是会欢迎我们的帮助的。"①

毛泽东的这些论述，在边区中医药政策中均得到了体现。

### （二）成立边区国医研究会

1940年6月，陕甘宁边区政府民政厅召开"国医代表大会"，邀集边区各县中医代表数十人，"讨论中心为如何改进中医中药以促进边区卫生工作，并将成立中医研究会，以求中医中药的改良趋向科学化，及加强中西医之联系，互相帮助，共求进步"②。边区政府卫生处欧阳竞处长到会讲话，指出：

"由于过去几千年长期的封建统治，使国医同其他科学一样，不能长足进展。但正是有这样悠久的历史，曾积累了丰富的经验，这点我们不能完全把它抹煞，相反的要承继祖先的遗产，扬弃它，改进它。这就需要我们有组织地进行研究，使它向着进步的科学化方向前进。"③

会议通过《陕甘宁边区第一次国医代表大会宣言》和《国医代表大会提议案》。宣言号召"把全边区国医组织起来，动员起来，争取模范的作用，争取在最后胜利的中华民族解放战争中贡献力量"。提案内容包括开办国医训练班，出版国医小丛书及刊物，呈请政府登记全边区国医及国药商店大量开采及炮制土产药材，国医研究会应与各卫生行政机关取得密切联系等。大会还通过了《陕甘宁边区国医研究会简章》，命名该会为陕甘宁边区国医研究会，规定了研究会宗旨为：

① 中共中央文献研究室中央档案馆.建党以来重要文献选编：1921-1949：第21册[M].北京：中央文献出版社，2011：583.

② 甘肃省社会科学院历史研究所.陕甘宁革命根据地史料选辑：第4辑[M].兰州：甘肃人民出版社，1985：291.

③ 佚名.陕甘宁边区国医代表大会闭幕国医研究会正式成立[J].新中华报，1940-06-14（3）.

"团结与提高边区国医人才，研究国医国药之改造，推广边区医药事业，裨益边区人民健康，使国医科学化，国药能代替西药，以克服抗战时期之困难。"①

研究会最高权力机关为边区国医代表大会，最高执行机关为边区国医研究会执行委员会或常委会。会员分个人与团体会员两种，个人会员入会时，须经该会会员介绍，常委会通过；团体会员入会时，须经常委会通过。个人会员每年交会费5角，团体会员每年会费至少3元。会议上选举了国医研究会执委，马鸿章当选为会长（亦称经理）。

1941年5月，陕甘宁边区政府第63次会议在关于卫生工作的决议中提出：

"加强对中医中药的研究，使中医、中药的优良部分逐渐科学化，以适应边区实际环境的需要，同时解除西医缺乏的困难。"②

1941年9月16日陕甘宁边区政府公布《国医国药奖励优待条例草案》，赋予国医研究会更多职能。内容如下：

"第一条　本条例依照边区施政纲领第十五条增进边区国医国药建设制定之。

"第二条　凡边区国医国药上设施其奖励与优待悉依照本条例处理。

"第三条　国医执行医疗业务者称医士，执行制药业务者称药师。

"第四条　医士、药师参加边区国医研究会得享受法律上赋与之权利。

"第五条　医士、药师执行业务者，由国医研究会审查登记，申请边区卫生处发给业务证书。

"第六条　国内外医士、药师愿在边区举办国医学校或制药厂者，边区政府得保护之，财力不足者补助之。

① 佚名.卢希谦，李忠全.陕甘宁边区医药卫生史稿[M].西安：陕西人民出版社，1994：525.
② 佚名.边区政府委员会议讨论卫生工作[J].解放日报，1941-05-30（2）.

"第七条 医士、药师愿脱离生产参加医疗机关或公营药厂工作者，享受技术人员之待遇，其家庭生活得按抗日军人家属优待之。

"第八条 医士自营药店或其他业务兼执行医业业务，热心社会卫生防疫工作者，当地政府得视具体情况减少或免除政府法定之义务负担。

"第九条 医士、药师在医药上有发明创作者，政府得奖励之。

"第十条 凡公私药店制造，膏丹丸散，须由领证医士、药师监制，其成品精良者，所在地政府得奖励之。

"第十一条 捐资兴办医药事业者，由当地政府呈请边区卫生处给奖。

"第十二条 奖励给予细则另订之。

"第十三条 本条例由民政厅呈准边区政府公布施行之。"①

1941年9月10—13日，国医研究会召开第二次代表会议，讨论了国医科学化，沟通中西医学，中西医团结，共同开展医药工作等问题。通过了一些发展医药卫生具体办法的提案，如国医训练班、出版卫生刊物和小册子，呈请政府推进农村医疗卫生保健事业，健全各县保健药社，加强分会组织，破除国医中过去之保守观念、不良习惯和倾向等。会上各会员代表还献出"祖传秘方"，如治夜盲眼、腹痛、心痛、花柳等病的特效方十多种。大会推荐李常春为会长，阎劲荣为副会长，毕光斗、范积德、宋尘寄、梁金生、欧阳竞等11人为常委。会员由开始时40余名，发展到208名，分会已有11处。闭幕会上，边区政府副主席高自立等出席并讲话，希望全边区的国医更加团结起来把中医中的宝贵遗产发扬光大，使国医科学化，发展边区医药卫生事业，并表示边区政府完全保护和帮助国医的工作。②

1941年11月，国医研究会召开第一次常务委员会，讨论制定1942年

---

① 陈明光.中国卫生法规史料选编：1912-1949.9[M].上海：上海医科大学出版社，1996：197.

② 佚名.国医研究会二次代表会议讨论国医科学化[J].解放日报（延安），1941-09-17（4）.

工作计划，包括在农村施种牛痘；成立研究室，收集边区人民生活习惯材料及病症研究，同时着重边区产药研究；设立图书室；组织国医门诊部等。1942年后，毕光斗任国医研究会会长，李常春为副会长，分会也发展到13个。研究会制定了1943年工作计划，包括建立中医院，及大批培养与教育新的国医干部等，并向边区政府提出建议说：

"延安为名医聚集地，遂有七八十至百余里远之人民，跋涉求治，困难异常，群众要求设立中医院。而下乡工作同志皆呼吁中医挽救人民健康。如此情形，证明国医对时代要求实落后太甚……

"发动全边区军民医生先在延安市建立中医院，然后在各分会建立分院。只有医院的建立，才能使中医科学化并集体研究。只有中医院，才能在实践中培养出新国医干部。也只有中医院，才能为更多的军民解决困难。

"发动军民办法：1. 由国医研究会及分会发动募捐；2. 发行七十万元健康奖券，推销全边区。

"请政府……尤以每年考试医生一事尤为重要。必须严格执行始能排斥二流子医生及庸医，以保障人命，并提高医生研究精神以求进步。"①

研究会希望在延安建设中医院，并由研究会负责领导，作为边区军民合创的机构，并提出募捐、发行健康奖券等筹款方法。另外研究会还呈请重新颁布《国医国药奖惩条例（草案）》，以强调重整医风和考试医生事项。新的《国医国药奖惩条例（草案）》如下：

"第一条　为改进国医国药，保障人民健康，特根据一九四一年所颁布之条例重新颁布本条例。

"第二条　凡边区国医国药上之奖惩，悉依本条例办理。

"第三条　为取缔巫神、二流子医生及鼓励国医研究精神，特规定

---

① 陕西省档案馆，陕西省社会科学院.陕甘宁边区政府文件选编：第7辑[M].西安：陕西人民教育出版社，2015：119-120.

国医考试条例（详见国医考试条例）。

"第四条　凡参加边区国医研究会之执行业务医生，得由政府斟酌减免其救国公粮等负担。

"第五条　医士自营药铺有热心社会卫生及防疫工作者，当地政府得奖励之。

"第六条　医士药师有创造灵效药方及著作者，得由政府奖励之。

"第七条　国内外医士药师愿在边区举办国医学校、制药厂及其他有关国医事业者，政府得辅助之。

"第八条　为尊重医生处方，保障人民生命，特制定各国药铺不得违犯下列事件：

"（一）不得卖假药，或有顶替冒充；

"（二）取药分量不得私自减少；

"（三）取药负责，不得检错或遗漏。

"第九条　凡药铺须严格遵守第八条各项，如有违犯第八条，经人第一次告发者，得受警告，第二次被告发者，除严重警告外兼处罚金。公营商店受加倍处罚，第三次被人告发者，除处罚金外暂停止其营业；如屡告不改者，得由公安局封闭之。

"第十条　凡有国药铺泡制精良，货真价实，并遵守第八条各项者，当地政府得奖励之。"[1]

研究会还计划设立函授学校，以培养新国医干部，由毕光斗任校长。研究会聘请李鼎铭为名誉主席，以领导研究会工作之推行，聘请靳希贤为兽医顾问。国医研究会还经常派人参加保健药社、卫生合作社的门诊工作，每周进行一次学术交流活动。

---

[1]　陈明光.中国卫生法规史料选编：1912-1949.9[M].上海：上海医科大学出版社，1996：203.

### （三）开展中西医合作

毛泽东在延安大学开学典礼上提出"两种医生要合作"后，中西医合作运动在许多方面均加以实施，并且取得了一定的成效。

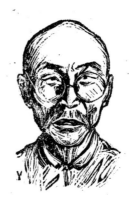

毕光斗画像

#### 1. 各地的中西医合作实践

在中西医疗合作方面，1944年定边县城区发生白喉症，短时间内，死亡儿童19人。5月9日，定边县28名中西医生召开座谈会，研究出一些中、西兼施的治疗良方，并成立中西医药研究会。据总结称：

"大家一致认为今天中西医必须合作，才能增强医药工作力量。当时，西医首先进行了自我批评，认为过去西医看不起中医是错误的，接着中医也表示对过去不愿意和西医接近是不对的。开明的中医高丹如先生曾经游历北平、江浙和四川一带，看过许多西医治病方法。苗植庵、崔岳瑞也都阅过西医书籍，他们发表了中西医药各有特长的意见，并对西医提出了一点批评。大家开诚相见，打破隔阂，于是提出组织中西医药研究会，一切医生和药铺人员，都自愿参加，建立了中西医合作的关系。推选中医苗植庵、高丹如、魏俊义，外科刘宽瑞，西医王照新、侯东海，兽医蓝凤鸣、苏富秦，接生婆秦老太太，药铺张善等10人为委员，高丹如为会长，王照新为副会长。"

研究会成立后实施了以下做法：

"实行开病案制度。……于每月或半月开研究会时，每人都须带病案记录本，由苗植庵、高丹如先生检查并负责批注，有不适合的提出研究，治好病的典型例子也提出来大家学习。这种制度的建立，一方面对病人的疾病医治有了保证，同时又提高了医生的医术。

"中西医会诊。遇急难病症，举行中西医会诊。如城区北乡有一斑疹伤寒病人，开始由中医会诊，后又请卫生部西医参加诊治。崔岳瑞在黄沙窝医治一黄疸病病人，后又请苗先生去会诊才治好。还有卫生部的小儿科有一热性病，因诊断不明，又请苗、高两位先生会诊治好。……中西医合作医疗组共同下乡诊病。大家集思广益，慎重诊治病人，取长弃短，互相帮助，这只有在新民主主义的社会中，才能有这种合作互助的精神。

"培养医务干部。研究会派了几个刚学医的小先生和一些医术较弱的医生，如魏俊义和张善等，给群众看些轻病症。研究会对他们采取了帮助和培养的办法，他们出去看的病症、病案和处方，都先交给高丹如先生批阅，有时由高先生教给他应下的医方。如遇重病，就由有经验的医生去帮助诊治，或会诊。"

定边的中西医药研究会组织较好，成立以来不到5个月已经开过十多次会，"最初，西医和中医互相间尚有互相观望和互相挑剔的心理，但在合作过程中，大家能进行自我批评，因此逐渐打破了互相间的隔阂，大家能亲密的合作，工作有显著的进展"①，会长高丹如献出经验丹方30多种，名医苗植庵准备就几十年行医经验，编写成书。

在延县，1944年7月召开了中西医生会议，李鼎铭、李常春等均出席作报告。会上决定成立医学研究会，"以改进中医，提高治病技术，抛弃迷信部份，学习西医，研究科学的治病方法等为目的"，推选西医黄策、李树槐，中医张振华、郭月胜等7人为委员，曹扶为主任。研究会计划两月开会一次，聚谈民间疾病概况，研究医术。②延安西区区署也于1944年8月27日召开各机关中西医务工作者座谈会，"会谈结果决定成立西区中西医学研究会，以裴庄卫生合作社为中心，团结农村医生及所有稍具医药常识者，研究防疫及治疗问题。定每星期日为交换经验业务学习日，公推枣园周毅胜医生为组长"③。

此外，还有许多合作的范例，如绥德中西医合作治愈临危病人；安

---

① 刘漠冰，云凤记.三边分区中西医药研究会[N].解放日报，1944-10-18（1）.

② 佚名.延县中西医集议成立研究会改进中医[N].解放日报，1944-08-11.

③ 佚名.延市西区成立中西医研究会[N].解放日报，1944-09-08.

塞中西医共同合作研究合作治病的办法等。

2. 多渠道的宣传与发动

1941年11月，中央卫生处在《解放日报》开辟"卫生副刊"宣传专栏，由李志中任主编，仅1942年就出刊23期，及时提出与回答每一时期的卫生问题及防病常识。中共中央副秘书长李富春为"卫生副刊"撰写《发刊词》，深刻阐述了开展卫生工作、增进军民健康的重要意义。1944年，该刊聘请李鼎铭为编委顾问，并吸收联防军卫生部、边区卫生处及中医各1人为编委。该刊发表了不少关于中西医合作方面的文章，起到了很好的宣传推动作用。如1944年7月，边区政府副主席、国医研究会名誉主席李鼎铭在接受《解放日报》专访时，就中西医合作谈话。报道说：

"关于中西医合作问题，李副主席首谓这是在外边斗争得异常激烈的一个问题，因为大家都是为着一个真理而工作，那就是为人民服务，只要能彼此打开大门，西医不轻视国医的非科学，国医莫自持几千年丰富经验妄自尊大，而能互相尊重，互相学习，做到密切合作，是有前途的。'过去曾有主张中西医分工治病，外科由西医治，内科由中医治，但老实说中医在内科方面是不能完全胜任的，另外也会有人主张国医可介绍药品给西医，西医也可以告诉国医一些生理卫生等科学知识，我认为这些是很好的，也是必要的，但由于中西医的根本讲究不同，因而药品能用的地方也就不多。最好的办法还是大家在一起，各献所长，每遇病症，中医能治的中医治，西医能治的西医治。但要完全化除成见、消除隔阂，做到诚心诚意的合作，却也不是一个短时期的工作，为此，两方面都必须多求接近机会，互相谅解，把各自的经验、技术毫无保留开诚布公地讲出来。'至此李副主席特别批评国医的宗派和保守观点，并表示自己愿首先以身作则，将数十年积累之行医经验，及所有医药良方，全部贡献出来，以号召所有国医立即纠正保守观点，并虚心向西医学习科学。最后，关于国医的改良问题，李副主席谓：'目前应从三方面着手，即：（一）整理复杂的医书，研究过去的经验，而加以适当的选辑，以供国医及其后学者学习。（二）增加国医的治疗设备和对病人的保养调理工作，采用西医的护士制度。（三）研究和提炼中药，炮制各种特效的丸散膏丹，以提高国药的功效。'"①

9月底，边区另一位著名中医裴慈云在《解放日报》发表题为《中西医合作的几个问题》的文章，不仅从学术上讨论了中西医互相学习的办法，还提出几点建议：①组织定期或不定期的中西医公开的学术研究会议；②实行中西医会诊；③各门诊部添设中医，药店兼设西医、西药；④各地国医研究会或医务机关可请有名的中西医生作报告；⑤组织中医到医院去参观。②

此外，1944年的延安卫生展览会，也把中西医合作作为重要内容。延安卫生展览会于1944年7月17日在延安杨家岭大礼堂开幕，毛泽东为展览会题词："为全体军民服务"。各类展品中反映了中西医合作的特色，如有各个主要医院诊治情况的统计、自制的医药器材等，"占边区药产三分之一的80多种中药也被陈列在这里，本市西区老百姓为了创办卫生合作社，自己发动所采集的药材被单独地摆列出来，还有李长春等许多名中医，根据自己历年的经验所开的数十种特效的中医药方"③，展览会闭幕后，又流动到各地巡展。在延安大学展览时，还附设中西医务所，为群众治病，"会中中西医共治病一千九百八十二

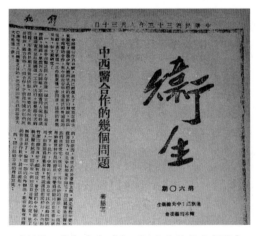

《解放日报》发表《中西医合作的几个问题》

---

① 李鼎铭.文集·纪念·传略[M].北京：中共中央党校出版社，1991：32.
② 裴慈云.中西医合作的几个问题[N].解放日报，1944-09-30（4）.
③ 张铁夫.医务界的创作：记延市卫生展览会[N].解放日报，1944-07-23（2）.

人，其中老百姓占一千二百三十三人，中医治的六百二十三人，西医治的一千三百五十九人……中医研究会之十二位老先生，义务为群众治病。裴慈云医生一月来放下自己生意，参加展览会工作。魏老先生带病为群众治病，且每日必按时到会场。毕光斗先生也忙碌终日，曾有一天开了五十个处方。前老神官郭绥业特从柳林赶来参加展览会工作，热心可佩"[①]。徐特立参观展览后也专门撰文，提出一些建议：

"我以为今后展览会要加上病人滋养一类的材料，把它陈列在药方的首位……药物类所谓补药，并非常食品，而是治病的物质，症与药相合则为补，症与药不相合则有害。中国许多富人乱吃补药而成药病者数不在少。所以中国名医并不提倡补剂，而曰不药当中医。

"边区物质缺乏，代用品的发现和发明，无论如何微小，都值得赞扬。许多自己制的药品原料，取自边区，有些还是未经西医普遍采用的中药。在物质困难条件下，许多医药问题摆在面前不能解决，因此一切小的发现或发明，不应过低估计其价值。"

他进而提出有关中西医关系的意见说：

"由于西药的缺乏，和西医的人数太少，而人类的先天体质还有民族和地方的习惯性，因此中医和中药，就有他必然存在的条件。此次展览会中西医药都有展览的材料，中药的种类和分量特别多，而且是边区的产物，有许多中药已被西医采用……中医对于病理的理论，就没有科学的根据，而为西医所讪笑。但是中药为中医的经验试用有效，尚未被西医采用的还很多。四十年前我的老婆患乳结核一年，大于鸡蛋，服草药一种，名七叶一枝花，中医也很少人知道这药，竟治好了……中医几千年来的经验，还有不少的贡献。我认为西医有读中医的医案的必要。张仲景的处方，有研究的必要。经过中医的经验，去发现新的药物。中西医合作，以解决目前的困难问题，并创造新的药物。"[②]

---

① 佚名.卫生展览会结束参观者达万余人[N].解放日报，1944-08-11（2）.
② 徐特立.卫生展览会的重要意义[N].解放日报，1944-08-13（4）.

此次展览会也吸引了不少中医前来参观，了解西医的知识。报道认为：

"关于中西医合作，在这次展览会上也表现出一个很好的范例。做到了破除成见，交换技术，互相商量，公开药方。西医难治的病介绍给中医，中医也如此。裴医生治关节炎时，和西医一起研究，互相学习，某些药品如麻樟丸、壮尔神等，可以中西两用，因此也可通过它来促进中西医合作。"①

3. 边区文教工作者会议的总结和组织

1944年10月11日到11月16日，陕甘宁边区召开文教工作者大会。会议前期，卫生组讨论了中西医合作问题，10月16日下午，李鼎铭参加讨论时，号召中医公开各自的秘方，由政府汇集付印。中医马汝林当即将两本秘方交出，其他医生也先后讲出了自己特有的经验和秘方②。

会议还组织了连续两天的中、西、兽医座谈会，讨论中西医合作问题。到会者除文教大会的全体医药界代表外，还有延安各医务机关负责同志及全体中西医生共近百人，包括国际友人阿洛夫、马海德、傅莱、米勒四位医生。刘景范厅长报告说，据不完全统计，边区各地有1 074个中医，54个兽医，390个中药医，在边区成为医务界的主要力量。三边驻军卫生部长王照新报告了该分区中西医药研究的经验。傅莱报告了晋察冀边区中西医合作的情况，"用许多具体事实说明了中西医合作的必要与可能，指出中西医合作应是长期的，不仅仅是暂时的办法"③，他还提议在延安成立研究会或训练班，并逐渐统一中西医药名词，以便中西医相互研究。

李富春主持会议并发表讲话指出：

"普及和提高医疗工作，这又包括如何帮助中医整理其经验，使之

---

① 佚名.卫生展览会结束参观者达万余人[N].解放日报,1944-08-11（2）.
② 佚名.李副主席号召中医公开秘方[N].解放日报,1944-10-18（1）.
③ 佚名.进一步推动中西医合作,边区中西兽医座谈两天,李富春同志要求作到中医科学化西医中国化[N].大众日报,1944-11-11（2）.

科学化，能以现代科学知识为基础；及如何丰富西医经验，使之中国化（能吸收中国医疗成果）的两个问题。中西医合作团结与改造中医以共同进行卫生建设的方针，不仅适用于边区与现在，而且适用于全国与将来，从不断发展中做到中国全部医药卫生工作的科学化中国化，才是毛主席号召的中西医合作统一战线的最后成功。"①

李富春认为，中西医"双方应打破门户之见，西医在合作中应负主要责任，要帮助、研究与提高中医，并充实提高自己，自己直接动手为群众服务，以取得经验，还要帮助培养边区西医人材，用科学方法解决边区的医疗问题"，又提出：

"（一）成立延安中西医药研究会，吸收中、西、兽医参加，经此会推动产生全边区医药联合会，该会进行医理、药理之研究工作，并成为边区群众医疗技术之领导机关。中央总卫生处所编之《解放日报》卫生副刊可改为该会之会刊。

"（二）解决医生问题，以县为单位训练中医（先在延安试办），提倡医生带徒弟，各地名医生生活困难，由政府帮助解决……

"（三）解决药材问题，改良中药铺之营业性质，公营中药铺应以服务为主，以影响全边区私人中药铺。中药铺并应研究制药的办法，大量提倡挖药和栽药。关于西药之制造，由边府帮助扩大留司之制药厂，同时提倡中西医研究发展外来中西药的代用品。"②

会上，当即推刘景范、苏井观、傅连暲、毕光斗、李治、陈凌风、裴慈云7人组织延安中西医研究会筹备委员会。

1944年11月，陕甘宁边区二届二次参议会上，李鼎铭作《关于文教工作的方向》的报告中说：

"帮助、研究、改造中医中药。对一切中医，劝其公开秘方与经

---

① 佚名.中西医合作与改造中医是卫生建设的基本方针—李富春同志在座谈会上的发言[N].大众日报，1944-11-11（2）.

② 佚名.文教会上中西兽医座谈积极合作为群众服务[N].解放日报，1944-11-04（1）.

验，劝他们努力学习科学、改进自己的业务。扩大医大的边区名额外，还须开办中医训练班，护士、司药训练班，增设各级学校的卫生课程。进行崔岳瑞运动，在群众自觉基础上改造巫神与破除迷信。"①

二届二次参议会批准了文教大会通过的《关于开展群众卫生医药工作的决议》，其中对于中西医的问题提出：

"边区现在只有部队、机关中有西医，农村中只有中医，好坏合计约有一千人；药品也是中医多而西医少，此外就都是巫神的势力范围。因此，必须动员一切部队、机关中的西医，除为部队、机关服务外，兼为群众服务，尽量给老百姓看病或住院，并于必要时组织巡回医疗队下乡。必须动员和帮助一切中医和一切药铺认真为群众服务。西医应主动与中医亲密合作，用科学方法研究中医，帮助中医科学化，共同反对疾病死亡和改造巫神。中医应努力学习科学与学习西医，公开自己的秘方和经验，技术好的医生尤应帮助、教育技术差的医生进步。必须有计划的研究、培植、采挖和制造边区土药及制造其它外来中西药的代用品，在可能条件下组织群众的医药合作。对于热心为群众服务，著有劳绩，或有新创造的医药工作者或卫生医药组织，应该予以充分尊重和表扬，他们的经验应该予以推广，对于工作中有缺点者，应予批评，以求改进。应该大量培养卫生医药人才，扩大医科大学的边区名额，开办全边区与各分区的中医训练班、助产训练班与司药训练班，各分区中学应授卫生医药常识课，并提倡医生和各种医药工作者多带徒弟，以解决边区医药干部的巨大需要。"②

4. 中西医药研究会的发展

1945年3月，中西医药研究会总会在延安正式成立。边区政府林伯渠主席出席成立大会并致辞，他指出：

---

① 陕西省档案馆，陕西省社会科学院.陕甘宁边区政府文件选编：第9辑[M].西安：陕西人民教育出版社，2015：87.

② 佚名.关于开展群众卫生医药工作的决议[N].解放日报，1945-01-08.

"边区中西医药研究会的成立，是毛主席文教统一战线政策及去年边区文教会关于中西医合作方针之具体实现。……为了更有效的为边区人民服务，必须集中中、西、兽医及药务各方面力量，以消灭边区人民的疾病和死亡，救人救畜，达到边区人民的人财两旺。同时中西医合作之后可以交流经验，使中医的经验与西医的科学方法相结合，而能创造新的医理和医术，对中国将来的医药建设亦有重大意义。"[1]

会中讨论和通过了中西医药研究会组织简章，并通过执委及常委名单，以李鼎铭、刘景范、傅连暲、苏井观、鲁之俊、王治邦、李治、李志中、陈凌风、毕光斗、李常春、裴慈云、匡云鹏13人为常务委员，推选李鼎铭、刘景范为正、副会长。并决定聘请国际友人傅莱、阿洛夫、米勒、山田、方禹镛为该会顾问。《陕甘宁边区中西医药研究会暂定组织简章》报边区政府批准后公布。简章提出：

"本会以团结与提高边区中西医药（包括兽医）人员、助产人员、卫生人员，实行中西医药长期合作，协助政府推广边区卫生医药事业，为人民服务为目的。

"边区设总会，各分区设分会，各县必要时成立支会。

"凡边区内之公立卫生医药机关团体之中西医生（包括兽医）司药、护士、制药技师、助产人员、医学教员、有关卫生医药之生物化学专门人才及其他卫生人员，由本会总、分、支会分别登记，均为本会之当然会员。边区内其他私立之卫生医药团体及该团体之中、西医药人员（包括兽医）以及群众中之医药人员，不论团体或个人，凡自愿参加本会者均可向驻在地之总、分、支会分别报名登记，经该会审查合格得为本会之团体会员或个人会员。

"本会总、分、支会之经常工作如下：

"（1）组织会员互相合作，交换经验，提高技术，教育会员为边区人民服务。

① 佚名.边区中西医药研究总会成立[N].解放日报，1945-03-15.

"（2）进行卫生医药之调查研究，举行中西医药合作座谈会，协助政府普及卫生教育，开展人畜卫生运动及改进医疗工作。

"（3）举行特殊病例研究会、医药问题报告，融合中西医药之特长，提高边区医术。

"（4）征集研究切合边区地方人畜需要之药方，并介绍推广之。

"（5）出版卫生医药刊物，推广卫生宣传教育。

"（6）协助卫生行政机关，组织医疗队下乡为群众服务。

"（7）协助卫生行政机关，设计办理中西医药训练班，培养医务人才。

"（8）协助卫生行政机关，指导及组织采挖制造土产药材，种植药物及研究制造药品等。

"（9）受政府委托登记各地中西医药人员（包括兽医）、助产人员及检验中西药品之质量及其应用。

"（10）总会对分会，分会对支会，进行经常的联系指导工作。"①

1945年3月22日中西医药研究总会举行首次常委会，决定将会址设在延安市南关保健药社总社。同时鉴于鄜县、子长、延安等县发生疫病，会上决定组织医疗队下乡，"由中央卫生处、联防卫生处、边区卫生署各组织一队，每队要有内外科西医各一人、中医一人……各队的西医西药，由各单位负责，中医在延市各公家药店中抽出，或由医疗队所到地的中医配备"，同时要求"延市组织下乡中医，出发前尚须开会研究疫病（例如吐黄水病）。医疗队在乡工作时间，定为二个月，回来总结经验"②。

文教大会通过的《关于开展群众卫生医药工作的决议》和中西医药研究总会成立产生了良好的影响。1944年4月《解放日报》社论指出：

"在医药界，则由于执行了毛主席文教工作统一战线的指示，中

---

① 陕西卫生志编纂委员会办公室.陕甘宁边区医药卫生史稿[M].西安：陕西人民出版社，1994：307-310.

② 佚名.边区中西医药研究会总会组织医疗队下乡[N].解放日报，1945-03-27.

西医务工作者团结起来了。边区中西医药研究会的成立，和中西医共同组织医疗队下乡，即其明证。许多医务工作者为群众服务的精神尤堪嘉许，不少著名的医生，甚至五六十岁的中医先生，皆自带药品，徒步奔走，为群众治病，和帮助开展卫生工作，受到群众的欢迎。

　　"开展卫生医药运动的先决条件，是依靠医药界的团结。因此，边区中西医药研究会的成立是一件值得庆幸的事。希望各地的分会与支会，在可能条件下也认真的组织起来，真正的做到中、西、兽医互相合作。某些地方，医药界内部的团结还不够亲密，尚有互相轻视的宗派现象。必须使中西医药工作（者）认识互相团结的重要意义，为了替边区人民服务，必须团结所有的力量。全边区有一千多中医散居农村，成为群众中的主要医药力量，他们有不少宝贵经验，西医应团结他们，向他们学习，并很好的帮助他们。西医具备科学的医疗方法，中医也应向他们学习。边区西药缺乏，还应该团结各种采药制药人材，发展中药或炮制西药代用品。"①

　　1945年5月10日，陕甘宁边区政府办公厅发出《关于各专署县（市）政府催动成立中西医药研究会的通知》，要求各地对章程"详细讨论，多加倡导，依据当地具体情形和条件，必要时应即成立分会或支会，以期推进医药卫生工作"②。先后成立的有关中分会、三边分会及靖边、延安县等支会。

　　中西医药研究会成立后开展各项工作，取得了显著的成效。如三边分会的一些事例：

　　"西医帮助中医使用体温表，张生望用的最早，现在已经有七、八个中医使用了。他们这样说：'高热低热不易区别，会使用这个东西，比捉脉准确多了。'

①　佚名.继续开展医药卫生运动[N].解放日报，1945-04-24（1）.
②　《红色档案——延安时期文献档案汇编》编委会.陕甘宁边区政府文件选编：第9卷[M].西安：陕西人民出版社，2013：117.

　　"公开秘方，虽然到现在还有部分医生有些保守，但半年来已公开了三百多个，有些在三边报上发表了……

　　"中西医会诊，也是互相学习、交换经验的好机会。去年九月间，苗植庵先生尿血（膀胱炎），很厉害，吃了很多中药无效，自己感到性命难保，后经西医罗克等同志，给吃药、打针，结果把病治好了。

　　"医不叩门的说法取消了。医生下乡，去年除有组织的中西医十余人下乡一次外，另有很多中医自愿到乡间和友区看病。如王心田、张生望、苗子信等。"①

　　5. 中西医合作的成果

　　受中西医合作精神的影响，延安一些西医主动学习中医。其中朱琏和鲁之俊均向老中医任作田学习针灸，取得了突出的成果。

　　任作田（1886—1950）是辽宁辽阳人。年轻时考入省警察所，不久患重病，得基督教徒、针灸医生姜文远治愈，于是拜姜文远为师，并成为教徒，在家乡行医兼传道，后担任一些公职。1923年，他到哈尔滨基督教青年会任工事。1931年九一八事变后，任作田组织一支救护队，配合哈尔滨市医院、陆军医院，为600多名抗日负伤官兵进行治疗，哈尔滨陷落后仍继续照料，并将康复者暗中遣送回原部队。后赴驻扎在博克图的苏炳文（东北军哈满路护路司令兼第二旅旅长）部，参加抗日民众救国军。1932年马占山领导进攻哈尔滨失败，至年底被迫退至苏联境内。任作田也在部队中，后来被推举为抗日民众归国团委员长，率1 500多人经海参崴回国。1935年同数百青年男女到绥远安北县垦荒，收容安抚东北抗日逃亡志士。七七事变后，任作田被推举为协助妇孺避难委员会主任委员，领着垦区妇孺到陕西绥德安置，并介绍积极分子到延安，他的儿子任进之是共产党员，在延安工作。1940年，任作田也来到延安。1941年，任作田向保安处周兴处长提出创设针灸疗病所的请求，获得同意。于是借来马家湾一个空置窑洞作门诊，于4月1日开诊，任进之

---

① 王照新.三边中西医药研究会的工作[N].解放日报，1945-03-12.

也来学习和协助治疗。后来由于病人增多，门诊迁到七里铺新打的四孔窑洞。开办不到两年半，治疗病人达2 500多人，治疗次数13 000多次，80%均获痊愈，其中不少是慢性重病久治未愈者。[①]他的医术受到董必武、林伯渠、李富春等领导人的高度评价。1944年，他参加边区文教大会，讨论中表示愿意带头公开医技，毛泽东对他给予较高的评价。会上当场就有几个西医报名学习，其中包括鲁之俊和朱琏。任作田后来还举办了几次针灸培训班。1947年任作田总结数十年针刺手法经验，撰写《针术》一文，阐述针刺手法要领，包括"八法"与"十术"。后又由其三子任守中整理，发表在1959年《中医杂志》上。

鲁之俊（1911—1999），江西新城（今黎川）人。1933年毕业于北平陆军军医学校。1939年赴延安参加革命，专长外科，任延安白求恩国际和平医院院长兼外科主任，兼中国医科大学教授。据其夫人回忆，1943年毛泽东患肩周炎，鲁之俊为其注射进口药物，仅稍有好转。

"两三天后，鲁之俊去查看毛主席的病势。他走进窑洞时，见主席正在伏案疾书。主席见鲁后笑着说，我的臂膀完全好了，活动起来也不痛了。他说着站起来，上下左右地挥动着两臂说，你看，好了嘛。找来一个针灸医生扎了两次就好了。毛主席还问，你会不会针灸？鲁连连回答，不会，不会，一点也不会。主席点燃一支烟说道：'几棵银针扎进去，几撮香艾点起来，就能治病，是个好东西哩。'见毛主席已痊愈，鲁之俊如释重负，但他难以相信针灸能有如此快速的疗效，心想可能还是注射的药物和适当的锻炼起了作用。因此，他并未看重此事，竟连这位针灸医生的姓名都没问。"[②]

此次报名之后，因工作繁忙，鲁之俊仍没有开始学习，一次有位住院很久的面部神经麻痹的病人，经同意到院外针灸治疗，几天后就好

---

① 任作田.我的自传[M]//北京市政协文史资料委员会.北京文史资料：第71辑.北京：北京出版社，2006：69.

② 汪丝益，鲁崎唔.鲁之俊与针灸[J].中国针灸，2006（11）：809-813.

了，鲁之俊下定决心，多次去离医院20里路远的任作田诊所处学习。他不断学习，并在白求恩医院门诊和病房中加以应用，对80例患者进行临床观察，初步取得良好疗效，1945年由《解放日报》加以报道①。不久，他亲自撰写《针灸治疗的初步研究》一文，指出对于针灸，研究的人很少，"特别是我们医务人员，以前根本瞧不起它，认为这是落后的封建产物，迷信，没有科学价值……但是扎针能治病却是真的，因此我们要好好的研究，把那些不合理的、迷信的部分去掉，能治病的、合理的方法加以研究和发展，在医学上增加新的治疗法"。他还结合苏联医学的研究，从"神经病理"的角度对针灸原理进行解释，并介绍对63名病人的治疗统计结果，指出：

"经治疗的病人都是些较长期的慢性病，如各种风湿性关节痛、胃炎等，都在一年以上，甚至五年或更久。在现在医学中，对此还没有更好的治疗法，而针灸则较有效，特别是在我们所处的西北高原，此种病很多，过去我们曾是感到很大的困难。"②

他尤其列举出颜面神经麻痹、三叉神经痛、神经性胃痛、盗汗等疑难病例的良好效果，并在文后特别向任作田医师致敬。1945年7月，陕甘宁边区政府授予任作田、鲁之俊"中西医合作模范医生"称号。

朱琏（1909—1978），字景雯，江苏溧阳人。她18岁学习西医，1935年加入中国共产党，1936年3月，根据党的指示，朱琏在石家庄西横街爱华里1号开设了"朱琏诊所"，作为党的秘密活动地点。1937年9月，朱琏按照上级党组织的决定，离开石家庄西去太行山革命根据地工作，任八路军129师卫生部副部长兼野战医院院长。1939年赴延安，任中国医科大学副校长。在边区中西医座谈会上听了任作田有关针灸治病的经验介绍，产生了兴趣，但报名后因各种原因并未前去学习。后来看到鲁之俊应用后的惊人效果，在1945年4月她首先尝试用针灸治疗自己的坐

① 佚名.和平医院鲁之俊同志用科学方法研究针灸[N].解放日报，1945-06-26.
② 鲁之俊.针灸治疗的初步研究[N].解放日报，1945-07-19.

骨神经痛，也取得立竿见影的效果。此后朱琏不断研究。1945年5月她与鲁之俊一起治疗一位严重湿疹患者，用药内服外治均无效，患者要求试用针灸。试先针后灸后，患者大为改善。他们以任作田的经验为基础，探索继续治疗的方法使患者痊愈。朱琏记载：

"对进一步的治疗也无经验。当时我们唯一的参考书，即鲁之俊同志从老中医任作田老师处抄录来的《针灸疗法主治》的手抄本……根据这些方法结合患者情况，随后我们能针的穴位就针，不能针的穴位就改用灸，另取其他穴入针……开始一个星期，每天都可见已针灸的患部成片好转，后几天全身湿疹都出现结痂脱屑的现象，未针灸部位的湿疹也逐渐消退，最后痊愈。"[①]

鲁之俊和朱琏后来都成为杰出的针灸医家。

### （四）成立医药合作社和卫生合作社

1939年《关于开展卫生保健工作的决议》提出设立医药合作社。1939年延安市南区合作社中就有医药合作社。该社创办于1940年，负责人为刘建章。他与一位中医兼阴阳的董先生合伙开办医药社，并说服教育董先生以行医治病为主，反对阴阳巫神。董先生有时受群众之请不得已操办风水法事时，将群众的礼金算作股金交到社里。该社的医疗业务不断发展，1944年头5个月就治疗了1 000多人。1944年社中增加了兽医，人兽兼治。医生下乡治病时，兼收买土药，1942收了二三十斤，1943年增至380斤。[②]

各地保健药社建设的同时，有的地方也有建立医药合作社。如志丹三区虽有保健药社，但没有发挥作用。于是1943年8月三区合作社创办了医药合作社，由中医周岐山负责，资金7万元。随着业务的发展，把该区的保健药社也合并进来。周岐山原籍陕西宜君，医疗水平很高。他在医

---

① 朱琏.新针灸学[M].南宁：广西人民出版社，1980：245.
② 陕甘宁边区政府办公厅.医药卫生的模范[M].延安：陕甘宁边区政府办公厅，1944：92-94.

药合作社经常下乡送诊，救治重病人。为了解决药材的困难，他带合作社人员到山中采药，"几经辛苦，方觅得七八十种，采集了党参、生地、五味子等六十多斤"；又注意培养徒弟，"平时他经常教授社内人员以诊脉等医疗

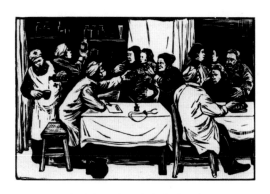

延安时期反映卫生合作社的木刻
（彦涵作，1944年）

常识，在他教育下，现该社郝林瑞亦能出诊小病了"①。

1944年5月25日边区成立了第一个民办公助的卫生合作社。起因是当年时疫流行，人与牲畜均死亡不少，一些病人请巫医反而受害。市政府紧急组织中西医生组成医疗队下乡治疗。群众希望有一种更方便的医疗组织，写信给市政府和合作社。于是市抗联和南区公署共同邀请代表，到市商会举行会议，筹备成立卫生合作社。1944年5月7日的筹备会上当场就集股了88.2万元，后来大家纷纷参与，群众的股金就有177万元，大众合作社和保健药社各投资100万元。开幕会议上由商会会长王克温报告说：

"卫生合作社的草创全是基于群众的现实要求，特别是妇女，不孕和生育后有疾病的现象很多，婴儿死亡率也很大，因此对于医药卫生感到迫切需要解决。经筹备多日后，现已集股429万元，现有中医崔大成，西医邵达，只有看护1人，司药2人，最近可由边区医院派来1位助产士。在开幕期间，并聘有毕光斗、马鸿璋等名医竟日为群众治病。药材方面，中药有800多种，丸散四五十种，西医和器械则较少，现正设法购置中。卫生合作社现已设立起门市部，后面有诊断室。惟因系初创，

---

① 陕甘宁边区政府办公厅.医药卫生的模范[M].延安：陕甘宁边区政府办公厅，1944：72-73.

地方尚不敷用，现正赶筹房屋五间，将来中西医诊疗室可分开，以便利群众。"①

这个卫生合作社取名为"大众卫生合作社"，横匾上另一行名字是"中西医联合诊疗所"，王克温为主任。除了钱外，社员还有以下入股方式：实物入股（包括筛药的箩、药罐子、切药刀等）、人工入股（如刻印、印刷等）、药品入股等。社员有如下权利：

"一、社员得享受特别诊疗疾病之权利；二、社员买药给以九折优待，赤贫的社员，可酌量给以赊账或免费；三、社员如患重病不能前往门诊者，该社医生当按聘请时间之先后予以出诊；四、社员如需住院者，该社负责介绍。"②

中医除常驻的崔大成外，还请国医研究会毕光斗等七位名医轮流来施诊。在社中出诊的西医邵达原是边区医院的内科主任。"病稍重的，由几个医生会诊。中医常以手脉经验及自身所用'单方'告诉西医（如用蒲公英治无名肿毒等），西医则教中医使用听诊器，及讲解生理卫生常识，实行切磋互助"③。

这种民办公助的卫生合作社得到肯定，1944年7月7日《陕甘宁边区合作社联席会决议》中提出八项任务，其中第5项为：

"每区一个医药社。学习延安市大众卫生合作社的办法，不管中医西医，不管人医兽医，大家合作，为民服务。集中中医，传授西医，医治人疾，医治兽病，减轻人和牲口的死亡率，实现人财两旺。"④

截至1944年底，边区建立起医药合作社51个。仅靖边合作社就开办了4处，"如县镇靖区总社刘汉明同志，自延安开会回来，工作信心非常

---

① 佚名.延安市卫生合作社开幕[N].解放日报，1944-05-25.
② 林间.救人的合作－延市大众合作社介绍[N].解放日报，1944-06-01.
③ 陕甘宁边区政府办公厅.医药卫生的模范[M].延安：陕甘宁边区政府办公厅，1944：62.
④ 陕西省档案馆，陕西省社会科学院.陕甘宁边区政府文件选编：第8辑[M].西安：陕西人民教育出版社，2015：276.

高，他创办了1个中西药社，聘请了当地名医宋丁等3人，骑兵旅西医2人，专为农民治病，现在每天从周围三五十里跑来治病的人很多"①。

1945年6月26日，延安卫生合作社召开第一次会员代表大会，报告成立一年多，共诊治22 733人次，急救233人，接生33次，其中免费治疗者380人。

### （五）开展崔岳瑞运动

陕甘宁边区注重表彰劳动模范，发挥榜样作用。如1944年获表扬的模范医生中就有毕光斗、李常春等中医。而在1944年11月陕甘宁边区文教代表大会上，中医崔岳瑞被评为特等模范文教英雄，大会通过的《关于开展群众卫生医药工作的决议》中，号召全边区人民："随着卫生运动的开展，应该在各地推行崔岳瑞运动，抓紧适当的时机（如巫神的敲诈害命、医生的治病救人的事实），唤起群众自觉的反巫神运动与巫神坦白运动。"②

崔岳瑞（1896—1965），字跃坤，陕西定边人，少年时读过两年私塾。他21岁时，嫂嫂患了"脚漏病"，先后请来了"李神官""温神官"等巫医治了近3年，结果人死财尽。于是崔岳瑞决心学医，后在村里和附近行医，并专与阴阳先生和巫神作对。1934和1935年，当地流行"小儿惊风"，乡俗迷信是"夜魅子"作祟，请巫神用清油炸盐往患病的孩子身上乱撒、乱打，均无效果。而崔岳瑞用针灸为孩子治疗，痊愈数十名，"夜魅子"的迷信也随之销声匿迹了。类似事迹很多。《解放日报》报道说：

"根据崔岳瑞的经验，用实际事实教育群众，反对迷信是一个最好的办法，医治好了一个人，首先这个人不再信鬼神，然后又影响到全家人不迷信，一家又影响一村，就这样他看好了不少的病人，这些病人几

---

① 佚名.靖边县合作社开设药社发展生产[N].解放日报，1944-10-30.
② 陕西省档案馆，陕西省社会科学院.陕甘宁边区政府文件选编：第9辑[M].西安：陕西人民教育出版社，2015：67-68.

乎全体是先经过巫神、阴阳看不好的。经过了实际的比较，再配合医治加以宣传，群众自然相信了医药。

"崔岳瑞反迷信的第二个办法，便是他了解巫神、阴阳，能用事实揭破他们的骗术。……有人提出了这样的问题：'没神怎么会生病呢？'崔先生便从医学上找到有力的解释，再经过他的'治治看'的证明，造成了现在卜掌村反迷信的大胜利。现在全村敬神的没有了，没有人再去请巫神、阴阳。"①

崔岳瑞坚持行医治病，破除迷信的作为，受到了政府的重视。1943年12月26日，陕甘宁边区劳动英雄及模范工作代表大会与边区生产展览会在延安开幕。崔岳瑞被选为三边出席边区的劳模代表，并在杨家岭中央大礼堂受到中央领导人的热情招待。1944年4月2日，延安《解放日报》报道了他破除迷信的先进事迹。同年7月，陕甘宁边区三边专署授予他"反迷信的模范"称号。专员罗成德、定边县县长孙润华等一行来到卜掌村，为他举行了隆重的发奖仪式，为其佩带有毛泽东像的模范奖章，并赠送了题有"破除迷信，治病救人"的锦旗和"三边人瑞"光荣匾。崔岳瑞进而组建了一个4人组成的医药研究会，招收徒弟，培养医生，同时在政府和合作社的帮助下成立一间药社，自己采制药材。并提出反对庸医，由各地医药研究会审查医生水平，等等。

1944年10月，定边县第二届参议会第三次会议和县"群英会"合并召开，会上崔岳瑞被选为县民主政府委员和出席陕甘宁边区文教大会的代表。在文教代表大会上，崔岳瑞将他积累的针灸经验无保留地介绍出来，并提出了中西医各有特长，要走中西结合道路的见解。11月20日大会闭幕时，崔岳瑞被授予"特等模范"称号，并将他的画像刊登在当日《解放日报》所发的19位个人特等奖获得者之首位。

在"崔岳瑞运动"的影响下，梁圈村不到10天有32户把"神"烧掉。1944年底崔岳瑞被定边参议会选举为模范参议员。边区政府把崔岳

第二章
——
从全面抗战到全国解放

1937
–
1949

---

① 张铁夫.崔岳瑞和崔岳瑞运动[N].解放日报，1944-10-21（2）.

瑞的事迹写成《崔岳瑞之歌》，编入小学课本。文学家李季写了《卜掌村演义》，演绎他的事迹，发表在1946年10月7日的《解放日报》上，按语中称他是"全边区大众共仰的文教模范"。

这个以中医命名的运动，主旨是破除迷信习俗。正如当时舆论所说的：

"要刻不容缓的进行医药卫生建设。两三千个医务工作人员是异常必要而且应当办到的，没有这许多医务工作人员散布在乡村里，有什么办法使巫神绝迹呢？"①

"安塞在五月召开过中医和巫神的座谈会。四区七个乡的二十二个巫神，会后都放下了三山刀，宣誓务正。巫神被扫除掉，乡村的医疗工作更迫切了。群众说：'过去信巫神，是因为没办法，总要尽尽人事，才相信鬼神。以后真能办到一乡一个医务所，谁还信神信鬼呢！'这个任务，无疑要由我们中西医合作起来去负担的。"②

发展医学是破除迷信风俗的重要手段，崔岳瑞的事迹对边区卫生的开展具有积极意义，因而获得了党和政府的高度重视。

### 三、边区的中药事业

在陕甘宁边区，一方面西药缺乏来源，需要积极探索中药代用品；另一方面中医事业的发展也需要发展中药，因此中药事业获得了充分的支持。

#### （一）保健药社的发展

1939年7月边区通过的《陕甘宁边区卫生处组织条例》，规定卫生处的职责之一是"关于药用植物之培植及药品制造之奖励事项"③。同月，边区政府组织中医成立保健药社总社，边区各县纷纷成立分社。

---

① 佚名.团结起来斗巫神[N].解放日报，1944-10-19.
② 佚名.延县中西医集议成立研究会改进中医[N].解放日报，1944-08-11.
③ 吴永.延安时期党的社会建设文献与研究：文献卷：上册[M].西安：陕西旅游出版社，2018：235.

保健药社兼具有医药的性质，它一方面是中药商业机构，另一方面有中医在其中诊病，可以说是民办公立的中医药机构，广泛分布于城乡。早在1938年5月，在建设边区医院的同时，边区政府民政厅就安排李常春负责筹建"保健药社"。

李常春（1909—1983），陕西绥德人，早年曾在小学教书，积极参加农民运动，成为当地农民协会负责人。同时自学中医，1929年在中药铺当药工兼坐堂。1933年参加刘志丹领导的红军游击队，1934年加入中国共产党，曾任绥德南区的特区书记。后根据特区党委指示，创办绥德医院，任卫生主任。1935年后，李常春转去从事党的工作，1937年任中共延安市委组织部长。1938年受命后，由边区干部保健委员会和边区政府民政厅共同投资，合股开办保健药社。李常春聘请了几位有经验的中医，采购了2 000元中药开始经营。开办之初，未得群众信任，李常春大胆提出"免费吃药，管保治好"的口号，才有群众来就医。第一个病人是一位患花柳病的女性，反复发作。第二个是6岁的娃娃，肛门溃烂，经药社治疗，7天痊愈。从此就医者日渐增多。[①]

经过一年试运营，1939年7月保健药社在安塞正式成立，李常春任社长，兼任医生。民政厅于1939年8月制定了《保健药社暂行条例》和《保健药社章程》，章程第二条明确规定该社宗旨和任务如下：

"为发展地方卫生医药事业，受各卫生机关及制药厂之委托，推销中西药品器材，采集中西药材原料，尤其提倡采集土产药材，解决民生困难。

"改良中药，中药科学化，中药西药化，以及解决西药困难，开展边区医药事业。"[②]

不久边区医院与民政厅商议，1939年12月将保健药社改为卫生材料

① 陕甘宁边区政府办公厅.医药卫生的模范[M].延安：陕甘宁边区政府办公厅，1944：75.
② 陕西省地方志编纂委员会.陕西省志：第72卷：卫生志[M].西安：陕西人民出版社，1996：102.

厂，李常春任厂长，生产各种丸散膏丹，有工人45人。生产的一种防疫片（后改防疫丸）专治吐黄水、泻黑水，效果很好。延安裴庄一带发生瘟疫时，"广泛施用，百发百中"，其他药物"如八仙丹治花柳，五带丸治妇科，正气散治小孩发烧、呕吐，化积散治肠胃病……等等，功效都好"①。

1940年7月，边区民政厅从卫生材料厂将原保健药社资金盈利计2 000元提出作为资本，委托李常春重新创建保健药社。1940年10月，保健药社从安塞搬迁到延安老城南关。修订后的《陕甘宁边区保健药社暂行章程》对其性质和经营作出规定：

"第一条　定名：本社定名为保健药社，各地分社定名为保健药社××分社。

"第二条　宗旨：本社为发展地方医药卫生事业，受各卫生机关及制药厂之委托，推销中西药品器材。并采集中西药材原料，尤其提倡采集土产药材，以利保健工作。"②

保健药社采用股份制，每股股金十元，任何团体或个人认购一股以上即为股东。

保健药社工作紧张，从早到晚工作，无星期日，也不放假。由于病人增多，药社聘请3位医生，减少病人候诊时间。而且出诊分文不收，打破以往医生上门收礼的旧俗。群众感动地说："只有边区才有这样为穷人服务的医生。"③药价也格外低廉。例如苏合丸一盒，其他药铺卖4 000元，该社卖3 000元，半年卖出100盒，给分社批发，每盒1 500元。对灾难民免费治疗，对抗日军人家属一律九折计算。

保健药社至1940年底，当年获净利2 500元。1941年6月，股资又较

①　陕甘宁边区政府办公厅.医药卫生的模范[M].延安：陕甘宁边区政府办公厅，1944：76.
②　甘肃省社会科学历史研究室.陕甘宁革命根据地史料选辑：第1辑[M].兰州：甘肃人民出版社，1981：480.
③　同①.

上半年发展了3倍，至12月底又较前半年翻1倍。到1944年，股资已有3 000万元（含币价变动。1941—1944年延安出现金融波动，边币一度严重贬值）。盈利的公积金有的投入到分社，有的用于发展健康事业，包括捐助国医研究会等。

1941年5月，陕甘宁边区政府第63次会议在关于卫生工作的决议中，提出：

"保健药社应在绥德、陇东、三边等处即时建立，逐渐在各县建立，担负医药供给并协助该地一般卫生工作。"[①]

至1944年，各县成立分社26处，分布在边区20个县市。保健药社担任起基层医疗卫生功能。办得比较好的，如庞克道主持的曲子保健药社。庞克道（1899—1964），四川苍溪县人，幼年学医，在家行医十二年。1933年至川陕省工农医院工作，从事中医业务，同年8月，调到红四方面第33军医院任中医，次年加入中国共产党。随红军到达延安后，改从事行政工作，1942年负责开办曲子县保健药社。庞克道说服了张体治医生入股合作，一同无代价地下乡给群众看病，减价卖药，扩大药社影响，并自己动手建起房屋，上山采挖土产药材，炮制应用。又督促工作人员节衣缩食向药社入股，扩大药社的股金。《解放日报》报道庞克道的先进事迹说：

"他看病从来不要'脉礼'，而且不管黑地半夜都是随请随到，随到随看。四五里路以内的出诊，从未吃过人家的饭，经常鸡叫起来，就去看病，跑上几里路，到得病人那里，人家还没起床呢。他看罢病，马上就返回药社，不打扰病人家一点汤水。……曲子周围的群众和过往脚户，不论穷富，没一个不说'保健社真好'，普遍获得了群众的拥护和爱戴。'帮助群众、依靠群众'，这就是保健药社发展的主要条件，药社初期的发展，也就充分证明了这点。

"这样艰苦奋斗、自己动手的精神，使药社的股金扩大了十六七

---

① 佚名.边区政府委员会议讨论卫生工作[N].解放日报，1941-05-30（2）.

倍，由三千来元的小药铺，成为一个拥有六七百万财富的、远近驰名的药店。"①

据统计，曲子保健药社两年来治好11 440个病人，试制20余种药品给群众施送，价值62万余元，1944年曲子暴发急性传染病，主要是喉症、大头瘟，"据统计，经该社治好此二急症者达三百九十五人之多"②。

又如清涧保健药社，自1944年春转为民办公助后，社务大为发

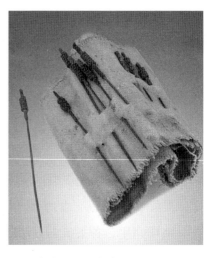

庞克道长征中使用的针灸针
（中国军事博物馆藏）

展。著名中医霍静堂组织县城各中医在社内设立门诊部，各医生轮流到门诊部应诊，治疗病人达6万人，群众自动入股200万元。药社一年中自制土产药材100余斤，价值13万元，全年获净利650余万元。

延县的药社发展情况迅速，《解放日报》报道：

"关于供给群众医药问题，除金盆区（已有部队成立的三处药房），河庄区（有中央医院之便），牡丹区（未觅妥医生）三区外，决定在川口区李家渠保健药社、蟠龙区医药社，各集股100万元，加以扩充。在乌阳区、丰富区、川口区的新民乡，和姚店区的姚店子、甘谷驿等处各成立公营或民办公助医药社一所，资本100万至200万元。青化区集股60万元，和青化砭私人药房合伙。川口区新民乡医药社和柳林区南区合作社医药社、吴满有乡医药社，除原有中医外，并商得和平医院和边区卫生处分别派西医在该三处常住。县府已在刘万家沟医院附近购置

---

① 佚名.由小药铺到大药社[N].解放日报，1944-10-03.
② 陕甘宁边区政府办公厅.医药卫生的模范[M].延安：陕甘宁边区政府办公厅，1944：80.

窑洞五孔，专供收容本县群众干部疗病。此外又决定在乌阳区成立一兽医药社……新民乡医药社和甘谷驿医药社，地点已找好，即可成立。乌阳区兽医药社，已于七月底成立，正主任为牧畜英雄郭生荣，副主任为白尚珍，已有群众以30斤草药（约值30万元）入股。又据郭生荣谈：尚有9人亦将以药材入股，价值约达100万元。"[①]

### （二）边区的制药厂

陕甘宁边区药材产量丰富，1941年调查有"木贼、肉枞（苁）蓉、灯心草、杜仲、益母草、（牡）丹皮、泽泻、秦椒（艽）、苦参、党参、泡参、麦冬、天门冬、车前子、何首乌、远志、红花、黄芩、黄连、黄柏、麻黄、柴胡、紫苏、菟丝子、淫羊霍（藿）、甘草"等65种[②]。边区各医药机构均注重挖掘和应用中药。如白求恩国际和平医院"在老乡和全体工作人员协力下，采集山间土药制成丸散代替西药"；军区后方医院也成立了制药所，上山采集中草药制成中药。其后，又建设了多个制药厂。

1. 八路军制药厂（卫生材料厂、西北制药厂）

1938年8月，陕甘宁边区政府从国际福利基金会援助的资金中抽出部分款项，筹建八路军制药厂，由八路军总后勤部卫生部领导。12月，总后勤部卫生部抽调李维桢、郑文甫、郑柏龄、李克振、刘发辉、张顺民等具体负责筹建，并请翁远、理学博士胡嘉模协助筹备工作。边区银行资助1.6万元作厂办资金，从西安购置到灌注机、振荡机、压砸机、压片机、弹花机等和一些药品原料。1939年元旦，药厂于旬邑清水源上的吕家村举行开业典礼，对外叫陕甘宁边区难民工厂制药部，对内则是八路军总后勤部卫生部的卫生材料厂，又叫边区制药厂，李维桢任厂长。全厂有70人，生产方面分西药部，由翁远、郑文甫负责；中药部，由尹桂田、文治安负责；材料部，由郑统负责。中药部的任务是采集中草药，

① 佚名.延县中西医集议成立研究会改进中医[N].解放日报，1944-08-11.
② 江心.陕甘宁边区林产初步调查[N].解放日报，1941-10-08（3）.

提炼、制备各种中药制剂。

李维桢（1910—1998），河北无极人，1933年毕业于陆军军医学校药科。1935年参加红军，到陕北后在红军卫生学校任教，1936年加入中国共产党。1938年他调到军委卫生部，任药材科长。受命筹办药厂后，他与西安西北化学药厂的薛道五取得联系，为边区药厂培训技术人才，并使该厂的韩恒善（韩虎）、荆玉章（荆轶）、李炳科、黄林、吕凤岐、徐和顺、毛自新、袁保学、焦育生、秦钟林、关秀英、张中慧等一批工人来到八路军制药厂，药厂得以顺利开办。不到一年，药厂便初具规模并开始生产，产品以中药为主，兼加工西药原料，还生产少量卫生材料。八路军制药厂投产3个月制成中西药40余种，计40多大箱。中药有解热、强壮、镇咳、泻下、利尿等10多种，多照传统药方配制。李维桢指出：

"各种出品，首先经过自己化验后，送给西安各化验室检验，又经过动物试验，再行试用，使用结果，证明各种药品效力显著，有几种药品比市上售卖的还优良。"①

《保卫中国同盟年报》报道说：

"中药部是军队借鉴中医治疗经验的产物。在前一段时期，军队发现西药来源被完全割断，便使用中药取代……那时，中央卫生厅组织了一个中药组，并将四位有多年经验的中医大夫安排在这个组。受西方医药训练的工作人员和这些中医合作，组成了一个实验站。这个实验站的工作，是采用多年使用的中药名方，在动物身上做试验并算出标准剂量，将它们制成药丸、酊剂、浓缩剂、药粉和药片，这种药比用大量的水熬出的汤药好用。在为期一年的工作中，中药部已经完善并生产了31种标准处方，其产量总计达4 231磅。"②

---

① 鲁白.八路军的制药厂：李维桢厂长访问记[J].八路军军政杂志，1939（4）：140-142.

② 中国福利会.保卫中国同盟年报（1939-1940）[M].北京：中国中福会出版社，2015：175.

在1939年的边区工业展览会上，药厂获得特等奖。报道说：

"这个制造厂，成立还不很久，用八个月的功夫来尝试着新的创造。在边区是最感到医药上的缺乏，而在抗战中又是最急需的东西。该厂利用中国固有的药材原料，制成一些中西药品来。如中药的大黄丸、上清丸，西药的康福强心、鱼肝油等。"[①]

1940年该厂迁到西河口，一面建厂，一边上山挖药，该地出产大量黄芩、知母、莨菪、麻黄、甘草等数十种药材。李维桢回忆这一时期对中药的研制和提炼情况说：

"这个时期，药厂共生产中西药100多个品种。中药尽量利用当地产的原料配制，就地取材，成本很低。我们研究试制出一种强神滋补剂，命名'壮尔神'，主要成分是黄芩、当归、人参、白术、柏子仁、远志等10余种药物。有些原料经过加工提取为膏，减小了体积、用量，提高了疗效。常服'壮尔神'有安神、健胃、补血之功。这个药在延安曾风行一时。对前方回来的指战员，中央组织部和李富春同志就以'壮尔神'作为慰问品。'壮尔神'外包朱砂，呈鲜红色，拿到药品的同志倍加欢喜，视为珍品。新建的化学制药车间制出大量的黄芩碱，一次服用1克即可达到解热的目的，只相当于原用量的1/10，不但易服且易被吸收，见效快。"[②]

该厂1939年生产中药2 500磅，1940年增长到9 000磅，1941年增至15 000磅。[③]1940年李维桢荣获"陕甘宁边区劳动英雄"称号。同年该厂编写了《抗战新药集》，记载了20类100多种药品的作用、用法、制法等，有数十种是药厂根据当地资源试制而成的；有十几种中西混成药，是国内首创，有米各来蜜丸、粗制麻黄素、康福那心强心剂等。八路军

① 叶澜.边区工业展览会参观记[N].新中华报，1939-05-16.

② 李维桢.抗日战争时期我军药学事业的发展[M]//武衡.抗日战争时期解放区科学技术发展史资料：第5辑.北京：中国学术出版社，1986：318-328.

③ 陕甘宁边区财政经济史编写组.抗日战争时期陕甘宁边区财政经济史料摘编：第3编：工业交通[M].西安：陕西人民出版社，1981：280.

卫生部副部长饶正锡作序说："本军创办化学制药厂，经过几年来的埋头苦干，自力更生，不仅谋求解决本军药品需要的困难，也为我国今后制药打下一个良好的基础。虚心接受先进的科学方法，更批判地对我国有悠久历史的国产药材选择利用，用科学的方法提高中药的地位……尤其可贵的是在陕北这一落后地区物质条件极为困难的情况下完成的。"①徐特立为该书题词"用

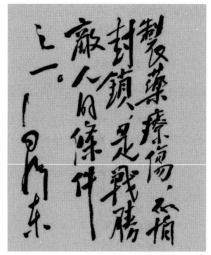

毛泽东为八路军制药厂题词

科学方法改进中药，吸收中医的经验，否定其阴阳五行的神秘"。该书后来续编了第二集、第三集。

1939年，该厂还办了第一期制药训练班。1940年毕业时，毛泽东主席为药厂题词："制药疗伤，不怕封锁，是战胜敌人的条件之一。"办了3期后，1942年，李维桢在延安东部姚店子创办了药科学校，学制四年，招生百余人，成为培养药学专科人材的基地。八路军制药厂也合并到该校，李维桢任校长兼厂长。

2. 边区卫生材料厂

1939年陕甘宁边区又筹建卫生材料厂，当年《边区民政》记载了建设计划：

"边区中药丰富，而且道地土产药草甚多，特别是甘草、麻黄、枸杞、大黄等。但无人采取及调制，使有用之物，遗弃于地，疫病则依赖迷信，自促死亡。纵有少数药铺，亦药材来自外地（所谓川广药材），物价高，而且囿于陈法，毫无进步。同时，在抗战困难期间，西药来源

---

① 载于汪景富、王华俊、杜启洪等编《钟祥历代名将》，第211页，该书2000年由钟祥供销印刷厂印刷。

断绝，只有设法自制或采用代替品，始能克服困难。基于开发土产药材，使中药科学化，中药西药化，中药代替西药，以及克服边区医药困难，推广边区医疗事业，本厅拟积极成立卫生材料厂一所。"①

1940年2月陕甘宁边区卫生材料厂正式成立，《陕甘宁边区卫生材料厂暂行章程》明确地说：

"本厂任务为克服困难期间边区医药品之缺乏。因此采取中西药材，尤其土产药材加以化验制造，使中药提高到完全科学化，以发展边区医药事业及供给边区医药品器材之需要。"②

该厂为公营性质，受陕甘宁边区政府民政厅卫生处领导。内分化制科、采销科、总务科，所生产成药由保健药社总经销，边区各合作社分销。主持人为令狐野，建厂后"主要任务为利用中药以西法精制成丸散"（《工合延安事务所给富春同志的报告》）③，一年来制备丸散60余种，"其为边区最需要而有特效者，有戒烟丸、杀梅丸、维多补、补脑安、杀淋吞、司砒罗、散热灵、救急灵、痢疾能等"。（《陕甘宁边区政府工作报告》1941年4月）④

1941年5月，边区卫生材料厂与光华制药厂合并。

3. 光华制药厂

1939年越南华侨梁金生受陕甘宁边区委托开办光华制药厂并任厂长。

梁金生（1906—1946），原籍广东宝安县，出生于越南东川省。他早年回国读书，1924年加入中国共产主义青年团，1927年转为中国共产党党员。大革命失败后回到越南，加入越南劳动党。1932年回国，恢复党籍后，在两广地区开展工作。1938年梁金生到延安抗大学习，次年分

---

① 陕甘宁边区财政经济史编写组.抗日战争时期陕甘宁边区财政经济史料摘编：第3编：工业交通[M].西安：陕西人民出版社，1981：281-282.

② 陕甘宁边区财政经济史编写组.抗日战争时期陕甘宁边区财政经济史料摘编：第3编：工业交通[M].西安：陕西人民出版社，1981：282.

③ 同②。

④ 陕西省档案馆，陕西省社会科学院.陕甘宁边区政府文件选编：第3辑[M].西安：陕西人民教育出版社，2013：243.

配到中央职工委员会工作。由于他精通中医药，见延安缺医少药，建议就地取材开办药厂，得到陕甘宁边区政府批准，成立了光华制药厂。

梁金生担任厂长后，为该厂职工开办了为期45天的技术培训班，讲授医疗技术、卫生知识、抢护包扎和中草药的采集、炮制与研究。光华制药厂分设制药间、研究间、碾药间、丸药间、干燥间、包装间、提炼间等生产组。1940年半年内该厂生产出13种药品，共计制药20万包以上。记者报告说：

"他们出了13种药品：清胃散、胜利茶、退热散、八路行军散、调经丸、疟疾丸、痨症丸、平胃散、补脑丸、癣疥膏、红白痢疾丸、保婴丹、关节丸，正在研究中的淋浊丸、白带丸、遗精丸、生肌胶等数种。这些药治疗的范围极广……这对于边区民众是一个很大的帮助，解决了民众的一部分医药问题。他们是怎样制造的呢？他们精选了中国古今流行民间的有名的药方，经过搜集、整理、研究与实验，必须有充分把握的时候才根据它们制药，制成丸剂、粉剂、锭剂、膏剂等。"①

梁金生还积极参加中西医的研究工作，出版《国药通讯》半月刊，同时还设有疗养所。《新华日报》1941年3月28日报道："疗养所是为了重伤病员而设……大都购服汤药，按中医疗病方法进行医治。现已住院百五十余人，其所治好者有胃病、肺病、淋病、痢疾、伤寒、睾丸炎、关节炎等症。"②当时有一位留守兵团政治部魏善剑曾患有肺结核，休息半年未曾恢复，由梁金生诊治后，服中药11帖痊愈。

1941年5月，光华制药厂与边区卫生材料厂合并，仍称光华制药厂，原材料厂为分厂。合并后，边区政府重新任命梁金生任光华制药厂厂长，令孤野、劳东为副厂长，赵国根为光华制药分厂厂长。光华厂于6月出产药品达30余种，经临床验证，60%以上有功效。1941年6月，光华制药厂与中国医科大学、边区卫生处共同成立中西医研究会，"以科学

---

① 罗夫.光华制药厂半年制药20万包[N].新中华报，1940-08-30.
② 梁汉平.找回我的父亲梁金生烈士[J].深圳史志，2010（1）：132.

态度，共同研讨医药工作"。①在1941年9月召开的中医研究会第二次代表大会上，梁金生被选为中医研究会常委。12月，又担任医药研究会委员等。

1941年，梁金生被选为陕甘宁边区第二届参议会参议员，后调任边区第一保育院小学任校长。1942年，梁金生参加了延安文艺座谈会并在会上发言，提出"不能忽视中医，中西医应该结合"，得到毛泽东主席的赞许。他在接受采访时对应用中药的意义说：

"记得曾服一包胜利茶，其功颇不逊于西药之阿司匹灵（林），但阿司匹灵（林）每片即需二元，而胜利茶则每包亦不过一二角钱，依然可以治病，其他药品，则在延有口皆碑，绝非虚构。"②

梁金生为光华制药厂创作的厂歌，还将"改进中药"放在歌词中。歌词云：

"边区是工人解放的旗帜，药厂是我们战斗的岗位，它引导我们向着光明前进！它锻炼我们掌握技术的身手，成为天下无敌的革命队伍！克服困难，开掘边区的资源，改进中药，发扬民族的宝藏！我们工作，我们学习，我们在快乐的生活。看我们的边区，看我们的药厂，我们的力量在不断地壮大成长。"③

① 佚名.合组中西医研究室[N].解放日报，1941-06-19（2）.
② 郭征.中医中药在某区：名医梁金生先生访问记[N].解放日报，1941-02-28（2）.
③ 李彬，马玉卿.抗日华侨与延安[M].西安：陕西人民出版社，1995：214.

第二节

# 八路军根据地的中医药

八路军挺进敌后，1937年11月由八路军115师开辟的晋察冀抗日根据地，是最早的中国抗日根据地。1938年建立了正式领导机构——晋察冀边区临时行政委员会，分北岳、冀中、冀热辽三区。其他先后形成的根据地有晋西北、晋绥、晋冀鲁豫、冀中、冀东、平西、山东等。抗日根据地成为抗日主要战场之一。

## 一、中医工作

八路军各个根据地均重视中医药的应用，在政策上总体上与陕甘宁边区保持一致，也有一些因地制宜的新做法。

### （一）根据地军民应用中医药

八路军对中医在卫生工作的作用相当重视。1938年，129师军医处扩大为卫生部，钱信忠担任部长，机构也设有政治处、医政科、手术队，吸收大批中医分配在各处卫生所里工作，当时约有中医30人。各医院设有中药房，负责配方、制药、采药、炮制等工作。1938年，129师师长刘伯承与师卫生部马琼璜谈话中指出：

"中、西医要取长补短，密切合作。中医是我国宝贵医学遗产，对医治骨折损伤等外科疾病颇有成效。古时候有个李时珍，三国时有个华佗，医治骨折损伤外科是很有名望的。中国由于受数千年的封建统治，中医界不可避免地会受影响。不仅中医如此，就是近代西医打入中国后也有'英美派''德日派'……我们八路军是抗日的军队，在中国共产党正确领导下为中华民族利益，为中国人民彻底解放而奋斗的。因此，卫生部门的政治思想工作，必须响应党中央毛主席关于统一战线的号召，发扬红军时期政治思想工作的光荣传统，使医务界不分党派，中医，西医，紧密团结起来，积极行动起来，自觉参加抗日阵线，一致投入抗日救亡运动。"[1]

1940年，第十八集团军前总卫生部与129师卫生部合并，改称第十八集团军野战卫生部，钱信忠任部长。野战卫生部在1941年卫生工作指示中，明确提出团结中西医药人员，完成抗日军民的卫生防疫任务。指示认为，中医有丰富的经验，能治好许多西医无法治疗的疾病，轻视中医的思想必须克服，中医在部队中与西医应有同等地位。在西药来源困难的条件下，大量自采自制中草药，征集民间药方，发展中药制造，反对西药万能主义，反对鄙视中药。[2]

1942年1月，晋察冀军区召开卫生工作会议，聂荣臻司令员在讲话中要求地方开办中药合作社，吸收中医参加。当时团卫生队、旅卫生处大都有一名或数名中医。部队多发病大部分用中药治疗。卫生学校设有中医课和针灸课。卫生部指示各级卫生人员要学习中医药知识，学会针灸疗法。1942年7月15日，负责八路军后勤工作的杨立三在卫生处长以上干部会议上的讲话中强调：

"转变崇拜西药、鄙视中药的思想，而要切实地研究中药，试验中药，大大地发挥中药的效能，来代替西药，以克服接近胜利的困难。要把这一运动与学习白大夫运动联系起来，要把这一条提到作为学习白大夫的基本条件之一，因为白大夫依据农村中落后环境，创造了不少土办法，以代替近代化的东西，以低劣的物质条件，创造最高科学化的优良工作，芦沟桥驮鞍，即其一例。我想应提出，谁不研究中药，谁鄙视中

---

[1] 马琮璜《顿开茅塞一席话：回忆刘邓首长对卫生工作的指示》，载于1983年安徽省军区党史资料征集办公室编《革命回忆录选编》，第178页。

[2] 《新中国预防医学历史经验》编委会.新中国预防医学历史经验：第1卷[M].北京：人民卫生出版社，1991：124.

药，谁仅把中药作为应付伤员之搪塞物，谁就失其医生之品质。"①

1942年7月18日，晋察冀边区行政委员会令北岳区各县办理医生登记，指出：

"现在北岳区大部县份，正发起组织医生抗日救国会，为了使参加医救会的会员，是真正的医生，避免庸医滥竽充数，同时为了准备反扫荡，很好的组织医生给老百姓治病起见，凡未举办医生登记者，应即从速兴办。

"登记医生标准，目前尚难作详细的规定，除庸医及以巫术符咒招摇撞骗而行治病者外，凡具有相当医疗知识及经验，颇受群众依赖者，不论中西医，一律予以登记，分别姓名、性别、年龄、籍贯、职业、学历，行医几年，专治何病，有何特长与发明或著作，信仰何种宗教或学说，对地方卫生有何意见等项。填写表格两份，一份存县，一份报会，凡登记后经县府审查（可指定三、二名医拟题主试）认为合格者，可发给登记证（式样由县制定）。"②

如登记不合格之医生，则要求医生抗日救国会不应吸收为会员。医生救国会是华北地区的医生团体，也叫医师抗日救国会，简称"医救会"。全面抗战暴发不久，先是山东临沂、胶东等多个地区的县、区成立了"医师抗日救国会"，宣传抗日救国，为抗日军民医治伤病。1940年山东省各界救国联合会成立，医救会在其指导下开展活动。其他地方也纷纷组建。1942年2月14日，晋察冀边区首次召开军政民卫生联席会议，要求全区军政民广泛开展防疫卫生运动，同时要求"普遍地发动建立医学研究会、医生抗日救国会组织，提高医生的知识与技术，发挥医

---

① 刘新芝.一切为了人民健康：老一代革命领导人对卫生事业的关怀[M].北京：北京医科大学中国协和医科大学联合出版社，1998：144.
② 晋察冀边区阜平县红色档案丛书编委会.晋察冀边区法律法规文件汇编（下）[M].北京：中共党史出版社，2017：427.

生在医药上的创造性与为抗战服务的精神"①。1943年5月，晋察冀全区登记中西医生589名，均被吸收为医生抗日救国会会员，共建立医生抗日救国会90余个。②

中医药在实践中发挥着积极作用。如1941年以后太行区疾病流行，特别是伤寒、疟疾和疥疮较多。太行区开展群众性卫生运动，宣传卫生知识，推广中西医结合、以中医为主的治病方法。1943年灾荒严重，疾病蔓延，太行边区政府拨出3万元医药费，军队、政府组织了医疗队、卫生队，到各地宣传卫生、治疗疾病。医疗队推广简易的中药避瘟方、消肿方、急救方等，逐步改变群众求神拜药的习惯。③

包括日军发动细菌战时，中医在救治中成效显著。1942年阴历七月，日军滋扰山西五台县麻子岗村，10余天后该村即突然发现急性疫病。1个月内发病48人，死去35人，且死得很快，这种病状当地历史上从来没有过。韩西亭受抗日政府的委派前往该村救治，他分析病情，"采用明代万历年间京南大瘟验方治疗，用药六百余剂，经五十一天，将瘟疫扑灭，此后再未发生"④。战后，医学专家根据他的描述，并结合其它证词，确认这些病例属于鼠疫，与日军细菌战有关，成为指证日军细菌战的证据⑤。

## （二）医药研究会与医药合作社

各根据地也参考延安模式，举办医药研究会、医药合作社，开展中西医合作。在晋察冀边区，也涌现了张明远、郝子宏等模范人物。

1941年，边区病灾严重。龙华县的中医张明远在民主政府的扶持

---

① 苏枫.广泛开展防疫卫生运动，边府召开卫生联席会[N].晋察冀日报，1942-03-08（3）.

② 山西省史志研究院.山西通志：第41卷：卫生医药志：卫生篇[M].北京：中华书局，1998：228.

③ 山西省地方志办公室.太行革命根据地史[M].太原：山西人民出版社，2015：179.

④ 五台县志编纂委员会.五台县志[M].太原：山西人民出版社，1988：497.

⑤ 中央档案馆，中国第二历史档案馆，河北省社会科学院.日本侵略华北罪行档案：第5册：细菌战[M].石家庄：河北人民出版社，2005：209.

下，成立了医药合作社。当年县政府成立中西医药研究会，推张明远为主任。研究会28名医生分为6个小组，到各地救治病人，两星期内治好了1 000多人，制止了疫病的蔓延。此后，张明远领导下的医药社在1941—1945年间救治了35 250人，合作社也从开始时的3名医生、3 800元股金，发展到120名医生、98万元股金，并有6个分所。合作社注重为人民服务，"如有穷困群众，无钱吃药时，他们就赔本卖药，或根本免费。对抗属、荣军、工作人员，则一贯按原价售药，不取任何利润。他们平时注意宣传卫生常识，注意清洁，使群众少生病或不生病，着重用针灸、偏方、土药、丸药，在不可避免用汤剂和药到病除的原则下，注意以下贱药代贵药，以土药代南药，尽量节省群众经济，使广大群众解除病苦"。同时还积极培养年青医生，"处处注意学与用并重，在实际工作中提高学习者的兴趣。开始不强迫念《本草纲目》，而先研究目前流行的几种病症是怎样发生的，应怎样治，并拿成药去试制，后再检查研究，直至能基本上掌握病情变化，用药数试不妨为止"①。张明远还学习西医注射，帮助群众接受西医治疗。医药合作社药好价廉。1944年间，张明远医药合作社共配制中成药20多种，治好病人8 245人，合作社赢利17万元。1945年纯盈余更达45万元。

郝子宏（1910—1983），山西襄垣人，年轻时学医，到药铺当徒弟，后来到一个医院当伙夫，终得成才。1938年在牺盟游击队当医生，1942年在襄垣行医。1943年当地政府出资2 000元，请他在前防村组织成立医务所，在反扫荡战争中服务伤病员，后来与几个西医联合开诊。1943年，当地政府希望他组织全县医生工作，于是向郝子宏提出对全县医生进行鉴定，亦即考核认证。7月25日，趁60多名医生来参加鉴定时，郝子宏跟大家商量，成立了医学研究会，每人发给暂时行医证，要求大家回去动员医生参加并收集药方。对于

120

---

① 晋察冀边区行政委员会农林处.合作社参考材料[M].阜平：明德印刷局，1946：53-57.

一些有名望的医生，郝子宏亲自上门动员，使他们参加了研究会。经过发动，全县的医生都积极起来了，原来没参加鉴定的医生要求接受鉴定，于是1943年11月研究会出题，由县政府组织进行考核。当时正好村里出现了流行病，研究会就选出13名技术好的中西医去会诊，然后在小组上讨论，连续讨论了6天，形成了良好的风气。该县的中西医合作起来，"七八个中医学会了注射针，一个中医学会的打静脉，好几个人学会打皮下。中医吸收了西医强心针的道理，每逢碰到病热严重的人，就引用'樟脑'"。研究会又制订看病制度：

> "以后看病，要慎重检查。开方子要开两个，一个由医生们拿上，开研究会时大会讨论交流经验；一个交给病人家。方子上要写明病情、症状、用药道理，医生要签名盖章。另方面，药铺抓药，要分别另包，在处方上亦要签名盖章，医生有随时检查的责任。"

这些措施对于规范行医起到了较好的作用。为了办好药材供应，又说服各药铺合伙，在该县四区设四个所，加强研究制度：

> "医生开了处方，到药铺抓药时，打起药价来，医生要值百抽十。每月头上，不论哪个药铺的处方，都调到总所，趁大家来开研究会，拿上他自己的处方存根，就可领取他的手术费。这样医生不收脉礼，亦不至饿肚，而且能奖励医生多看病。……医务所的中医和村子里的中医，组成医生网，大家根据各人的特长和地区条件，只要有病家来叫，不管总所分所的医生，都能马上叫到。"[1]

这样的经验不久从四区推广到该县其他区。总体上效果较好。1943年在晋冀鲁豫边区文教卫生劳模会上，郝子宏被授予"特等卫生模范"。

其他较有影响的，还有徐水县张瑞所办的合作社，其内容包含烧

---

① 孙士俊.郝子宏与襄垣的医务工作[M]//太行革命根据地史总编委会.太行革命根据地史料丛书：第8册：文化事业卷.太原：山西人民出版社，1989：674.

砖、榨油、弹棉花等，影响很大，入股群众很多。1944年见疾病流行，于是抽出一部分资金，设立医药合作股，"小学校长是一个医生，就由他负责。合作社的药价比别的药铺贱一半，有些买不起药的，免费抓药。外村有病人，合作社的医生也去看，×庄一百多户，病倒了四百多人，医生去看了两天没有回来，别的病人照顾不到，后来增设医生一名。不到几个月，经合作社医生治好的病人就有一千多"①。

1944年，被评为劳动英雄的杨明甫在涞水设合作社，添设了一个医药股，请一个中医管理，因忙不过来，"把重病号集合在本村九龙庙，成立起群众休养所，站岗的负责担水做饭，又组织儿童负责看护；病人吃药吃饭通由所里供给，（对）免征点以下的贫农灾民以及抗属荣军均（提供）免费住所；用了一个医生、一个会计，与他们变工抽红，并叫他们在所吃饭，算他们脱离生产。附近邻村疫病的蔓延也很厉害，又吸收了两个中医，轮流到附近村去诊治，他们到哪吃哪，与所的关系是三七抽红。当时五十里外的贫困抗属都来抓药，附近邻村争来入股，大大提高了合作社的威信"②。

1944年8月太岳四专署在阳城举办的广华医药合作社，负责人靳性善、侯良弼。它成立后不到一年，社员由几十人发展到300多人，股金从39 000元增加到30万元，赢利191 300多元，并发展了三个分社；组织了中西医生研究会，团结和改造了83位旧医生，恢复与建立了33家私人药铺和5个群众性的医药合作社，被认为是每一个医药卫生合作社的工作方向③。该社于同年7月改建为"广华中西医院"，1945年6月起专署委托广华医院开办中西医训班。④

1944年10月名医肖汉杰建立了盂平县六区医药社，通过医生抗日救国会组织了15名中医分区下乡治病，使全区27个村庄的280余名伤寒、疟

① 罗宗藩.合作英雄张瑞和他的合作社[N].晋察冀日报，1945-01-16（3）.
② 徐志.涞水劳动英雄杨明甫[N].晋察冀日报，1945-01-14（4）.
③ 佚名.医药合作社的方向[N].太岳日报，1945-07-15.
④ 佚名.太岳革命根据地历史画册[Z].阳城：中共阳城县委党史研究室，2009：85.

疾和疥疮患者痊愈。①

到1944年10月，晋察冀边区共有19个县建立了医药研究会，各县普遍建立了医药合作社。1945年5月21日晋察冀边区发出《关于开展民众卫生医疗工作的指示》，进一步推进此项工作：

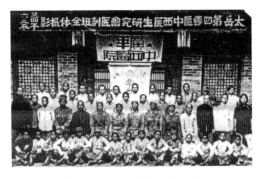
1945年广华中西医院医训班学生毕业合影

"现在疾病给予人民的危害还很严重，……今后为加强这一工作，首先要求各级干部加强群众观点，深切认识到'救命第一'的意义，以高度热情，为民众服务。其次在设施上要走群众路线，把行政、技术、药品、群众结合起来……关于卫生医药组织，应在现在群众医药组织（如医救会、医药研究会等）的基础上，加以提高，以领导卫生医药事业的开展。"②

该通知决定在边区成立医药研究会，实际上兼有医药合作社的功能：

"它是群众性的医药研究组织，负责指导下级组织研究卫生医疗工作，总结交流经验，并可直接经营医药事业（如药店、医药合作社等），开展张明远式的医药合作运动。为使这一群众组织与行政密切结合，步调一致，医药研究会的负责人同时可兼任政府的卫生干部，直属政府主管部门（民教部门）领导。"③

1945年4月钱信忠谈话也指出：

"我们应遵照延安的精神，组织医药研究会、医药合作社。各位

① 肖汉杰.爱国爱民矢志抗日的名医[M]//盂县文史资料：第3辑.盂县：政协盂县委员会文史资料研究委员会，1985：226.
② 晋察冀边区阜平县红色档案丛书编委会.晋察冀边区法律法规文件汇编：下[M].北京：中共党史出版社，2017：427-429.
③ 同②。

代表回去，应负起这个责任来，各级领导机关也应帮助这一工作，各分区卫生处应亲身领导参加这一工作。各代表应当在每个区、每个村，都普遍进行这一工作。应当从小处着手，先吸取附近能够吸收的人，组织起来，研究起来，有了成绩，老百姓都喜欢了，需要扩大时，再去扩大。……医药合作社的形式，采取延安的也可以，郝子宏的也可以。开始时用公办民助的方式，再发展为民办公助。要吸收老百姓的股，使人民息息相关。发动群众刨药，推行清洁卫生运动。"①

很多地方的医药合作社组织了起来，如1945年北岳区组织了医药合作社，"组织医生自动下乡，每日开一次座谈会，研究病源及医疗技术，采购土药换取川广药材，以低于市价5至15元卖给群众。该社主任由医生担任，并提出'保证群众身体健康，有病就治，医生下乡不摆架子'。该社还计划培养新医生"②。

124

一些根据地的医药合作社也得到发展。例如在山东抗日根据地，名中医刘惠民（1900—1977）曾任山东省卫生总局临沂卫生合作社社长、鲁中南新鲁制药厂经理、沂水县参议员等职。刘惠民是山东省沂水县胡家庄人，自少学医，后来远赴奉天（今沈阳），在著名中西汇通医家张锡纯创办的"立达中医院"学习并工作，两年后又考入丁福保主办的"上海中西医药专门学校"学习。回乡后在沂水山区曾办"沂水县乡村医药研究所"及"中国医药研究社"，招收学员36人，又主办《中国医药杂志》月刊。1938年刘惠民参加了八路军，任鲁中八路军二支队医务处主任。后来派回抗日根据地，先是经营中药铺，后转至沂南界湖开办山东大药房并任副经理。由于药物短缺，刘惠民积极改造中药剂型，带领药剂人员自制药丸，制有疟疾灵、金黄散、救急散、救急水、牛黄丸、益母膏等。平时在日寇扫荡时，组织人员挖洞掩藏抗日伤病员和工

---

① 太行革命根据地史总编委会.太行革命根据地史料丛书：第8册：文化事业卷[M].太原：山西人民出版社，1989：668.

② 财政部财政科学研究所.抗日根据地的财政经济[M].北京：中国财政经济出版社，1987：199.

作人员。

### （三）中西医合作

抗战后期，各个根据地也开展了中西医合作运动。1944年，晋察冀边区开办了一个中医训练班，组织到政府学习，并到军区卫生部和白求恩学校实习。参加训练的人员既有20来岁的青年中医，也有60岁以上的老中医。晋察冀中央分局副书记程子华在毕业宴会上讲话说：

"我们边区政府为什么要做这件事呢……只靠军队中有限数量的医生来给人民看病，还是很不够的，所以边区政府计划把大家组织起来共商办法，交换经验，提高医疗知识来负起给人民医治伤病的这个光荣任务。

"过去中医与中医不团结，中医与西医不团结，即所谓门户之见，双方互抱成见，不相往来。……例如中药制的扑疟母灵的治疟疾的方法业已试验成功，而个别西医还硬说扑疟母灵里面没有规（奎）宁的成分不合道理，用中医的新法治疟疾，收到大效，才使一般西医注意了中医，但尚未能用批判的精神接受和发展中医。……这次大家在政府学习及卫生部实习时，中医与西医在一起研究、讨论、交换经验，关系搞得很好，都看到了西医的方法是进步的，改变对西医的成见，热心学习西医改进中医，大家都拿出自己多年不向外面说的好方，这次拿出了很多秘方，据说最好的有三十多个，甚至连六代祖传的秘方也都拿了出来。同时一般西医也大大改变了过去对中医的观点，以热忱的态度对待大家，以客观的态度来研究中医，这是以前没有见过的。

"这次训练班的成绩，同样给我们几个教训，教训我们必须纠正过去轻视中医的洋化观点，要虚心研究、接受我们中华民族的宝贵遗产，并以科学的西医方法把它推向前进。同时，在医药方面也可证明能够接受并改进中华民族遗产的，如同能够把中国社会推向前进的，是中国共产党，而不是中国国民党。"①

讲话中提到的"扑疟母灵"，是用青核桃皮制成的，边区医学会曾做过二期临床试验，疗效良好。

1945年4月晋冀鲁豫军区卫生部部长钱信忠在医生座谈会上就中西医合作问题谈话指出：

"中医历史长，有社会基础，适合老百姓的习惯。西医是科学，但采取洋办法，老百姓不习惯。这就产生了中西医谁也瞧不起谁的现象。如果要中西医真正合作，作到毛主席指示'中医科学化，西医中国化'，还有一个艰苦斗争的过程。

"中西医共同研究，应实事求是，在实践的过程中一步一步地做。如药房用三联单记载病案，在开会时可以普遍的讨论，研究这个病人为什么好了，那个为什么治死了，要组织中西医会诊，交换技术经验，才能求得改进。

"西医要学习朴素，不要洋里洋气。适应人民习惯，熟悉治病方法，如扁桃腺（体）发炎可采用乱刺法，拔火罐、放血法也可用，但要研究什么病，放多少，如何放。

"中西医合作，不仅是单纯看看书，空谈一下。我们要在为群众服务中来合作，在组织上、技术上来合作，尤其重要的是在思想上来合作。要互相学习优点，克服缺点，取长补短来合作。"②

1945年5月21日晋察冀边区发出《关于开展民众卫生医疗工作的指示》，也专门谈到中西医合作的问题：

"医生缺乏，是边区卫生建设上的严重困难（质量高低还是次要问题），几年来，西医增加不多，中医则后继无人。同时，西医与中医相比较，西药当然是更科学的，但数量上中医则大于西医。如这两支力量

---

① 程子华.在招待医训班毕业学员宴会上的讲话[N].晋察冀日报，1944-04-01(1).
② 太行革命根据地史总编委会.太行革命根据地史料丛书：第8册：文化事业卷[M].太原：山西人民出版社，1989：667.

不能很好地结合，边区医生问题就更难解决。因此，团结和改造中医，在现有基础上加以普及和提高，就成为卫生工作的当务之急，而这一任务，应由各级政府与团体担负起来。在医生与医生之间，西医应负责团结中医，如团结得不好，西医要负更多的责任。双方都要打破门户之见，互相帮助，互相研究学习，只有如此才能把现有力量团结起来，才能谈得到普及与提高，各级政府负责干部对医生（特别是中医）应重视和优予礼遇，曲阳龙华等县县长，亲自接待医生，请他们吃饭和讲话，勉励有加，并关心他们的生活，减免他们的抗勤，这在鼓励医生工作情绪，提高其责任心，改造其思想上起了不少作用。"[1]

可见陕甘宁边区的中西医合作精神在根据地也得到了很好的传达和贯彻。

## 二、中药工作

晋察冀边区中，"晋西北各地山上出产药材很丰富，尤以交城山一带最多，据几年来我们调查和实际采集的统计，总共有七十多种。交城山党参、当归、猪苓、羌活、黄芪、防风等很多，尤以猪苓、防风名闻全国，又很值钱，不但自己可以采用，还可以大量输出。兴县白龙山、紫金山和岢岚山及宁武山上都普遍出产甘草、大黄、地鱼（榆）、黄芪、柴胡、车前子、（款）冬花、远志、龙骨、莨菪等，特别是黄芩、知母、麻黄、柴胡、远志，到处都有"[2]。这些药用资源为制造成药提供了条件。

### （一）根据地的中药应用

1941年2月20日，由晋察冀军区司令员聂荣臻签发的《关于自制代用药品问题的训令》中指出：

---

[1] 晋察冀边区阜平县红色档案丛书编委会.晋察冀边区法律法规文件汇编：下[M].北京：中共党史出版社，2017：427-429.

[2] 佚名.采集药材与中药西制问题[N].抗战日报，1945-05-02.

"自敌对经济封锁加紧后，西药之购买与输入日益困难，而我们边区土产原料炮制之各种药品……虽因技术设置所限，提炼尚不纯良，外观不如舶来西药之精致，但所采用之原料亦多含有西药成分之原料，或按中医验方所配成，屡次试验均极有效。"①

训令要求"凡自制代用品者，则不购买西药"。

1941年5月5日中央军委关于卫生部门的工作指示中说："尽一切可能购储足够药材，开办小型制药所，制造中药，并作长期打算，合理节用。"②

晋察冀军区疟疾高发，据统计，边区8年中发病两千余万例次；全军区有71 522人发病，约占伤病员总数的25%。1940年秋起，领导机关和卫生部门开始投入很大力量进行预防和治疗，逐步控制了疫情。在治疗方面，奎宁来源困难时，也尝试采用中草药进行治疗。1942年，抗日军政大学总校的医务人员，用中药常山、柴胡、砒石、黄芩、花椒等制成疟疾丸，据观察，与服用奎宁效果相近，他们全年共制出146磅（1磅约等于0.45千克）。后来，制药厂和其他部队也大批制造疟疾丸。又如痢疾，抗战八年中晋察冀边区共发病800余万例，约占当时居民中发病总数的20%；全区部队共发病28 609人，约占当时部队总发病数的10%。治疗方面常用黄连、黄柏、黄芩、白头翁等中药，制成丸散使用；有的部队采用吃马齿苋、铁苋菜和大蒜治疗痢疾；也有的用针剂治疗。

1940年，在晋察冀边区的八路军模范医院，来了一位日军军医战俘叫山田一郎。他被留在医院，当起了八路军的医生。一次边区疟疾流行，由于没有奎宁，他观察到人们"采用了中医的针疗法（在脊椎骨旁扎针的方法）和土办法（在桡骨动脉上糊大蒜的方法）"，他承认：

---

① 总后勤部政治部编研室.解放军后勤烈士传[M].北京：解放军文艺出版社，1998：285.

② 武衡.抗日战争时期解放区科学技术发展史资料：第3辑[M].北京：中国学术出版社，1984：34.

"中医疗法不需要什么器材，用的时间虽然不长，但取得了疗效。"①
他对中医中药也进行了研究。一次一位病人连续吐血，山田一郎来诊视
后，说如果能找到白阿胶，也许还有点希望，后来医院找到了白阿胶，
给病人烊服，几天后果然吐血止住了。

还有德国外科医生汉斯·米勒，在八路军总部野战医院工作，也开
始应用中草药：

"太行山里西药极度缺乏，米勒从左权副总参谋长那里借来了一本
钱信忠和韩刚合著的《太行山药物学》，在译员帮助下，慢慢研究、消
化书中的药种，亲自带头上山采草药，并用篓子背回医院，逐步缓
和了前方药品的紧张状况，迈出了中西医结合治疗伤病的可喜的第
一步。"②

1944年，山东抗日根据地临朐县发生严重病灾，山东省委派鲁中联
办卫生科并联合当地中西医王质农等组织治疗队前往救治。治疗队证实
病人主要是患疟疾，以特效药奎宁等，辅以疟必灵丸、赤散、退热散、
黄芩粉等中西成药，分若干小组进行治疗，治好了9 671人。中西医在其
中各显其长处：

"在诊断开始时，当时因为病情复杂，大家都感到困难，尤其中
医用五阴六阳的道理更解释不了病情，当由西医利用显微镜检查了疟原
虫，才确定了治疗方针，而参加抢救的十几位中医，也相信了血球、细
菌等科学道理。但是，当时西医虽有了科学的诊断，但缺乏西药，特别
是对疟疾的一些并发病，如消化不良、下痢等，没有药治。当经中医苦
心研究，制成了几种较经济的丸散，克服了困难。最后中西医举行了座
谈会，成立了医救会筹备处。"③

① 山田一郎.八路军医院中的医疗工作[M]//郝雪廷.国际友人与爱国华侨在武乡.太
　原：山西人民出版社，2011：251.
② 李东光《中国是他最留恋的第二故乡：缅怀国际主义白衣战士汉斯·米勒》，载
　于1998年政协山西省委员会文史资料委员会编《山西文史资料：6》，第82页。
③ 友明，张量，文亮.省政委会派员抢救临朐人民[N].大众日报，1945-01-23（1）.

1945年2月，日照县流行时疫，三专署配合县政府，召开医救会，三十多名中西医生参加，中医均表示愿意公开处方，介绍治疗经验。[1]1945年5月21日晋察冀边区发出《关于开展民众卫生医疗工作的指示》说：

"在各级干部思想上应提高用中药医治疾病的信心，克服非西药不能治病的心理，通过商店合作社发动与组织群众开展采药运动，把边区土产药材加以炮制，除供给内地使用外，并可组织出口，换回川广药材，以解决药品困难问题，要尽量减少单纯的由外向内购买药品的比重。在这一方面，张明远、张瑞、杨明甫的医药合作社已做出了很大的成绩。各地应广泛开展，所需资金原则上由民众自筹，必要时政府可贷款一部分，作为公股。公营商店对交换购置药品工作，应看作自己的重要业务，努力经营，并可以行署或专署为单位，设立药店，由政府和医药团体领导经营，有重点的选择验方，配制特效药。"[2]

前线部队用中药也有很好成果，如山西工卫旅请老中医任益山治疗伤病员，发现"当时不多的几种西药，没有能够控制化脓菌的发展，伤口感染化脓是普遍的。然而用黄连、黄芩等几种草药汤头却有好的疗效"，而且"工卫旅的医护人员，普遍用山大黄治疗痢疾，很有效，这在当时是独一无二的特效药"[3]。

### （二）根据地的制药厂

在晋察冀边区，先后开办了多个制药厂，最有影响的是利华药厂和伯华制药厂。

1939年，八路军前总卫生部在太行山区建立前卫制药所，他们以《本草纲目》和一本植物学作为辞典，又访问当地药房学习丸散膏丹的

---

① 佚名.日照召开医救会讨论防疫[N].大众日报，1945-02-17.
② 晋察冀边区阜平县红色档案丛书编委会.晋察冀边区法律法规文件汇编：下[M].北京：中共党史出版社，2017：428.
③ 薛登岐，李万泉《工卫旅的医疗卫生工作》，载于1983年政协山西省委员会文史资料研究委员会编《山西文史资料：第28辑》，第57页。

工艺，组织采药队向药农学习。针对八路军指战员缺乏营养的情况，药厂首先采用上党地区的党参、首乌、苍术、枸杞（子）、枣仁、甘草等制成党参膏、补力多、党参丸等成药和10余种酊水剂，受到部队医院的欢迎。后来又仿制著名成药八卦丹，花了2个多月时间，多次变更配方与工艺，制成一种"行军丹"，据各野战医院反映，不仅口感与八卦丹一样，而且见效快。

同在1939年，八路军一二九师在山西黎城建立师卫生部的制药厂。药厂员工上山采集药材，按传统方法加工炮制，制造膏剂、浸膏、丸剂、酊剂产品，由卫生部药材处向使用单位发放，尤其紫草膏受到伤病员的好评。1941年，前卫制药所与一二九师制药厂合并成为第十八集团军野战卫生部卫生材料厂，后因生产的药品也供应地方，于是在1942年改名为"利华药厂"。药剂科长、研究室主任韩刚深入研究当地药材，编写了《太行山药物学》一书，详细记录了太行山区中药材的品种、用途和性能。在灾荒时，又编写了《救荒代用食品》一书。

1939年，晋察冀军区卫生部在河北唐县也办起了制药厂，负责人为郭晓霆。1940年该厂迁往完县刘家营村，改名为晋察冀军区制药厂。后

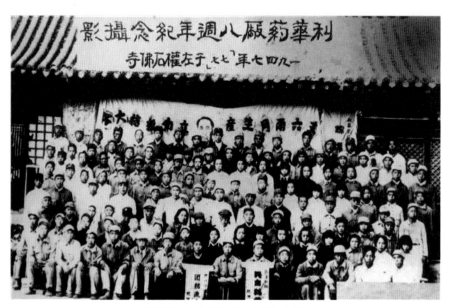

1947年利华药厂成立8周年合照

又多次迁址，厂长均为郭晓霆。后为纪念军区卫生部副部长杜伯华，改名为伯华制药厂。

杜伯华（1904—1941），字华昌，祖籍河北，后随父到吉林榆树落户。在榆树开设"华昌药房"，后来成为地下党联络站，杜伯华于1935年加入中国共产党，来到北平开展地下工作，1937年8月参加国民抗日军，后国民抗日军被改编为晋察冀军区第五支队，杜伯华任政治处主任。1939年任冀西第四行政督察专员。他在工作中经常利用医药知识为人看病，后调任晋察冀军医卫生部副部长。他领导制药厂，注重采中药材应用，曾在《抗敌三日刊》上发表《科学地大量运用中药》一文，号召根据地广大军民自力更生，战胜困难，接受中国历史遗产，把数千年经验得来的中药大量采用，以代替西药不足，来保护根据地内抗日军民的身体健康。1941年杜伯华在试验新药时中毒殉职。晋察冀军区将制药厂改名为伯华制药厂，以示纪念。

晋察冀军区和各军分区曾先后创办10个卫生材料厂或制药厂。1942年伯华制药厂合并各分区制药厂，范实斋任新厂厂长。新厂设制药组和材料组两个组，制药组主要采集常山、葛根等草药应用，材料组主要生产脱脂棉和纱布。10月药厂分设中药队、西药队和材料队，中药队生产各种中成药。1943年军区后勤部修造厂制药股又并入伯华制药厂。

其他制药厂还有冀察军区制药厂、冀热辽军区制药组、冀中军区制药厂等。

冀中军区还创办了阜平县（冀西）新华药房，高锡勤任主任，由冀中军区卫生部材料科拨给一部分中西药材、诊疗器械和卫生材料，同时新华药房的同志都掌握针灸技术，每日背着小药箱为群众治病，一年间医治了14 000多人，扶植31家私人药铺。[①]易县、行唐等地也开设了类似的新华药房。

---

① 佚名.阜平新华药房一年间医治一万四千余人，扶植卅家私人药铺[N].晋察冀日报，1944-08-18.

### （三）中药西制的创新

用现代生产工艺生产新式中成药，当时称为中药西制。各个药厂都摸索了不少经验。成功研制中药注射液剂型是当时的一个重要进展。

1941年，八路军战士发热和患疟疾的特别多，特效药奎宁严重短缺。根据师卫生部长钱信忠的建议，利华制药厂研究室主任韩刚提出用柴胡做原料加工针剂的主张。试制时，由于柴胡的主要成分是挥发油，而当时没有蒸馏的专用设备，试制人员自制了蒸汽装置，把蒸汽通到放柴胡的罐中，再连上个焊制的冷却器装置，收集蒸馏液。重蒸一遍，得出了透明的柴胡液，消毒、装瓶再消毒，得出了成品柴胡注射液。为了检验效果，韩刚亲自注射试验，证明没有毒性反应。随后又在厂区职工和医院里反复做退烧试验，效果很好，无副作用，"并有代替奎宁治一般疟疾与顽固疟疾的功效"。此药当时被命名为"瀑澄利尔"，是第一支供肌内注射的中药注射液。此后又成功研制苍术注射液，"其发汗、解热之功效，堪与阿斯匹林媲美"[①]。

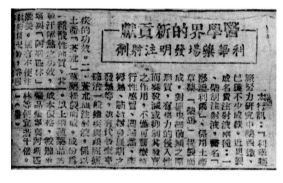

1943年5月，《新华日报》（太行版）关于利华药厂发明柴胡注射液的报道

1941年5月1日，柴胡注射剂受到晋冀鲁豫边区大会的奖励，韩刚被八路军卫生部授予"创造发明家"称号。1945年4月，根据地组织了社会卫生展览，对其有专门介绍：

"土产药材展览室陈列的几百种成品药剂，从粉片、酊剂到贵重的针药，都是太行区医药界的心血创造。这些药剂有的比外来药品的功

---

① 佚名.医学界的新贡献：利华制药厂发明注射液[N].新华日报（华北版），1943-03-17.

效还好，都是用本区的药材，部分用外来原材料造成的。这些药品的制造，就是西药和中医结合的具体形式，敌人封锁了奎宁，我们从中药的研究中制造柴胡注射液、大众疟疾丸……这些药品的制造人韩刚同志，他就是一个中医，到八路军后才又研究了西医的。"①

其他中药西制也取得很好成效。除单味药外，各药厂在当时生产了不少复方药物制剂。例如治疗特殊中毒的金银花、连翘、升麻、甘草混合剂；用当归、延胡索、益母草、香附、白芍、红花配制的康宁丸；由麻黄、柴胡、黄芩、知母、细辛配制的替阿林等。晋绥制药厂用化学方法制成清凉片，原料是乌梅、苏叶、薄荷脑、甘草、葡萄糖，经炼制而成，其作用是解凉、解渴、补胃酸之不足、促进消化。②《抗战日报》报道：

"在发汗解热剂方面，中医配一剂，起码要七八味药，还要经过多时的煎熬才能服，药的重量达三四两。这样治起病来实在不方便，效力还要看医生的技术才能确定。现在药厂制出的黄芩碱、汗必灵每次服上八片就可发汗退热，也不用熬，轻一点的感冒如不想发汗时，单吃五片黄芩碱就好了。制法也很简单，黄芩碱是把干黄芩洗净，放在锅里煮沸四小时后捞出滤过，再加一些明矾，沉淀后再过滤，干燥了即得成品，每十斤干黄芩可制一磅。汗必灵是把麻黄先粗制成麻黄素，再熬一些膏子和其他附剂药配好即得。总起来说，土药西制就是把很多的药材经研究后，将其中最好的成份提出来，再和几种配剂药品综合好，压成片或泡制成丸散类，这样使用既便利，又省钱，同时效力比临时配好熬下的药水还强。"③

---

① 佚名.太行区的医药卫生工作：一九四五年四月太行文教群英大会展览馆介绍[M]//太行革命根据地史总编委会.太行革命根据地史料丛书：第8册：文化事业卷.太原：山西人民出版社，1989：671.

② 张建忠，付佳毓，贾攀峰.中药研究的历史进程及其再评价[M].哈尔滨：东北林业大学出版社，2007：210.

③ 佚名.采集药材与中药西制问题[N].抗战日报，1945-05-02.

伯华制药厂从中药中提炼制成的片、散、丹、膏有十几类几十种药品，如解热药有黄芩碱、解暑散等，强心药有附桂理中丸等，利尿药有利尿速、消水灵等，防腐药有乌罗托品，泻下药有通下丸、蓖麻油等，收敛药有肠斯宁、肠乐尔、抵痢散等，健胃药有大黄酊、龙胆酊、陈皮酊等，镇静药有乐眠那尔，镇咳祛痰药有镇咳宁、杏仁水、远志酊、痰咳净等，镇痛药有痛必停、痛必灵等，强壮药有大补丸、保尔命等，抗疟药有疟特灵等，妇科药有经便通、芦荟铁丸等[①]。除满足部队需要外，还远销平津、晋冀鲁豫、晋西北等地。

① 徐怀东，李雪梅，索贵明，等.抗战时期晋察冀军区的制药史料[J].时珍国医国药，2007（特刊）：78-81.

第三节

# 新四军根据地的中医药

随着国共合作，湘、赣、闽、粤、浙、鄂、豫、皖8省边界地区的中国工农红军游击队和红军第二十八军被改编为国民革命军陆军新编第四军，简称新四军。叶挺任军长，项英任副军长。新四军深入华中敌后，开展抗日游击战争，建立了苏中、苏北、苏南、淮北、淮南、鄂豫皖湘赣、浙东、江北等抗日根据地。

## 一、新四军根据地的中医药

1938年，新四军成立军医处，副处长戴济民懂中医药，部队也注意应用中草药。1938年5月新四军在竹沟开办了第一期医训班，主要教授西医，但也学习中药知识。学员之一高平阶回忆：

"为了克服药品困难，除节约使用西药外，还在当地采集、购买中药或用民间土方治疗。例如：针对疟疾复发率高的问题，为节省盐酸奎宁，治疗时用纯的奎宁药制成注射液，在发病前两小时静脉注射，以控制发作；也有用柴胡丸散等治疗疟疾。东征以后，还将甘草等研为末，在疟疾发作前的两三小时，倒入肚脐窝，滴一两滴醋，然后用膏药贴上，也有一定的效果。"①

1940年后，新四军相继建立了皖南、茅山、江北和鄂中等抗日根据地。由于卫生材料紧缺，军卫生部要求厉行节约，尝试将中药店出售

---

① 高平阶.参谋长动员我们来学医[M]//宿迁市新四军研究会.新四军中的"小鬼"们.南京：江苏人民出版社，2019：157.

的膏药原料买来加热熔化制成土制橡皮膏，并利用土药土方，如用芒硝代替硫酸钠等。1941年的卫生工作总结也强调"尽量采用中药，自己动手加工制作"[①]。1941年八旅政治委员吴信泉在《我旅过去工作总结与今后工作方针》的报告中提到，卫生工作中"注意了节省药材，创造了一些新方法，如二十四团用土草药治疗疮很有效，没有浪费卫生费用"[②]。1941年新四军一师二旅五团卫生队长陈海峰到三十八师学习了他们广泛使用中草药、针灸等经验，"立即在本团推广，开始自制和使用了多种中草药，用驴皮胶胶纸代胶布，利用猪油代凡士林，用中药元明粉代硫酸钠，用硇砂代氯化铔，自制了十滴水、痢疾丸（散）、复方龙胆酊、苦味健胃剂，以百部、贝母、远志等制成止咳散等。从而促进了我们重视学习中草药知识和中医知识"[③]。

1945年疾病流行，新四军包括三分区部队药品极度匮乏。卫生部长谈太阶让黄泽文负责办小药厂，土法制药。厂址设在天门县潘家沟一农民家中。黄泽文等装扮成农民，在根据地药铺采购大量中药，自栽薄荷草、桔梗等。谈太阶亲自向当地老中医请教中草药的炮制方法。黄泽文忆述：

"我们把缴获的鸦片熬开，把细草纸烤黄作滤纸过滤提纯，用作镇痛剂。又借用酿酒的原理，用大铁锅烧开水或煮杏仁，蒸汽上升遇盛冷水的白铁蒸溜（馏）器冷却，沿着天锅流下来，汇集一起制成注射用水或杏仁水。杏仁水用以止咳。我们还制取大量常山丸，发给各部队院所，并配以少量宝贵的奎宁丸，使猖獗一时的疟疾得到有效控制。

"盛夏，军队经常长途急行军，极易中暑。我们就用两块木板制成模具，取甘草、砂仁，煮沸去渣，放入樟脑、牛黄、冰片，加蜂糖调匀，倒入模具夹压成块，晒干包装，制成大量防暑药，发给战士行军

① 石文光，伏斟.新四军卫生工作史[M].北京：人民军医出版社，1991：326.
② 上海新四军暨华中抗日根据地历史研究会三师苏北委员会.苏北抗日根据地纪事[M].上海：华东理工大学出版社，1997：221.
③ 陈海峰.陈海峰影文集[M].北京：《中国医学理论与实践》编辑部，2002：737.

时服用，深受战士喜爱。此药俗称'八卦丹'，我们特意改称'行军丹'，并在模具上刻上'行军丹'三字，使每片都印上'行军丹'字样，成为战士们形影不离的救命'仙丹'。"①

新四军还协助地方政府进行防病治病，注重发挥中医药的作用。如第六师第十八旅兼苏中第一军区卫生部在1943年《三个月地方卫生建设初步总结》中建议：

"1. 动员与组织中西医这一社会力量在政府领导下，参加抗战活动，使其不致长期闲散在抗日民主政府之外。

"2. 逐步达到削弱和取消巫医、庸医，提高人民的科学知识，以淡忘迷信。

"3. 改善人民卫生状况，使人民之疾病能得到迅速而有效的治疗，扩大民主政府的政治影响……"

经调研，该地区有中西医约1 750人，中西医的比例约为6：1。地方政府已经组织了部分中西医参加抗日运动，组成了6个医学公会。对下一步工作提出：

"鉴于我们的人力财力，这方针应该是'动员和组织中西医在政府领导、协助下兴办医药事业，达到节省民力，帮助根据地的巩固与建设'，而不能是我们单枪匹马地干或代替。

"在业务上要逐步削弱取缔庸医、巫医，提高医师科学技术水准，使做到国医科学化，并且培养西医。"②

1943年，淮南行署卫生处在天长县召开了各县医务人员代表会议，成立了医学会，选举杨祝民为理事长。会议提议在各乡镇建立医疗合作组织保健堂。淮南行署发布《关于建立淮南医学会和保健堂的决定》，各县以下乡、镇，均陆续开设保健堂。关于保健堂的性质，汪道涵等描

---

① 杨子林.创业艰难百战多：新四军老战士黄泽文的战斗历程[M]//宜昌市新四军研究会，中国宜昌市党委史（地方志）办公室.烽火岁月：宜昌新四军老战士口述史.重庆：三峡电子音像出版社，2014：211.

② 石文光，伏斟.新四军卫生工作史[M].北京：人民军医出版社，1991：335.

述如下：

"这是党委支持、政府发起、群众自办的合作性质的医疗卫生组织。它的资金一是群众集资，每户出2元作为一股（有的户以粮食和鸡蛋折钱入股），二是由区合作社拨款。一般都是由热心的中医师主持。保健堂的宗旨和任务是为群众防病治病，同时担负当地机关、学校、民众的医疗任务。保健堂规定门诊、出诊不收费，药费比照私人药铺打8折至7折，困难户可以赊欠，抗属、烈属优先诊病取药，还免费为群众打预防针、普种牛痘、开展防病知识宣传等。保健堂服务态度好，药品货真价实，受到广大群众的信任和拥护。"①

在淮北，津浦路西根据地中心区藕塘镇设普济医院，开展中、西医门诊。津浦路东地区也设有较大的保健堂26个，两年来为群众诊治疾病60 151次。②淮宝、淮泗先后成立医药同仁抗日协会（简称医抗会）。1945年9月淮宝医抗会民众医院负责人何贯群、刘仁山曾组织全县中西医10人赴前线参加战地救护。

1944年7月，第二师卫生部在盱眙县张洪营为地方开办了新医进修班，方毅兼任班主任，宫乃泉、林震为副主任。招收了学生100名，分成12个小班，进修班教学内容以西医为主，提倡中西医结合。

在淮北，1944年疾病流行，第四师卫生部长齐仲桓认为可以组织农村中西医进行整训学习，以提高农村医生技术。他经过观察发现：

"农村医生中之中医西医，其相互间之门户界限，并不牢固。因为独占市场的能力，一般都不充足，少有都市里中医西医间存在着的相互排挤的尖锐的宗派斗争现象，相反的倒有截长补短彼此调剂的精神。如中医一般乐用奎宁治疟疾，针灸先消毒，施种牛痘预防天花等西医办

① 汪道涵，周原冰.淮南抗日根据地的政权建设[M]//上海市新四军历史研究会二师淮南研究分会.战斗在淮南：新四军第二师暨淮南抗日民主根据地回忆录.上海：上海文艺出版社，2005：463.
② 中共滁州市委党史研究室.淮南抗日根据地史[M].合肥：安徽人民出版社，2001：207.

法。西医一般也采取所谓有效的经验等等中医技术。"①

由此认为"把农村中医西医集中起来一起训练，共同学习一个同一形式的新事物，这并不会有宗派形式上不相容合的困难"②，于是1945年组织一次学习班，动员当地营业中西医生轮流集中到行署卫生处学习，第一期共40名，学习内容主要是地方常见传染病的诊断治疗和预防、卫生常识、种痘和预防注射等，学习时间为2个月，费用由政府支付。培训取得了较好的效果。

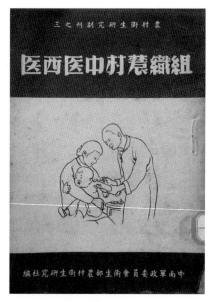

齐仲桓编的《组织农村中医西医》

## 二、中医"司令"吕炳奎

当代中医界都知道"中医司令"吕炳奎的故事。这一名称的来历，一是因为他在一九四九年担任卫生部首任中医司司长，是中医的领军者；二是因为他在抗战中戎马生涯的经历，当过真正的司令。

吕炳奎1914年出生于上海嘉定。幼年染病垂危，幸得走方郎中治好，于是拜嘉定名医汪志仁为师学医，20岁即挂牌应诊。吕炳奎弟弟吕炳兴回忆说，他很快医名远扬，经常出诊，"从不计较诊费和聘金，没有聘金照常出诊，贫困人家免收诊费，特别困难无力到中药店赎药的，大哥在处方上写明，要病家到外冈镇天和堂药店取药，药费记在吕炳奎

---

① 齐仲桓.卫生研究副刊之三：组织农村中医西医[M].武汉：中南军政委员会卫生部农村卫生研究社，1950：2-3.

② 齐仲桓.卫生研究副刊之三：组织农村中医西医[M].武汉：中南军政委员会卫生部农村卫生研究社，1950：9.

名下"①。当时出门行医主要靠木船，吕炳奎觉得摇橹太慢，还想办法在船上加装一个扳桨，以加快速度，同时雇请了四个船工，轮班载他出诊。

抗战爆发后，1937年底嘉定沦陷，国民政府军队败退，乡间一时进入真空状态，土匪流氓和散兵游勇拉帮结派，横行乡里。吕炳奎一家本来避难到常熟，然而父亲被溃军掳去，死在阳澄湖边。吕炳奎回到家乡，收殓父亲之后，仍照常行医出诊。同时为保护家乡，他变卖家产，购买枪支。由于吕炳奎在当地名望很高，他还告诉周围藏有枪支的朋友说："如果流氓来缴枪，就说是'吕先生'寄存的。""有一次流氓果真来杨甸地区缴枪了，群众告诉他们：'枪是有的，不过是吕先生的。'流氓就说：'吕先生是自己人，算了算了！'"②因此，群众更加拥护吕炳奎，多支民众自卫队都接受吕炳奎的领导。

吕炳奎一次出诊回来，听说有一支土匪队伍来骚扰，被自卫队赶跑，他担心土匪来报复，于是报告当时国民党第三战区派来组织后方抗日的一个"司令"邓敬烈，邓敬烈组织擒获了那帮匪徒。但在收取枪支与赎金后，邓敬烈将匪徒释放，这让吕炳奎十分气愤，觉得"我们冒着生命危险去战斗，结果什么也没有得到，反而与土匪结仇更深，使我们处境更加困难，我也无法再外出行医了"③。于是吕炳奎提出成立完全脱产的游击队，要求邓敬烈提供经费。同时由于对邓敬烈相当不满，开始逐渐接触共产党的地下组织。他领导的外冈游击队，表面上隶属于国民党，实际已暗中接受共产党的领导。

1938年12月底，吕炳奎部队看到一架日军通讯飞机掉落在望仙桥东

① 吕炳兴《为人民奉献一生的中医司令：思念我的大哥吕炳奎》，载于2005年上海市嘉定区政协文史资料编辑会编《嘉定文史资料：第22辑》，第191—192页。
② 吕炳奎《外冈游击队的诞生》，载于2005年上海市嘉定区政协文史资料编辑委员会编《抗日战争在嘉定：嘉定文史资料专辑之四》，第97—98页。
③ 吕炳奎《外冈游击队的诞生》，载于2005年上海市嘉定区政协文史资料编辑委员会编《抗日战争在嘉定：嘉定文史资料专辑之四》，第100—101页。

北周家村至冯家村间的麦田里，于是赶去拆下发动机并将飞机烧毁，这令邓敬烈后来受到了国民党第三战区的嘉奖。但吕炳奎部队第二天即遭到日军围攻，受到一定损失。于是，吕炳奎在中共地下党的支持下，到上海动员失业工人加入部队，并提出加入中国共产党。1939年4月，吕炳奎率部在方泰八字桥附近伏击了日军的汽艇，获得胜利。后来又在葛隆锡沪公路上拦截日军的运输车队，在徐行八字桥击退从嘉定、罗店、太仓等数路日军等，屡立战功。

不久，邓敬烈等密谋投靠日本，吕炳奎被叫去商量，吕炳奎假意说："你们知道我吕炳奎是不会做汉奸的，我也不回去了，只要邓司令给我一些钱，我在上海开业行医，部队也不管了，你们去管吧。"①趁对方不防备的时候吕炳奎设法逃脱。邓敬烈等接受日军收编，而吕炳奎率部队公开声讨邓。不久邓敬烈等大举进攻，外冈游击队损失严重。这时，新四军领导的江南抗日义勇军（简称"江抗"）一支部队来到附近，吕炳奎率部与其会合，并正式加入江抗，成为新四军的一部，同时被批准加入了中国共产党。新四军东进队伍消灭了邓敬烈部。此后吕炳奎历任嘉定江南抗日义勇军三支队副支队长、支队长，淞沪游击纵队政治部主任，嘉定县县长，三东地委书记，路南地委军事部长，浙东纵队司令部司令等职。

在战斗之余，吕炳奎不忘医术，吕炳兴回忆："部队转战各地，奔走四方，他爱和当地著名的中医师接触，切磋医学医术。在浙东、在苏中，新四军中许多人都知道，吕炳奎是一位很有造诣的中医师，不少将领患了病要请吕炳奎诊治。部队驻地有群众患病，他也乐意探望，开个处方。"②

---

① 吕炳奎《外冈游击队的成立及抗战初期的对敌斗争》，载于2005年北京新四军暨华中抗日根据地研究会编《中国抗日战争胜利的意义和思考：北京新四军暨华中抗日根据地研究会纪念抗日战争胜利60周年大会论文集：五》，第124—140页。

② 吕炳兴《为人民奉献一生的中医司令：思念我的大哥吕炳奎》，载于2005年上海市嘉定区政协文史资料编辑会编《嘉定文史资料：第22辑》，第197页。

## 三、"民抗"司令任天石

任天石（1913—1948），是新四军中另一位当过司令的中医。他原名任启生，江苏常熟人，出生于中医世家，自幼随父学医，1932年8月考入上海中国医学院。上海中国医学院创办于1927年12月，由名医王一仁、秦伯未、许半龙、严苍山等人执教，国学大师章太炎任首任院长。在这里任天石大大拓展了眼界，后来返回常熟挂牌行医。1936年，任天石父亲辞世，他回到家乡太仓沙溪设诊所，由于医术高明，声誉颇隆。朋友说："青年医生任天石在沙溪一开业，就诊人数就很多。当我去看他时，白天几乎没有交谈的时间。"①

任天石曾对友人黄本仁说，"既要做良医，也要做良相"，有条件做良医时，就尽心行医，有条件做良相时，就全力报国。"西安事变"后，任天石受到抗日救亡运动的影响，参加了常熟人民抗日救国自卫会，出资办读报室，宣传抗日救亡。1937年11月，日寇进犯常熟，1938年初，任天石组织了常熟人民抗日自卫队（简称"民抗"），后称大队，任天石任大队长，接受中共领导，在常熟一带打游击。1939年5月，江南抗日义勇军来到常熟，与"民抗"会师，后来主力部队西撤，任天石率一部仍留在敌后，成立"江抗"东路司令部，并任司令。

任天石这个司令，由于是中医出身，平时经常给军民看病，"作战时，他即是指挥员，又是战斗员，因其业医，更成为伤病号的医疗护理员"②，因此部下都不叫他司令，而称为"老天"，把他的部队叫做"老天部队"。1940年，新四军第二、第三支队副司令员谭震林来到常熟领导建立苏南东路敌后抗日游击根据地，任天石担任根据地抗日民主

---

① 黄本仁《回忆任天石烈士》，载于1987年政协江苏省张家港市委员会文史资料研究委员会编《文史资料选辑：第6辑》，第21页。

② 何克希《怀念任天石同志》，载于1985年中共常熟市委党史资料征集研究委员会办公室编《常熟革命文史资料：纪念抗日战争胜利四十周年专辑》，第134-135页。

政权的县委书记。长期在艰苦环境下斗争的谭震林，落下了多种疾病，"长了满身疥疮，还得了严重的肺病，经常吐血"①，任天石为他治疗，使吐血等症状大为减轻。谭震林后来开玩笑说："任天石同志是常熟人民的'天老爷'，在人民中的威望很高。"②

任天石一直在根据地领导抗日斗争。在解放战争中，他不幸被捕遇害，年仅36岁。但是他的传奇，已被写入戏剧。

京剧《沙家浜》中，新四军某部指导员郭建光带领十八名伤病员在沙家浜养伤，地下党领导人程书记化装成一个中医来到春来茶馆，他给孩子切脉诊病，断为"中焦阻塞，呼吸不畅"且"胃有虚火，饮食不周"，开处方交给阿庆嫂，令颇通医道的伪军刘副官不再怀疑，成功用处方传递信息。在《沙家浜》原著《芦荡火种》中这个过程写得更详细。"程书记"在《芦荡火种》中叫陈天民，他开方之后说："这一张秘方非寻常，定能脱险取出伤。共有草药足九味，味味重头药性强，防风水香与没药，当归天冬不能忘，最要紧，寄生红花与石蜜，村醪半斤赛高粱。若问此方妙何处？妙处全在药名上。"又交待："阿嫂，马上想法把药配来，浸在酒里，只能浸一夜，不能多浸，注意封口以防走气。"语带双关，暗示将防风、水香（泽兰）、没药、当归、天冬、寄生、红花、石蜜、村醪等药名第一个字连起来，正是"防水没，当天寄红石村"，加上"只能浸一夜"的提醒，暗示将伤病员迅速转移。

这些剧中人物、地点和事件，其实都有原型。那位中医书记的原型就是任天石，春来茶馆原型叫东来茶馆，据说，"著名剧作家崔左夫、文牧等为让剧中人名和原型人名有所联系，将夏光改成郭建光，任

① 中国新四军和华中抗日根据地研究会，浙江省新四军华中抗日根据地研究会，中共浙江省委党史研究室.谭震林百年诞辰纪念文集[M].杭州：浙江人民出版社，2002：96.
② 顾复生《怀念任天石同志》，载于1985年中共常熟市委党史资料征集研究委员会办公室编《常熟革命文史资料：纪念抗日战争胜利四十周年专辑》，第137页。

天石改成陈天民"①。事情发生在1939年，"江抗"主力北撤时，新四军第六团团长叶飞奉陈毅之命，从茅山出发，向苏州、太仓、昆山、青浦、嘉定地区挺进。因受国民党军队攻击，敌我实力悬殊，受到较大损失。时任作战参谋的夏光协助叶飞指挥作战，病倒在指挥所，被送到阳澄湖后方医院。阳澄湖后方医院实际上无房舍无病床，有36名伤病员隐蔽在芦苇荡，缺医少药。"张家浜的农民，为了不让外人发现，把他们分散开来，藏到各家的草垛里养伤。常熟'民抗'司令员任石天原来是中医，又找了两个过去的同行，来到张家浜帮伤病员们冲洗伤口、换药"②。后来，"县委负责人、'民抗'司令任天石通过东来茶馆老板吴广兴传递消息，使夏光在日伪军重兵扫荡沙家浜前，迅速组织伤病员安全转移"③。

也有些文章说"程书记"的原型是吕炳奎。不管是哪一位，都说明中医从戎，成为"司令"、书记等抗日领导，给人们留下了深刻印象。

① 肖时升.世纪青松：夏光[M]//中共江苏省委党史工作办公室.永远怀念沙家浜：百岁夏光纪事.北京：中共党史出版社，2012：249.
② 陆州.铁血争锋：中国人民解放军第二十军征战纪实[M].北京：解放军文艺出版社，2009：89.
③ 肖时升.世纪青松：夏光[M]//中共江苏省委党史工作办公室.永远怀念沙家浜：百岁夏光纪事.北京：中共党史出版社，2012：252.

## 第四节

# 解放战争时期的中医药

在解放战争时期，中医药是解放军后勤卫生中的重要组成部分。一些解放区的中医药事业得到了新的发展。

## 一、解放军部队中的中医药

1947年，刘邓大军千里挺进大别山，这是解放战争从中共的战略防御到战略进攻的一个转折。鲁之俊率晋冀鲁豫军区医疗卫生人员随刘邓大军行动，随着部队转战南北，进军西南，"卫生人员由于长期在北方，对南方疾病诊断治疗缺乏经验……为了迅速扑灭疾病，扭转困境，兵团党委号召，开展人马健康运动，克服无雨具及盛水器具的困难，用布和油布自制雨伞，以竹筒代替水壶，沿途设开水站，解决部队吃水困难。治疗上采用了土方与中药结合治疗，不到半月，即治愈了2.75万名病人中的2.61万多名"[1]。马琮璜要求各部队就近采集中草药，普遍进行预防性服药，再配以中药和针灸治疗疟疾[2]。鲁之俊还在部队中大力推广针灸治疗，"他亲自为纵队卫生领导干部传授针灸治疗技术，再由他们逐级负责对旅、团卫生干部直至连队卫生员进行培训，使针灸治疗常见病、时令病的技术迅速普及"[3]，据反映：

"卫生部副部长鲁之俊等同志一直积极倡导并传授的针灸疗法，在

---

① 中共北京市委《段君毅纪念文集》编辑组.段君毅纪念文集：上[M].北京：北京出版社，2009：443.

② 朱贵平，蒋二明.开国将军中的安徽人[M].北京：新华出版社，2009：116.

③ 汪丝益，鲁崎唔.鲁之俊与针灸[J].中国针灸，2006（11）：809-813.

大进军中确实起到了神奇的疗效。这是十分使人高兴的。三兵团的报告中说：'有些病用药无效或无药可用时，用针灸疗法确能收到部分的疗效。十军用得较广泛。兵团直属卫生科使用针灸疗法收效颇大，治愈了部分服药不奏效的疾病。'[①]

鲁之俊还编写了《针灸讲义》，其中对某纵队全年针灸治疗17 514例情况进行总结。据他回忆，当时各纵队有不少统计材料，可惜后来只找到这一份。他和齐仲桓曾经考虑过组织"针灸"通讯，以多方收集病历。但因战争任务紧张而作罢[②]。

各路野战军在行动中会遇到各种各样的困难。曾在东北作战遇到冻伤问题的东北野战军和第四野战军卫生部长孙仪之回忆说：

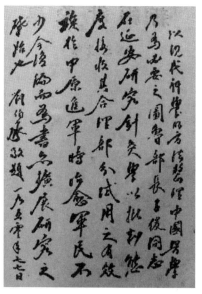

刘伯承为鲁之俊《新编针灸学》题词

"在第一次下江南以后，我们总结了防冻经验，加强了部队预防冻伤的管理，进行了防冻的卫生教育，也采取了一些简便易行的防治冻伤的办法，如冻伤后用酒擦或用辣椒水洗泡，或用桑寄生叶熬水漫泡等，已经破溃的则用冻伤膏。这样，在第二次、第三次下江南时，冻伤发生的数量就少了些，程度也轻了些。"[③]

1949年大军南下时，在安福地区遇到疟疾流行，发病率急剧上升，"医务人员还采取土洋结合的办法，千方百计寻觅偏方和采集中草药。一三一团卫生队长杜希良还研制了'涩拉秧水'和'郁金丸'等药

① 中共北京市委《段君毅纪念文集》编辑组.段君毅纪念文集：上[M].北京：北京出版社，2009：443.
② 鲁之俊.新编针灸学[M].重庆：重庆人民出版社，1956：3.
③ 孙仪之.解放战争时期野战卫生工作的回顾[J].人民军医，1983（2）：8-11.

剂"[1]。但当时总体上没有特别好的办法，有的部队只能暂停行军进行休整。

1949年初，党中央驻西柏坡时，当地发生白喉流行。为了防止疫病影响，除了采取一般防护措施外，时任石家庄市市长柯庆施找到一位以善治白喉闻名的中医大夫聂文奎前往西柏坡，"第二天就开始为毛泽东和其他中央领导以及贺龙、杨献珍、朱良才等等进行预防治疗，就是用一支特制的黄铜细管，挑起适量配制好的药粉，轻轻吹入咽喉部位。当时周恩来还风趣地对聂文奎说：这是你发明的吹风疗法啊，真可谓'口到病除'了！给毛泽东治疗安排在工作的休息时间进行，每次吹完防治白喉的药后，还为他号一下脉，以诊断毛泽东的健康情况，总共不超过10分钟。看病时毛泽东总是自己点燃一支香烟，并给聂大夫一支，两人各自吸着，号完脉，毛泽东总要说声：谢谢。聂文奎的这种预防治疗，一直持续了16天。最后一次为毛泽东把脉时，毛泽东跟他聊起了家常。毛泽东说：'感谢你到这里为我们治病。'"[2]

## 二、解放区的中医药

在各个解放区，原来的中西医合作措施得到巩固和发展。

### （一）西北地区

1947年，国民党胡宗南集团数十万军队向陕甘宁边区发动进攻，一度占据延安。1948年胡宗南部队撤退时，城乡遭到严重破坏，疫病在居民中流行。中共西北局于7月12日发出"扑灭时疫紧急指示"，随后边区政府主席林伯渠要求各级政府进一步抓好防疫工作，他表扬"安塞招安保健药社医生郭连玉，根据病疫的流行随时到各区防治；子长医生白志耀和郭文光，不分昼夜与远近热心出诊"等，进而要求：

① 秦基伟.秦基伟回忆录[M].北京：解放军出版社，2007：262.
② 河北省政协文史资料委员会，河北省档案局.毛泽东与河北：下[M].石家庄：河北人民出版社，2006：328.

"首先，立即动员组织当地民间中医下乡防疫治病，一方面教育中医自动寻找病人，为病人服务，一方面减少中医在服务期间的战勤负担，并酌情解决其家庭困难，同时迅速审慎配制在实际治疗中被证明的各种有效单方，无代价发给患病群众服用，其费用如当地政府无力负担，可呈报各个专署向边区卫生署报销。各地保健药社更应团结与说服各个私营药铺，减价或赊账为患病群众卖药，严格取缔乘机抬高药价的不法行为。"①

边区政府组织中西医生下乡，配制有效丸散，奖励各地药铺发售，并派出12个医疗队辗转10余县，协同当地医生救治3万余人。经过8个月努力，使疫病于1948年8月基本停止。1948年12月28日，《陕甘宁边区政府关于开展1949年防疫卫生工作的指示》中指出："恢复与发展整顿各地人民保健药社，纠正单纯盈利观点。""广泛地利用与发挥中医的效能，成立各分区县的医药研究会或医药研究组"，②发挥中医在防疫治病中的作用。

### （二）华北地区

晋冀鲁豫边区的太行区在1946年建立太行医院，其中门诊部以中医中药为主。1947年4月在门诊部的基础上成立太行卫生社，主要负责供应各县区的药品，同时开设门诊。门诊少时医生下乡出诊，"依托药社，协同村干部，会同当地医生给群众诊断治疗，开处方。在有药社的村庄就地吃药，没有药社的村庄到卫生社取药"。1948年又成立制药股，"在三月之内，即创制出中西二十四种药来"，其中：

"1. 拿西药原料，配制注射针，现正装制七种，出售特别快。这说明在药品上是需要的。

"2. 拿上中西药配制成药粉的有八种。

① 陕西省档案馆，陕西省社会科学院.陕甘宁边区政府文件选编：第12辑[M].北京：档案出版社，1991：350-354.
② 《新中国预防医学历史经验》编委会.新中国预防医学历史经验：第1卷[M].北京：人民卫生出版社，1991：201.

"3. 拿中药，经过蒸馏而提出药来，制成特效注射的一种。

"4. 制中药的丸、散、膏、丹的十余种。

"5. 买购中药切成片子，约有三十余种，一年制过一千百二十斤。"①

1948年太行区疫病流行严重，当地发挥中西医合作的作用，有效控制了疫情：

"在一部分旧区与新区群众经济困难条件下，运用了中医针灸单方治疗法、西医的隔离清洁预防法，补救了药品上的困难；使用药品曾采取中西医合并的方法，互相调剂，减少了中西单治的困难。这些都是我们创造的经验。……药社应该吸收大量山产药材，一面组织输出，换取川广药材，调济药品，另一方面创造土产药材，改造土产药材，使之今后供能应求，有利开展社会卫生运动。"②

根据中共中央的指示，1948年9月在原晋察冀边区政府和邯郸晋冀鲁边区政府的基础上建立了华北人民政府。华北人民政府在施政方针中建议：

"必须推广卫生行政，欢迎医务人才，团结中西医，提高中医的科学水平，增建医院，增进医药设备，培养妇婴医务干部，有计划地施种牛痘和进行可能的卫生防疫工作，减少人民的疾病和死亡。"③

朱琏任华北人民政府卫生部副部长，并开办华北卫生学校，开设针灸课程。她在《新针灸学》序言中说：

"一九四八年冬，前华北人民政府批准我办一个实验性质的学校——华北卫生学校，内分四个短期训练班：医生班、妇婴卫生班、助

---

① 太行革命根据地史总编委会.太行卫生社[M]//太行革命根据地史总编委会.太行革命根据地史料丛书：第8册：文化事业卷.太原：山西人民出版社，1989：692.

② 太行革命根据地史总编委会.十个月来太行区的社会卫生工作：1948年[M]//太行革命根据地史总编委会.太行革命根据地史料丛书：第8册：文化事业卷.太原：山西人民出版社，1989：698.

③ 中央档案馆.晋察冀解放区历史文献选编：1945-1949[M]北京：中国档案出版社，1998：501.

产班及针灸班。学员大都是三年以上的
医务人员，中西医都有。……各班都有
针灸课。针灸班则除主课针灸外，还教
生理卫生、细菌、解剖、病理、诊断等
课，以及预防接种等技术操作。针灸课
由我任教，教材是临床编写的提纲，现
讲现记录。

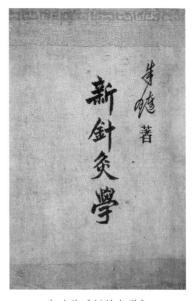

"当时同学们在学习过程中，很
快就把中医以为西医只懂外科、西医认
为中医没有作用，以及互相敌视的思想
打破了。中西医学员之间互相交流了经
验，并且充实了讲义的内容。"①

朱琏著《新针灸学》

学员中有当时任生理教员的王雪苔（1925—2008），后来成为著名
针灸专家。

### （三）东北地区

在东北，1946年大连解放，11月大连市、旅顺市、金县相继建立了
中共领导下的民主政府。鉴于大连的特殊情况，大连市政府在中医管理
方面参照国民政府及原日伪时期的一些管理措施，颁布了"国医考核暂
行办法"，规定经考核合格的中医发给国医证书，准予开业。原大连市
"汉医研究会"改组成为"国医公会"，由周鸣岐任会长，谷铭三、孔
抒堂任副会长。另外还成立了国医研究委员会，据记载国医公会224人，
国医研究委员会120人，此外药业公会有176人。②

1947年旅大地区首届各界人民代表大会在旅顺市召开，成立关东
公署。1949年，关东公署卫生厅颁布了"旧医营业暂行办法和考试规
定"，聘请20名中医成立考试委员会，由谷铭三任主任委员，孔抒堂任

① 朱琏.新针灸学[M].北京：人民卫生出版社，1954：16.
② 大连市史志办公室.大连实话报史料集[M].大连：大连出版社，2003：351.

副主任委员。但此考试有许多限制，组织时"对中医师试题主张以科学立场出题，推翻五运六气老一套""中医师、中医外科、中药士等出题，大都是选用与近现代医学相吻合者为标准，故于解题时，须说明答题态度，不可用五运六气，妄谈空论"①。此次考试计有151名中医领到考试合格证书，另有复县、新金县、庄河县等北三县经东北行政委员会卫生局对中医进行了中医甄别考试。旅大地区根据考试和甄审结果共录取了324人。②

1946年8月成立的东北行政委员会，是东北解放区的民主政权。1947年东北行政委员会民政委员会下设卫生处，贺诚兼处长。1948年东北行政委员会卫生部成立，贺诚任部长。1949年东北人民政府成立，下设卫生部，王斌任部长。当时东北卫生的主要任务是保障解放军后勤卫生以及加强防疫，没有实施中西医合作、医药合作社等政策，也没有吸收中医进入卫生系统，仅对原有医务人员进行登记审查。据1949年统计，有医师（西医）1 693名，中医师1 833名。③

---

① 邓广仁.从东北卫生部档案中看王斌思想的危害[J].中医杂志，1955，1（8）：3.
② 李学文.大连市卫生志：1840-1985[M].大连：大连出版社，1991：140.
③ 武衡.东北区科学技术发展史资料：第5册：解放战争时期和建国初期：医药卫生卷[M].北京：中国学术出版社，1988：81.

## 第五节

# 中医地下工作者

在战乱时，医药对于交战双方以及普通百姓来说都是非常重要的，因此，医生或药店的身份有时相对中立。在抗战及解放战争期间，不少中医药人在敌后以医药身份为掩护，开展抗日和革命工作。

## 一、英勇献身的烈士

在艰苦而残酷的地下斗争中，一些从事中医事业的党的地下工作者献出了自己的生命。这里仅列举数例。

### （一）杨则民

1936年前，杨则民在浙江中医专门学校任职并著书。1936年，爱国将领国民党61师师长杨步飞回家乡诸暨探母之际，出资设立南屏小学。杨则民辞去浙江中医专门学校的教职，受邀回诸暨主持建成学校并操办校务。抗战爆发后，他聘请共产党员及进步人士任教，使该校成为诸暨西乡抗日救亡活动的基地之一。同时，还积极参加诸暨党组织领导的抗日救亡活动，为诸暨抗日自卫委员会举办的暑期小教训练团学员讲授唯物主义辩证法，为《抗战知识》刊物撰写宣传抗

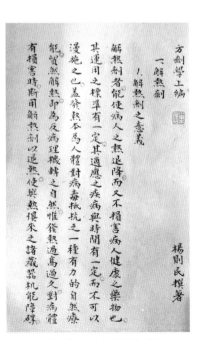

杨则民著的《方剂学》讲义

日的文章。

杭州沦陷后，南屏小学停学，杨则民留校看守，埋头著书，并为乡民诊病。1944年5月，新四军金萧支队在诸暨南屏乡活动，杨则民动员他唯一的徒弟张文耕去金萧支队后方医院工作。1945年6月，路西地区也成立了抗日民主政府，杨则民担任家乡小西区的征粮委员，积极为新四军浙东游击纵队征集军粮，并受邀准备去路西后方医院工作。此时抗战胜利，但国民党诸暨县长密令拿办杨则民。于是他避居桐庐，同时与新四军浙东主力北撤后留下坚持斗争的人员取得联系，为他们做联络工作，提供情报、粮食，并为他们治病。

1948年，杨则民受党组织委托，专程到上海去作时任国民党上海警备区副司令杨步飞的工作，后来国民党败逃台湾时，杨步飞留在了大陆。1948年7月，杨则民回到家乡，受游击队之信前去劝阻杭州青帮头子杨松山出任国民党诸暨勘乱队队长。但在7月13日，被国民党草塔警察所派人杀害。

杨则民一生追求进步，同时为中医学做出了突出贡献。他曾说："吾不能任卫国之重，顾可负卫民之责。但使先民医术从吾手而益新益精，此亦丈夫所负事也！"1985年他被浙江省人民政府追认为革命烈士。

### （二）冯天心

冯天心（1910—1944），浙江余姚人。1921年他去上海投亲，1925年得名中医刘仲华收为徒弟。他刻苦好学，掌握了较好的医术。1939年冯天心回到家乡，以行医为业。

1941年侵华日军占领余姚城区。新四军浦委委员朱人俊等率秘密控制的五十团第二、第三营各一部及该团第二期干训队共350多人到达浙东，对外番号是国民党"鲁苏战区淞沪游击队暂编第三纵队"（简称暂三纵）。冯天心受到影响，投身于革命事业。他被选举为临山区农会副干事长，发展农会闹革命，进行减租减息等斗争。

在反"扫荡"、反"蚕食"斗争中，余上姚北地区争夺乡镇政权斗争剧烈。1943年，临山镇长庞则尧接受了日伪"蚕食"的计划，秘密准备成立"七乡联合办事处",为日伪服务。冯天心与兰塘乡长杨蕴苏收集证据,向余上县委揭发,镇压了庞则尧。1943年11月,日军包围了兰塘,抓住了冯天心和杨蕴苏的弟弟,残酷刑讯。在狱中,冯天心坚贞不屈,他委托前来探望他的妻子三件事:一不要用钱保他;二要设法把藏匿的名单和文件交给组织;三要照顾好老母亲和幼小的子女。后来杨蕴苏也被捕。1944年1月,日寇将冯天心与杨氏兄弟一起杀害了。

### (三)李雪舟

李雪舟(1914—1947),上海浦东人。小学毕业后,教过私塾。1933年,拜名中医吴友斐为师,学医期间接触了中共革命思想。他的表姐夫鞠耐秋和表哥吴建功都是中共党员。李雪舟满师后,回到家里开设诊所。上午在家为病人诊治,下午则带着药箱,骑着自行车出诊,深受群众欢迎。他原来学的是中医内科,后来自学了中医外科,研制了外用药"万应退消膏",疗效显著,又撰写了《妇科杂症》。

全面抗战初期,各种学校都停办了。李雪舟积极出面奔走,办起了一所"振华小学",招收了60多名农家子弟来上学。1943年李雪舟又创办了一所"东明小学",后来成了中共地下党活动的一个重要场所。

1944年秋,李雪舟通过了中共南汇东南区委的考察,被吸收参加革命工作。他利用行医做掩护,白天为人诊病,晚上开展革命活动。他的家成为中共地下党及其武装部队的联络站,部队伤病员也送到他家治疗。他又联系当地10多名知识分子,以"文化研究社"为名义,组织抗日团体,并担任该社主任。文化研究社社员不定期聚会,学习毛泽东著作,阅读中共抗日战报,编写印发张贴抗日传单。李雪舟还组建了一个三人秘密武装小组,并担任了组长,搜集敌伪军的情报,暗中开展锄奸斗争。李雪舟借看病的机会,配合新四军浦东支队代表说服伪乡长、贩卖私盐的武装头目吴阿乱多次帮助抗日武装力量筹措弹药,护送伤员到上海就医。1945年,李雪舟引导农民组织起来,建立了惠东乡农民协会,他被推选为主席,组织抵制派捐、派粮,开展抗捐、抗税、抗粮、抗丁斗争。

抗战胜利后，李雪舟仍以行医为掩护，支持中共地下党的武装斗争，并以出诊为掩护为党组织传递情报。他的出诊药包有一个夹层，情报放在夹层里。1947年不幸被捕而牺牲。后来人们发现他为新四军所筹款项不少是以他个人名义借来的，他的妻子变卖家产、省吃俭用才还清。1949年李雪舟被人民政府授予烈士称号。①

## 二、各地的地下工作者

抗战时期，沦陷区的一些中医药人士，受到中国共产党的抗日主张影响，在地下支持抗日斗争。有的还成为革命者，为新中国成立做出了积极贡献。

### （一）崔月犁

崔月犁（1920—1998），原名张广胤，河北深县人。13岁小学毕业后到束鹿县位伯镇中西医院当学徒，从小熟悉中医中药。3年后，到安平耀西医院帮忙。该医院是中共党组织的交通点，崔月犁在此接受了进步思想，1937年6月参加革命，同年10月加入中国共产党。1938年在河北深县抗战学校民运院学习，毕业后留在校医院，并任支部书记、指导员。1939年2月进入晋察冀抗日根据地中共中央分局党校学习，后留校当医生，兼任学校机关党支部书记。据狄子才回忆：

> "当时我是分管分局机关这些打游击的二百多人的行政事务，曾多次去党校找崔月犁同志来给病号看病，分局机关的同志们都称赞崔月犁大夫真好，可帮了我们这些病号的大忙。"②

1941年反"扫荡"时，伤病员很多，崔月犁积极治疗，党校复课时，晋察冀北方分局组织部副部长刘仁当面对崔月犁讲："月犁同志在这次最残酷的反扫荡战斗中，为党出了力，为救治伤员立了功，我代表

---

① 上海市双拥办.上海革命功臣故事[M].上海：文汇出版社，2015：122-125.
② 徐书麟.月犁：崔月犁自述及纪念文章[M].北京：中国中医药出版社，2002：262-263.

组织上谢谢你！"①

1943年1月到中共中央分局城市工作委员会工作，同年3月被派往北平、天津地区从事地下党工作。他任职北平骑河楼中西医院，以医生职业为掩护开展地下工作。崔月犁回忆：

"我在北平站住了脚跟之后，在完成长期埋伏的同时，白天在中西医院当医生，看门诊，业余时间开展地下工作。这时我同晋察冀城工部保持着比较密切的联系，如我每隔三四个月就回根据地去汇报工作，听取指示。"②

1944年崔月犁发展该医院院长郑剑庵入党。抗战结束后，郑剑庵把该医院的全部设备送到了晋察冀分局城工部。每半年回一次根据地汇报工作。

抗战胜利后，崔月犁化名李士英，进入北平同仁医院当大夫。同仁医院成为了地下党的联络点。崔月犁先后任北平学生工作委员会委员兼秘书长、职员工作委员会书记，曾作为共产党正式代表，为争取傅作义将军起义和北平的和平解放与傅方会谈。

### （二）郭子化

郭子化（1895—1975），江苏邳县人。早年就读于省立徐州第七师范学校，1919年响应北京五四运动的学生爱国运动，被推选为徐州学生联合会会长。1920年夏参与成立马克思学说研究小组。1924年春在北京加入国民党，1926年加入中国共产党，参加了北伐战争。

第一次大革命失败后，郭子化在家乡秘密进行地下工作，任中共安徽省泗县县委组织部长兼马厂区委书记、中共泗县特委委员。1930年8月，他领导发动泗县农民暴动，失败后转至沛县任教。1931年任中共永城县委委员兼组织部部长，后兼薛湖分区委书记。1932年8月，郭子化被

---

① 徐书麟.月犁：崔月犁自述及纪念文章[M].北京：中国中医药出版社，2002：263.
② 崔月犁.两年多的北平地下抗日斗争[M]//政协北京市委员会文史资料委员会.抗战纪事.北京：北京出版社，1995：239.

委任中共枣庄区委书记到山东枣庄煤矿从事地下工作。

在从事地下工作时，郭子化多次以中医身份作为掩护。据他回忆，1928年来泗县，"我考虑我不会做生意，上私塾时读过《药性赋》，懂得中药，如果能找个老中医合伙开药铺还可以干"，后来跟一位方姓中医合伙开业。到薛湖时，郭子化跟刘屏江同志商量从事职业的事，仍以医药为业：

"想了很久，我说我会看个小病，如能设法开个小药铺，自己看病自己抓药也行。……刘屏江送我到邵常庄，庄长邵义帮助借了两间房，又用土坯支起药架。我回到薛湖集，由刘屏江帮助批了十几元的药材，我就看病卖药。开始本村和附近数村来看病的人多，认识一些人……"①

1932年到枣庄后，他住在客店中，店主妻子患血崩，生命垂危，经郭子化救治成功。店主对他十分感谢，帮助他在枣庄开设药铺，1933年又扩大为"同春堂"药店，一直以行医为掩护开展工作。

1935年2月郭子化主持成立中共苏鲁边区临时特别工作委员会，"同春堂"药店成为了临时特委机关。后来又在临沂开设天德堂药店，在费县开设广德堂药店，在滕县的徐庄、北辛庄开设元德堂和乾德堂药店，牵头成立特委的外围组织——枣庄药业公会。又吸收了枣庄街上一家西医医院广仁医院的负责人褚雅青入党，使医院成为地下党住宿和议事点，后来成为特委机关联络站。党组织又成立中西药品运销合作社，医药事业可以说经营得越来越兴旺。后来郭子化被以前认识的叛徒发现，带到了徐州，但郭子化坚持说早已不问政治，专心行医，由枣庄药业公会出面担保，得以脱险。他立即召开紧急会议，将特委机关迁到山里，同春堂药店、广仁医院等修改往来关系，避免被发现相互关系。1938年日军侵占枣庄，广仁医院被迫中止。

---

① 郭子化.郭子化自传：节录[Z]//中共永城县党史资料选编：第1册.商丘：中共永城县委党史资料征编办公室，1988：88.

1937年，郭子化奉命赴延安。不久中央批准他任中共苏鲁边区特委书记。全面抗战爆发后，任中共苏鲁豫皖边区特委书记。他赴徐州与李宗仁联系，经李宗仁允许在徐州设立了办事处，并被聘为第五战区民众总动员委员会委员。后来成立鲁南人民抗日义勇队第一总队，开展抗日斗争。

解放战争时期，郭子化曾任中共中央华东局委员，山东支前委员会主任，华东支前委员会主任等职。1948年9月任济南特别市市长。

### （三）同仁堂乐氏族人

北京同仁堂是全国知名中药号，由乐氏家族创办。到民国时期乐氏家族的药业形成了众多分支，包括达仁堂、乐仁堂、济仁堂等。抗战时同仁堂在北京继续营业，不时要应对日寇的骚扰。而此时，乐家的子弟中，有的暗中投身了地下抗日。其中达仁堂五股东之一、乐达仁的侄女乐倩文，加入了北平抗日杀奸团。这是一个由爱国中学生组成的地下组织，经常开展刺杀汉奸活动，乐倩文经常参与活动。1940年7月7日，日伪《新民报》编辑主任吴菊痴被"北平抗日杀奸团"成员冯运修枪击身死，引起日伪军警全城大搜捕，乐倩文等数十人均被逮捕。好在乐家积极营救，花了一大笔钱财，请北京警察局局长向日本人说项花钱，才将其救出。被捕者有16人分别被判处无期徒刑和10年、5年、3年、1年有期徒刑。而冯运修在抵抗搜捕时牺牲。

乐家另一支族人乐元可、李铮夫妇，则在暗中成为了中共地下组织的"金库主任"。乐家规定，同仁堂字号要由全族共管，乐氏分支允许另外开店，但不准用"同仁堂"的字号。乐元可这支开设永仁堂。他的表弟杨宁在抗战时去延安参加了枣园地下工作人员训练班，受派遣回到北平开展地下工作。在他影响下，乐元可夫妇参加了地下工作，他们家成为地下工作者开会和活动的基地，"在抗日战争和解放战争期间，乐元可夫妇了解到解放区缺乏药品时，就通过从解放区来的交通员，送去了不少同仁堂的名贵药品……这些良药都是由乐元可亲手批发，而且多是免费的"①。李铮曾回忆说：

"我们常帮李才买药品送到解放区去。解放区的同志得了老寒腿，能喝上同仁堂的虎骨酒，得冠心病的人能吃上'牛黄清心'，幼儿园里也有了'至宝锭'。"②

后来在解放战争时期，乐元可夫妇成为中共地下党经费的保管者。当时地下党负责人认为有乐家铺子挡风，他们家里放点钱，别人不会起疑心。在他们家存放了五千元美金和一批金砖、金戒指。"北京地下党的活动经费是由社会各阶层人士中党的同情者资助的，以黄金、美钞为主，每一笔少则几十元，多则几千元、几万元。李铮同志每笔都一一登记，收入与支出详细记载，一丝不苟。"③组织用钱时，李铮就送去，有要存放的钱，也是李铮去取，所以李铮有"金库主任"之称。乐元可经常兑换黄金，还引起乐家兄弟的猜疑。一九四九年后同仁堂公私合营，乐元可夫妇主动放弃领取股息。

### （四）上海益友社

1938年中共上海地下组织领导面向各行业职工成立了一间"益友社"，创办了益友业余补习学校、益友图书馆、益友诊疗所，并开展歌咏、话剧等文娱活动，支持工人运动，暗中还采购军用物资等输送后方。1941年太平洋战争爆发后，日军占领了租界，益友社为了避免引起日军注意，需要更换组织形式。于是联系到时任徐重道国药号总经理及国药业公会主席的胡士高，来担任益友社的名誉理事，后来担任理事会主席。

上海徐重道国药号由著名中医师徐之萱创办，在上海滩以首创"代客煎药，送药上门"闻名。药号专门雇佣30多名工人，穿着徐重道国药

---

① 谢雪华.地下"金库主任"，载于1992年中共北京市东城区党史研究室编《东城地方革命史话》第167-173页。

② 李铮.我曾当过"金库主任"[M]//英文中国妇女编辑部.当我年轻的时候.石家庄：河北人民出版社，1982：123.

③ 安冠英.同仁堂传人乐松生[M]//北京市政协文史资料委员会.北京文史资料：第55辑.北京：北京出版社，1997：141.

号标志服，背袋携箱骑车飞驰收方、送药，将煎好的汤药装入专用保暖瓶送到病家手中，并随药奉送"滤药器""过药糖"，深受病家欢迎。抗战爆发后，上海很多地方设立了难民救济所。徐重道国药号承担了玉佛寺、金司徒庙、四明公所等十几个难民所、几千个难民的生病配药代煎等业务，虽有慈善救济性质，也是一笔很大的生意，名利双收，业务得到继续发展。药厂在上海沦陷期间，虽然不得不接受日伪管理，但也暗中支持地下抗日团体。对于胡士高，党组织分析：

"胡本人既属民族资产阶级，又是中医师，我们就请他担任益友诊疗所的实际医务工作，并进一步选他为理事会的主席，以应付日伪当局……各理事在席间纷纷表示坚持办社，决不退缩，胡士高的态度也比较明朗。"①

于是，"益友社"由胡士高等社会知名人士向敌伪机关登记立案，"表面上接受敌伪机关的控制，实际上'伪而不化'，仍然在共产党领导下开展隐蔽的抗日活动"②。在益友社的基础上地下党组织还成立了上海药剂生联谊会，主要由西药房的药剂生组成，为向新四军捐助药品和经费做了不少工作。

### （五）邓铁涛

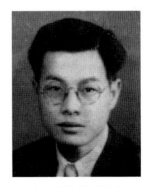

邓铁涛（1916—2019），广东开平县人。抗日战争中，在广东活动的东江游击区（东纵）、珠江游击区（珠纵）和北江特委等系统，都在广州设立有地下联络点或交通站，为部队输送人员、文件，购买医药用品，搜集敌人军事、政治情报等。他们为了安全，都是单

青年时期的邓铁涛

---

① 益友社史料编写组.益友社开展统战工作[M]//中共上海市统战部统战工作史料征集组.统战工作史料选辑：第1辑：上海文史资料专辑之一.上海：上海人民出版社，1982：110-119.

② 沈以行，姜沛南，郑庆声.上海工人运动史：下卷[M].沈阳：辽宁人民出版社，1996：243.

线联系。其中，东纵的一个广州联络站，就建在今日国医大师邓铁涛当时工作的药店里。

1938年，邓铁涛刚刚从广东中医药专门学校毕业，就遇到了战乱，只得随行医的父亲迁到香港。在香港，邓铁涛先在小学教书，不久又与几位同学一起创立了一所"南国新中医学院"，传授中医。在这期间，邓铁涛由于爱好文艺，参加了中华全国文艺界抗敌协会在香港组织的"文艺通讯社"的活动，这是党的外围组织，培养港九文艺青年，同时宣传抗日。他的一位朋友谭军在他影响下也加入了文艺通讯社。后来，谭军参加了东江纵队，成为文工团副团长。

1941年底，香港沦陷，邓铁涛一家生活陷入困顿。而这时广州的药业有所复兴，药材行记述："迨民国三十年（1941年），香港告陷，日敌鱼肉侨商，极为惨酷，而广州伪府假行仁义，延揽民心，而越（南）、沪船艘亦有些来往，故港中行号多渐渐移设广州。所以当夫卅一、二年间，本行由十余间增到百余间，可谓一时之盛。"①为了生计，邓铁涛携家回到广州，在太平南路药材店坐堂应诊。

此时，谭军在香港做地下工作，组织说部队很需要革命理论书籍，希望谭军帮助收集。谭军颇觉难办，"我忽然想起以前读书会的老伙伴邓铁涛，他是个中医生，又是我的启蒙老师，他几大书柜的革命理论书籍还完整地保存着，隐藏在一家工厂的仓库里。但他人在广州，我便用'暗语'写信到广州向他索取，他欣然答允，立即寄来介绍信让我去取书"②，就这样谭军完成了任务。

广州沦陷初期，中共组织撤离到香港。香港沦陷后，地下工作的重点又再度回到广州。1943年，中共决定派一批同志到广州建立地下领导机关。但是想在广州站住脚，需要有合适的职业作掩护，并且能生存

---

① 旨冬.南北药材经纪业沿革略谈[J].药业月刊，1947（1）：4.
② 谭军《在香港隐蔽的日子里》，载于1997年两广纵队文工团征尘录编委会编《征尘录：二》，第75页。

下来，组织上同样也想到了中医药。中共地下工作领导人梁广等在广州十三行开设了一家"华昌京果药材行"，梁广同志回忆说："这间药材行既是我的职业掩护，也是当时广州地下党的领导机关。"[1]

而谭军回到部队后，奉东江纵队司令部之命来广州建立秘密交通站，也想到了在药店坐诊的邓铁涛。此后，经常有地下工作者以看病为名，到他坐堂的地方接头。他还不时陪东江纵队来的一位乔装打扮的女同志上街购买游击队需用的物资，存在自己家里，等游击队派人来取。在邓铁涛的启发下，又有一个十三行药材店的少东家冯杲也加入了地下交通站的工作，后来冯杲还到东江纵队担任外文翻译。对于这一段经历，东纵地下交通站的负责人彭会回忆说，邓铁涛和冯杲所在的两处药材店，"因为看病和抓药更便于接头"，"起过很多的作用"[2]。

### （六）单先麟

单先麟（1914—2010），原名单厚康，湖南省平江县瓮江乡人。大革命时期参加当地工农运动并当选儿童团团长，后举家迁往长沙。中学毕业后，当过一段时间工人。1935年到湖南国术训练所师范班求学，毕业后任平江国术馆馆长，又兼通中医。同年与任弼时的妹妹任培辰结婚。全面抗战暴发后，1938年，他被送到国民党陆军军官学校长沙分校第二期学员班学习。1939年秋到湘阴，在国民党陆军第九十五师任技术教官兼中医师。1941年任耒阳保安训练所区队长兼国术教官，并在耒阳开设竹益堂中医诊所。他研制了疟疾丸、治疥灵、消炎液等成药，效果灵验。后来他又出任平江县警察局长。平江沦陷后，他组织国民抗敌自习团警察大队，开展对日游击战。1944年曾击毙日军中支派遣军8105部队岗根大队长小林兴吉祥等人。抗战胜利后，出任平江县县长。

单先麟一直与任弼时派来的地下党有联系，暗中营救被俘伤员。

① 梁广《沦陷时期广州地下工作片断》，载于1985年中共广州市委党史研究委员会办公室编《沦陷时期广州人民的抗日斗争》，第7页。
② 彭会《东江纵队驻广州地下交通站的回忆》，载于1985年中共广州市委党史研究委员会办公室编《沦陷时期广州人民的抗日斗争》，第78页。

1945年，八路军南下支队进入平江，有几个伤员被俘，在单先麟协助下被营救出去。单先麟担任县长后，没有执行围剿命令，而是护送八路军南下支队北上，因此他遭到查办，急忙与妻子连夜逃离。原计划去延安，后按任弼时建议未去。辗转各地后，1948年底到达北平。中华人民共和国成立后单先麟回到长沙，开办长沙市红十字会中医门诊部，以善用大方、重剂为特色。单先麟1997年获"全国老有所为奉献奖"，1999年被中宣部确定为"99重阳节"全国重点宣传的四位老人之一。

第三章

社会主义革命和建设时期

1949—1977

中华人民共和国成立后，在开展社会主义革命和建设的过程中，对中医的现代价值和发展路向曾有不同认识。但在马克思主义中国化思想指导下，明确了对待民族文化的方针，制定了发展中医药的正确政策。传统中医药焕发了全新的面貌。

# 从改造中医到挖掘提高

中医药在革命战争各个时期都发挥了积极作用，一个客观原因是民国时期我国西医药仍很落后，而革命部队中的西医药人员和物资尤其缺乏，有时是不得已只能选择中医药。中医药在临床上虽然有着显著特色，但其行业状态和组织形式与日益制度化、工业化的现代医药学相比，整体上存在差距。在现代的医疗卫生体系中如何合理安排中西两种医学，在中华人民共和国成立后经过了一段探索的过程。

167

## 一、新中国成立初期的改造中医政策

革命胜利后，新中国在卫生建设方面的首要问题是解决好传染病、流行病等公共卫生问题，以全面提高人民健康水平。1950年，第一届全国卫生会议确定了我国"面向工农兵、预防为主、团结中西医"的卫生工作方针。其中，对于如何"团结中西医"，实施中有不同的理解，政策上出现过曲折。

### （一）第一次全国卫生会议召开

1949年10月1日，中华人民共和国中央人民政府成立。1949年11月1日，根据《中华人民共和国中央人民政府组织法》第18条规定，成立中央人民政府卫生部。首任卫生部部长为李德全女士，第一副部长由军委卫生部部长贺诚兼任，另一副部长为苏井观，后来傅连暲、徐运北和王斌也陆续被任命为副部长。此时在医政局医政处下设有中医科。1953年改为在医疗预防司下设中医科，并增设药政司，下设中药科。但据载中医科在三年内并未任命科长。

1949年9—10月在北京召开了第一届全国卫生行政会议，会议有军队和地方卫生部门领导干部参加。会议认为卫生工作的重点应放在保证生产建设和国防建设方面，面向农村、工矿，依靠群众，开展卫生保健工作。会议前，毛泽东主席与贺诚谈话时指出：你们的西医只有一两万，力量薄弱，你们必须很好地团结中医①。会议中毛泽东也对代表们提出，今后要团结全国中医，并帮助中医提高技术。

而在会议召开的同时，上海一向反对中医的余云岫以中华医学会的名义，召集了一个"处理旧医座谈会"，仍然使用"旧医"来称呼中医。余云岫说："我在1929年全国卫生会议上，早已提出废止中医的议案。我当时的办法是，不论中医的出身和学历如何，即使是还在私塾里的学徒，都把他们登记起来，以后不再产生新的中医……我计算，不过40年光阴，大都可以把中医肃清……我相信中央人民政府，是以辩证唯物论为根底的，当然会依照科学来发展医学问题，所以我主张一刀两断。"②他与宋大仁等根据座谈纪要草拟了一个《处理旧医实施步骤草案》。1950年宋大仁以"全国自然科学工作者代表大会上海分会"代表的名义，将草案递交卫生部，被卫生部认为值得参考，列为筹备中的全国卫生会议提案之一。

对于中医问题，时任东北人民政府卫生部部长的王斌，在1950年东北第四次卫生会议上，以"在一定的政治经济基础上，产生一定的医药卫生组织形式与思想作风"为题，作了关于东北卫生工作方针任务的报告。该报告刊登在1950年《旅大卫生》创刊号上，其内容机械地套用政治理论，认为封建社会只能产生封建医，旧中医"以人民保健与治疗所需要的科学知识来衡量，他们都是不合格的，他们只能在农民面前起到精神上有医生治疗的安慰作用，甚至于有的庸医杀人"。提出对中医

---

① 朱潮，张慰丰.新中国医学教育史[M].北京：北京医科大学　中国协和医科大学联合出版社，1990：40.

② 俞维良.对于云岫先生传略和年谱的意见[J].中华医史杂志，1955（3）：162.

"在技术上改造是应该介绍初步的科学医学知识，使他们认识与获得一些疾病的原因以及生理卫生防疫保健知识。开短期训练班，经训练合格者给予医助资格，并在训练中启发他们客观地认识他们的过去，停止其今后招收学徒"[①]。东北地区事实上已经实行类似政策，引起东北中医的不满，如任"旧医"考试委员会主任委员谷铭三"为抵制某些人歧视中医，会同考试委员会副主任委员孔抒堂，上访关东公署卫生厅，仗义执言，据理力争"[②]。

1950年3月，中央人民政府卫生部《关于1950年医政工作指示》中要求各地设中医进修组织，省市以上筹划组织中医进修学校。随后公布的《1950年工作计划大纲》，提出将全国仅存不多的中医学校之一华北国医学院改为中医进修学校，主要教授现代医学、卫生学知识。

1950年8月，中央人民政府卫生部和军委卫生部联合召开了第一届全国卫生会议。毛泽东为大会作了"团结新老中西各部分医药卫生工作人员，组成巩固的统一战线，为开展伟大的人民卫生工作而奋斗"的题词，中央人民政府副主席朱德、李济深，副总理郭沫若出席。会议确定了"团结中西医"为我国卫生工作方针之一。中央人民政府副主席朱德在会上发表了题为《为群众服务并依靠群众是卫生事业发展的正确道路》的讲话，强调"中西医务人员要团结起来，互相学习共同发挥所长，为群众服务"，并提出了"中医科学化"的问题，他说：

"过去几千年来，中医的发展是不大的，原因是在封建制度的统治下，很多好的经验和秘方不能交流，因此就不可能成为科学的医学。现在西医应将科学的经验与中医的经验结合起来，用科学的方法帮助和改造中医；中医也必须虚心地学习生理、解剖以及科学的医药知识，这样才有发展的前途。……对于西医，应该说是科学的。但其中也有许多还

169

第三章

社会主义革命和建设时期

① 王斌.在一定的政治经济基础上，产生一定的医药卫生组织形式与思想作风[J].旅大卫生，1950（1）：1-4.
② 谷言芳等.谷铭三治疗肿瘤经验集[M].上海：上海科学技术出版社，2002：280.

是不太高明的……要根据中国人民的生活习惯、体格与自然环境等不同情况，正确地运用科学医学的成果，也要吸收中国医学的经验。"①

李德全作《中华人民共和国卫生部在第一届全国卫生会议上的报告》，其中就中医问题指出：

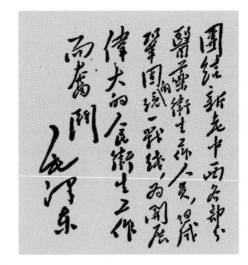

毛泽东为第一届全国卫生会议题词

"中医必须提高，学习政治知识和现代科学知识，将中医的经验与科学结合起来，使中医科学化……所谓中医科学化，主要包括下面几个含义：第一要学习医学科学的基础知识，懂得生理、解剖、细菌、病理和传染病的管理。其次与科学家配合研究中药，分析秘方，确定性能。再次，研究中国的针灸，发掘古代的临床经验，使之科学化，这些都需要一定的现代科学知识。我们举办中医进修学校，就是为了这个目的。"②

报告中还专门谈及医学教育问题，指出将分成初级（培训基层卫生人员）、中级（培养医助、护士等）和高级（培养医药人才）三级制，并提出新的高等医学教育制度的设想。

此次会议设有中医组，中医代表在座谈讨论中，对余云岫的提案以及大会报告有一些看法。上海中医代表陆渊雷，中医组组长钱信忠，副组长鲁之俊、叶劲秋、李斯炽写了《在全卫会议中提供中医组的意见书》，提出了一些疑问：

---

① 朱德.为群众服务并依靠群众是卫生事业发展的正确道路[J].新华医药，1950，1（7）：4.
② 中华人民共和国卫生部.在第一届全国卫生会议上的报告[J].新华医药，1950，1（7）：6.

"到会之前，华东中医界传说，'此次会议之后，中医不能再产生了'。9日周总理报告，也说'有人上书，恐政府要消灭中医。但政府并没有消灭中医的意思'。可见消灭或不再产生，是中医界普遍的忧虑。政府虽无消灭中医的意思，

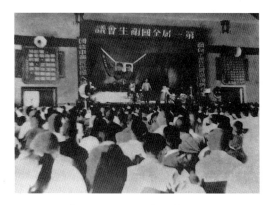

第一届全国卫生会议会场

但从大会卫生部的报告看来，医学教育分三级，皆是西医。所谓'中医科学化'者，乃就开业之中医，加一道政治思想及防疫卫生知识，使他们可以参加预防工作，或升级为'医助'而止。实际上中医已没有再产生的门路了。既是叫中医不能再产生，也就与消灭中医无异，只不过是定期的而不是即时的罢了。

"根据上面的事实，大会对于中医的再产生，似乎应该重新考虑。……在治疗方面，人民政府在延安时期是完全依赖中医的，因为延安附近半个西医也没有。这不是说中医对人民政府有了劳绩，所以应免于消灭；这是说明中医的治疗的确有效，要不然，毛主席那是决不会信赖他们。大会中好多做卫生工作的干部也说，有许多病西医没有办法，中医竟治好了。人民政府对于一切有用的人力物力，决不肯随便遗弃，一定要集中团结，使他们成为革命力量。这是革命精神，值得钦佩。现在对于宝贵的中医治疗法，竟然遗弃么？对于80万中医群众，还有难以统计的药农药商等群众，竟然不惜打击他们的向心力、团结力么？这是难以想象的！"[1]

陆渊雷请求大会认真考虑中医提交的几十份关于中医学校的提案，并认为中医理论的整理以及中医科学化等，也应该在中医学校中进行。

---

① 陆渊雷.在全卫会议中提供中医组的意见书[J].新华医药，1950，1（7）：107.

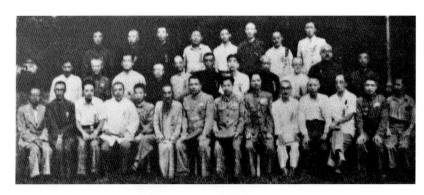

参加全国卫生大会的中医代表合影

最后，贺诚在《第一届全国卫生大会总结报告》说：

"全国卫生会议上来谈中西医团结问题，是为了把全国人民健康问题，得到更好解决。使大家都参加到全国的保健工作中，来提高人民的保健水平。……中医有许多丰富的经验和理论，但是更主要的是要把这些经验和理论，如何用今天的科学方法，给以证实和说明，过去所做实在不够的。为使中医成为现代的中医，就需要补充科学知识，走向科学化。……中医学校问题，我们还没有做最后的决定。如果办，那么需要将现代科学和中医学结合起来，这样才能成为一个东西。……余云岫的问题，不应该太狭隘，我们应该请他也来参加我们的讨论会，以便使我们的意见一致起来，共同为人民健康事业而努力。"[①]

当天晚上的全体中医茶会上，便按领导要求邀请了余云岫参加。

此次会议后，周恩来对会议成果给予肯定，但认为有些提法尚应观察。他在1950年9月8日政务院第49次政务会议上说：

"我们应从实际出发解决问题。不应从名词方面解决问题。'中医科学化'和'西医中国化'的提法适当不适当，看它对中国实际的影响如何来决定……一般说来，中医是中国土生土长的，西医是外来的，中医没有西医科学，但中医也并非一点科学道理也没有，西医的一套，

---

① 贺诚.在第一届全国卫生会议上的总结报告[J].中医杂志，1951（1）：8-15.

也并非全部合乎中国的情况。因此，提出'中医科学化'和'西医中国化'的口号，目的在于唤起大家的注意，在于实际上解决这些问题。仅从字面上讲，是会找出些毛病的。"[①]

其实，无论是对"团结"的提倡，还是对学习现代卫生知识的要求，中医的反应都是积极的。如北京中医学会曾于1950年开设预防医学班，中医学习相当积极，"一些年老的七十岁上下老先生的早来晚走，虚心听课，用心记笔记，争先恐后地实习；更有些由西直门南北城远途而来的，在天寒路远、烈风凛凛的冬夜，常常是须眉代（带）霜"[②]。此时他们更关注的还是中医培养的问题，因为这是中医存续的前提。而在这一点上，很多不利行政措施先后出台。

### （二）中医教育的挫折和中医进修的发展

民国时期中医界曾创办许多中医学校，经过战火摧残以及国民政府的取缔，在新中国成立之时所存无多。北京名医施今墨创办的华北国医学院，在解放战争期间几乎停办，1949年2月重新组建了教务会，并招收了一批学生，希望得到政府接管主办。但按照中央精神，1952年该校被卫生部接管该学院时，更名为"北平中医进修学校"，转为一所供开业中医师进修现代医学知识的学校。

在广东广州，仍在办学的中医学校有两间。一间名为汉兴中医学校，规模较小。另一间则是创立于1924年、由香港和广东中药界人士合力举办的广东中医药专科学校，是华南地区最大的中医学校。该校在抗战时一度停办，抗战胜

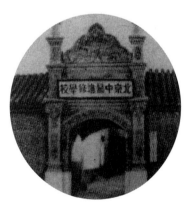

北京中医进修学校

① 中共中央文献研究室.周恩来文化文选[M].北京：中央文献出版社，1998：692-693.

② 北京中医学会预防医学班的初步介绍[M]//于道济.中医进修组织管理选辑.北京：健康书店：1952：66-71.

利广州光复后，广东中医药专科学校及附属的广东中医院已重新复办，一直在招生。1949年广州解放，港方代表离开了广州，由广州地区校友罗元恺接任该校校长，邓铁涛任教务主任，维持学校正常运转。广东省人民政府文教厅对该校进行考察后，同意予以维持，并将其纳入政府指导范围。

广东中医药专科学校着手准备1950年招生，编订了《公私立中医药专科学校教学大纲草案》，在"总纲"中提出了新时期的办学目标：

"中国古代医药发展至现代，具有民族形式，经验内容，大众方向。为巩卫医药国防计，应在新民主主义领导下，采用科学整理改进方法，建立中医药专科教育制度，培养新中国医药建设人才。"①

可以看到，这份大纲已经吸纳了政府的指导思想，提出对中医教育改革的设想。该大纲草案呈送广东省文教厅，不但为下半年招生备案，还请求广东省文教厅转交全国高等教育会议，以作为国家确定中医药教育方针的参考材料。然而，学校不久接获广东省卫生厅通知，"谓我校教学大纲草案，经中南卫生部审核，与中央卫生部医政工作精神违背。通知转向我校说明'勿须培养新中医的必要'"，中南卫生部的具体意见认为："方针似系欲培养新的中医，如深造学科大半系教授中医课程，此点与中央卫生部医政的指示相违背。"②

1950年6月，广东省卫生厅召集广东中医药专科学校以及广州各区中医代表开会，广东省文教厅和广州市卫生局也派代表参加。会议上省卫生厅传达了以上中南卫生部文件精神。对此，40多名中医代表无不表示反对，强烈希望省卫生厅向中南卫生部反映情况，要求收回成命。1950年8月广东中医药专科学校出版的《广东中医药》杂志，在头条发表邓铁涛的文章《新中国需要新中医》，文中指出："一切学术只要于人民有益，服

---

① 赵思兢.公私立中医药专科学校教学大纲草案[J].广东中医药，1950（1）：11.
② 本校校务记事择要[J].广东中医药，1950（1）：34.

务于人民的就一定得到合理的发展。"①公开呼吁允许开展中医教育。

第一届全国卫生工作会议后，对于这类已经存在的中医学校，同意续办。1951年9月15日，中南卫生部遵照中央卫生部的精神，发"医卫字第824号文"批复广东省卫生厅：

"关于中医学校的招生问题，已奉中央卫生部9月7日卫医政字第502号批复，内开：'按全国卫生会议精神，私人设立之中医学校招收新生可不加限制，但必须注意中医科学化，先授以基础医学及预防医学课程，并应呈报其教学计划与教学内容，由所在地卫生机关经常予以业务督导。'"②

这是一个相当良好的信号，时任校长罗元恺兴奋地发表感想说：

"中医学校的存在和建立，经过全国第一次卫生会议的决定，可不加限制，而只要求我们能够科学化起来，今日的中医学校，已经和其他的医科院校一样，同受教育行政和卫生行政的领导和管理。目前的中医教育，已经基本上获得了新生。"③

而对于"中医科学化"，校方也有自己的看法，如罗元恺说：

"决不能谓中医全部理论体系与治疗实效都不合科学。科学是什么？科学是一切事物间所孕育着的原理的解答……（中医）其中说理或有不甚详尽的地方，但不能遽谓其为非科学，因为此种必然的疗效，其中已经是合乎科学原理的了。"④

邓铁涛说：

"中医科学化的定义，应该是为中国人民最急切的需要，是应该有计划地订出我们共同的学习和行动。而不是教条地钻古籍，去找出肝藏血古说就是今日新说之血凝素说，这种钻牛角尖精神是无价值的。"⑤

---

① 邓铁涛.新中国需要新中医[J].广东中医药，1950（2）：1-2.
② 广东省人民政府卫生厅函[J].广东中医药，1950（3）：38-39.
③ 罗元恺.中医教育的新生命[J].广东中医药，1950（3）：8-9.
④ 罗元恺.今日的中医药[J].广东中医药，1950（3）：1.
⑤ 邓铁涛.中医当前的任务[J].星群医药月刊，1950（4）：3-5.

该校的培养方案按要求进行了较大的调整，增加了不少西医课程。但是当时政府的中医教育政策仍未明朗。1950年12月2日，中央人民政府卫生部徐诵明处长及中南卫生部有关工作人员来到广州，专门与广东中医界座谈。徐诵明说：

"至于中医学校则已经办的可以继续办下去，新办的要等中医研究所有了研究总结之后认为有需要、有效才办，也许政府也办。这是中央卫生部对中医教育的决定，因此中医学校的课程学制现在中央正在计划中。"[1]

最终，卫生部未出台中医教育计划，而是把中医进修作为当时中医工作的重心。1951年年底，全国已建立中医进修学校17处，各类中医进修班101处。为了统一中医进修学校与中医进修班的组织结构及课程标准，卫生部于1951年12月27日发布了《关于组织中医进修学校及进修班的规定》，就中医进修学校及进修班的组织编制、课程标准、教学方法等作出了比较明确的指示。中央人民政府卫生部医政处处长鲍敬桓在回答"中医为什么要进修"时说：

"过去之中医，（甚至过去大多数西医），都只在作治疗工作，对预防医学的知识就比较生疏，不会做，不知道从何做起。中医要参加国家卫生工作，就必须先从医学的基础医学学起，才能担任起'预防为主'的任务。"[2]

1952年12月，广东省卫生厅正式成立广东省中医进修学校，借用广东中医药专科学校的教室和办公室作为校舍。1953年1月，广东省卫生厅呈送中南卫生部《关于我省53年医学教育任务的几点意见》，正式提出广东中医药专校的改制问题，得到中南卫生部批复。1953年7月，由广东省人民政府卫生厅呈报并经中央人民政府卫生部核准，广东中医药专科

① 中央卫生部徐处长、中南卫生部左处长莅穗召开中医学校中医界教育座谈会[J]. 广东中医药，1950（3）：28-29.
② 鲍敬桓.中医为什么要进修[M]//于道济.中医进修组织管理选辑.北京：健康书店.1952：11-12.

学校于1953年8月起正式改为由广东省人民政府卫生厅接办，同时改制合并入广东省中医进修学校。当年学校停止招生。但该校前几年一直在办学，仍有几个年级的在读学生，处理方案决定"三年级、四年级提前毕业（赶补修未完科目，缩短实习时间，提前毕业）"。而1952年刚入学的学生，则全部转往广州卫生学校，变成西医医士班一年级学生。此后的广东省中医进修学校的任务只是在全省中医从业人员中招收学员开办短期的中医进修班和针灸进修班。中医新生力量的培养在全国范围内都处于停顿状态。

经过中医进修学校学习的学生，也存在诸多困惑。如广东省中医进修学校反映：

"据目前已收集到的资料（学员们寄来的信件或报告），他们大部分已参加了本省各县区的卫生院所的行政或医疗工作，其中搞联合诊所或私人开业的亦不少……部分被派出工作的学员，所担任的卫生院所的医疗工作，由于没有中医部分的设立，中药的使用没有得到很好的解决，他们都被当作西医师来使用。更有一些学员被分配担任配剂员的工作，因而用非所学，在工作上遭遇到不少的困难。由学员陈伯练的来信，提出这样疑问说：'是不是要我们完全放弃中医学术，向西医发展呢'而可见其一。"①

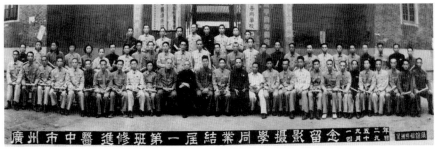

广州市中医进修班第一届结业学员合影

① 广东省中医进修学校1953年编《广东省中医进修学校第一期教学工作总结报告》，广州中医药大学档案室藏。

这一问题在全国普遍存在。湖北省也指出存在"进修后的中医,不用中药而用西药,诊断疾病改用听诊器等现象",强调"在执业中除对某种诊断器具及药品确有把握使用外,一般的还是应用中医的诊断和药方为宜;因为中医进修中心在于提高中医科学与思想水平,而不是使中医改行西医"①。

1954年2月召开的第三届全国卫生行政会议在决议中提出:

"中医进修的主要目的,在于提高政治觉悟和业务水平,进修内容应交流中医临床经验,同时学习一些必要的西医的基础医学知识和政治知识,交流中医临床经验的办法可请名医作报告,相互讲述经验,进行讨论。"②

中央已经注意到中医进修只学西医的片面性,要求增加中医的内容。

178

### (三)中医执业的有关政策

1951年5月,卫生部颁布了《中医师暂行条例》,对中医师的资格作了如下规定:

"一、凡持有公私立4年学制以上之中医学校毕业证书者(函授学校除外);

"二、经中央卫生部或中央卫生部授权大行政区卫生部考试及格者;

"三、本条例公布前,经省、直辖市以上人民政府卫生主管机关发给中医师证书或考试及格证明文件者;

"四、原领有国民党(或伪满)中央政府中医师证书、考试及格证书者;

"五、经人民政府设立之中医学校修业期满,毕业考试及格者;

"六、领有临时中医师证书,工作2年以上无过失,持有当地卫生主

---

① 粟秀真.粟秀真文集[M].北京:中国人口出版社,1995:36.
② 第三届全国卫生行政会议决议:1954年2月25日政务院第206次政务会议批准[J].中华医史杂志,1954(3):229.

管机关或服务机关证明文件者。"

另外一些情况则发给"临时中医师"证书：

"一、凡持有公私立3年学制之中医学校毕业证书者（讲习所及函授学校除外）；

"二、本条例公布前，经省、直辖市、县人民政府发给中医师证书、考试及格证明文件，经省卫生主管机关核准，添附证明文件者；

"三、持有国民党（或伪满）市县中医师开业执照或临时开业执照，经市县人民政府卫生主管机关会同当地中医团体，根据其实际技术程度及群众反映审核合格，添附证明文件者；

"四、本条例公布前，曾在乡村从事中医业务5年以上，在群众中有相当声望，经市县人民政府卫生主管机关会同当地中医团体审核合格，添附证明文件者。"①

这个条例很大程度上参考了国民政府后期的管理条例。1953年全国92个大中城市和165个县登记审查的结果，合格的中医只有14 000多人。中医水平较高的天津市，审查合格的中医师及临时中医师共816名。据后来分析说，"据卫生部统计，国民党和伪满政府，数十年来发给过证件的中医师总共不过五万人，即使这些中医至今仍然全部健在，全部继续执行中医业务，也不过是我国中医总数的百分之十"②。

对于新的申请者，则需要进行考试。1952年卫生部公布《医师、

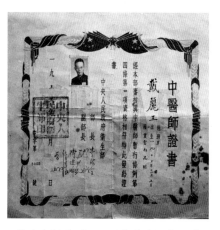

著名中医戴丽三1953年的中医师证书

---

① 中医工作文件汇编（1949—1983）[M].北京：中华人民共和国卫生部中医司，1985：6-7.

② 中医工作资料汇编：第1辑[M].北京：中华人民共和国卫生部，1956：49.

管机关或服务机关证明文件者。"

另外一些情况则发给"临时中医师"证书：

"一、凡持有公私立3年学制之中医学校毕业证书者（讲习所及函授学校除外）；

"二、本条例公布前，经省、直辖市、县人民政府发给中医师证书、考试及格证明文件，经省卫生主管机关核准，添附证明文件者；

"三、持有国民党（或伪满）市县中医师开业执照或临时开业执照，经市县人民政府卫生主管机关会同当地中医团体，根据其实际技术程度及群众反映审核合格，添附证明文件者；

"四、本条例公布前，曾在乡村从事中医业务5年以上，在群众中有相当声望，经市县人民政府卫生主管机关会同当地中医团体审核合格，添附证明文件者。"①

这个条例很大程度上参考了国民政府后期的管理条例。1953年全国92个大中城市和165个县登记审查的结果，合格的中医只有14 000多人。中医水平较高的天津市，审查合格的中医师及临时中医师共816名。据后来分析说，"据卫生部统计，国民党和伪满政府，数十年来发给过证件的中医师总共不过五万人，即使这些中医至今仍然全部健在，全部继续执行中医业务，也不过是我国中医总数的百分之十"②。

对于新的申请者，则需要进行考试。1952年卫生部公布《医师、

179

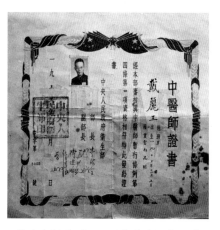

著名中医戴丽三1953年的中医师证书

第三章 社会主义革命和建设时期

---

① 中医工作文件汇编（1949—1983）[M].北京：中华人民共和国卫生部中医司，1985：6-7.

② 中医工作资料汇编：第1辑[M].北京：中华人民共和国卫生部，1956：49.

1949-1977

中医师、牙医师、药师考试暂行办法》，"中医师考试科目"必试科含：生理解剖学概要、细菌学概要、传染病概要等。这种考核内容是民国时期的考试办法都不曾有的，体现了这一时期的"改造中医"思想。但在当时而言显然并不合理。城市参加过短暂进修或学习的中医尚且难以达到要求，乡村中医更是根本无法通过，导致大批中医不能获得执业资格。天津市1953年举办中医师考试，参加的564名中医只有55名合格，不足10%。

新中国成立初期对国家工作人员实行公费医疗，但各地执行时，有的对中药一概限制。如1951年9月杭州市中医师协会部分会员上书说：

"目前一般的工厂对工人有病治疗，除了指定医院，或者厂方特约医师组织的医事机构以外，竟有不许工人自由选择中医治疗的骇闻事情。他们限制办法，或把劳保条例作为借口，或不援助医药费用为牵制，甚至不准请假外出求治中医诊疗。病之重者，虽有中医诊处药方，很能提出证明的，但厂方全不采信。……我们不能不提出反映，一致要求主管的卫生当局，调查正确，迅速加以纠正，对各级工厂附设的医事机构，如果没有中医配合的，应绝对解放工人自由择医，不能专指西医为限，才可促成中西医的团结。"①

1952年12月，卫生部召开第二届全国卫生行政会议，贺诚在总结报告中说：

"不是说我们中国的医学要在世界医学上单独成为一个医学""中医是封建时代的产物……随着封建社会的消灭必将逐渐为西医代替"。

## 二、中医政策的问题及其调整

中医政策中存在的问题，在中医界引起很多议论，也有很多人反映意见。中央及时进行了调整。

---

① 杭州市中医师协会第27、28组1951年9月6日发表《对于一般工厂的医事机构歧视中医的反映》，浙江中医药博物馆藏。

### （一）中医界的意见反映

1951年6月，刘少奇的表哥成秉真给他来信说：

"你不记得吗？一九二七年，你住汉口日租界，时逢六月，身卧帐中，将手指伸出帐外，即作痛楚。溽暑如斯，其病势可谓奇特。我用桂枝汤给你服，一帖即愈。如果当时请西医治疗，未必这样神效。大约西医能疗的病，中医或者不能治，中医能疗的病，西医或者不能治，各有所长，亦各有所短。能沟通，即全美，如偏废，则群众大失健康的利益。……我年六十，一生纯系研究中医，今年正拟从伤寒论着手，因入进修班学习西医，遂暂停搁。你以中医终归无用，便可不谈了，如以中医系黄帝几千年来的宝贵哲学和经验，则非帮我一点忙，使我得以尽力于斯道不可。"①

成秉真信中反映了对中医政策的不同意见及其受到的影响。在当时情况下，刘少奇只能就中医政策做一些解释，如说"政府决定用极大力量帮助西医发展推广，并用西医来改造和提高中医，而不是对中医和西医平均的给以帮助和发展"，这反映了当时文教卫生部门的思想。当然刘少奇说他本人"还没有认真来研究这个问题"②，意见仅属私下交流。他尽力帮助成秉真安排工作。

1953年6月中南行政委员会卫生局召开第一届中医代表会议，"中医代表对中医的地位、待遇问题、生活问题和组织联合诊所问题提出了不少意见和困难"③，齐仲桓局长表示对代表们所提的意见，会分别向中央、中南领导汇报，又在中南卫生局中成立了顾问咨议性质的中医委员会。但个别地区的重视未足以改变卫生部的政策。

---

① 中共中央文献研究室，中央档案馆.建国以来刘少奇文稿：第3册[M].北京：中央文献出版社，2005：508-509.

② 中共中央文献研究室，中央档案馆.建国以来刘少奇文稿：第3册[M].北京：中央文献出版社，2005：506.

③ 佚名.中南行政委员会卫生局召开第一届中医代表会议[J].中医杂志，1953（7）：35.

在华北，时任唐山市中医公会主任的岳美中（1900—1982）致力于开办中医学校，曾到中央人民政府卫生部上访，1951年致唐山市市长李力果的信中说：

"日前曾蒙许可，接谈创办中医学校问题，嗣即同职会副主委孙旭初赴中央人民政府卫生部上书请愿，又赴河北省卫生厅请愿。蒙厅批许，在本市卫生学校附招学生二十名初步试办。唯省厅对此本无预算，不能拨发经费……医事教育，为卫生行政发展之根本，民族向中、民生进步向上之大关键……大胆地说，现在我国大部分西医，还是技术家，而不是学术家。自身没有开山辟荒的进步，对于中医更缺乏正确的批判性，缺乏吸取的创造性，谓中医命运已将枯萎，不事浇灌之、培植之，徒口头团结，而暗事摧残。"①

他认为群众是接受中医的，中医自身应从事整理提高的工作，希望唐山市支持。李力果（1907—1959），是李鼎铭次子，虽然未随父学医，但对中医有充分的了解。限于条件，也未能支持正式办校，而是让岳美中主持中医进修班。1953年，岳美中就中医政策有关问题，决定再向中央上书，他写就了洋洋数万言的意见书，其中就"中医目前存在的问题"指出：

"中央卫生部举办的中医进修学校，是为了提高中医技术水平，把中医学术与科学结合起来，用科学方法把中医经验加以证实和整理出来。但就该校课程而观，以西洋医学史和西洋医学为主，而应用的医学，几无中医课本，哪能从本质上提高中医呢？各省市县所办的进修学校或进修班，或更加简化。长此下去，中医老的老，新的人才不认真培养，这不仅使人民失去了部分医疗保证，且这一具有悠久历史的光辉文化遗产，恐将逐渐自灭。中医前途，不堪设想。

"现在中医在群众中有其一定的信仰，但其政治地位，则与西医差别很大。教育未列入系统，医院少有公立者。即如公费医疗的干部，

---

① 陈可冀.岳美中全集：下[M].北京：中国中医药出版社，2012：1260-1261.

西医诊治，其费用无论多少，均可报销；中药费则限制极严，一万元（按：指旧币）以上非经政府批准则不准报销。固然中医分散经营，很少有固定或集中的中医院，在药费报销上，应该规定一些合理的制度；由于目前医疗技术的限制，常有西医不能解决的疾病，中医可以治疗，但每因药费不能报销，未能及时治疗，以致有的病情发展，至于不可挽救。这不独限制了中医的进展，且人民健康也受到不必要的损害。"①

文中还谈了很多关于中西医的问题。岳美中极为认真和慎重，自1953年夏至秋方完成初稿。他作有几首诗反映了其心迹，如"凄风竟夜睡难支，晨起凭栏凝苦思"（《为拟上中央如何发扬中医意见书重到北戴河杂诗》）、"只惧中医将废坠，公车又上万言书"（《上中央关于中医意见书》）②。1954年初岳美中到北京的华北中医实验所任职后，又与李振三商量定稿，"由李振三先生办理，经习仲勋、范长江报送党中央、政务院"③。李振三（1898—1958），是李鼎铭先生长子，对中医有深入研究。1952年到北京负责筹办华北行政委员会卫生局中医实验所，1954年聘岳美中来京担任实验所的医务主任。

### （二）对卫生部工作的检查及中医政策的调整

1953年，中央对军委卫生部工作中存在的官僚主义作出批评，并责成政府卫生部对工作也进行检查。中央政务院文委组织临时检查小组，由习仲勋、范长江、钱俊瑞负责，对卫生部工作进行检查，1953年10月形成了《中央卫生部党组关于四年来卫生工作的检讨和今后方针任务的报告》，其中就卫生部中医政策存在问题，提出七项改进措施：

"在各级卫生人员中，普遍进行关于团结中医的政策教育，坚决克服忽视和歧视中医的偏向。

"在政治上应重视中医的地位，在各级人民代表大会中，应注意吸

① 陈可冀.岳美中全集：下[M].北京：中国中医药出版社，2012：1278-1279.
② 陈可冀.岳美中全集：下[M].北京：中国中医药出版社，2012：1526.
③ 李雅清，岳沛芬.岳美中先生起草的一份中医工作建言[J].中华医史杂志，2015（6）：338-343.

收中医代表人物参加；各级卫生机关必须吸收中医参加工作。各大区、省、市均应在最近期间召开一次中医代表会议……

"保证中医的正常开业，中央卫生部原已公布的中医师考试和管理条例很不合理，应予废除……

"中医进修的主要目的在于提高政治觉悟和业务水平。进修内容除学习一些必要的基础医学知识和政治常识外，应注意交流中医临床经验……

"对有效的成药和秘方，卫生部门应加以收集、整理、研究和推广，并予以适当奖励……

"举办中医中药研究所，适当扩大针灸研究机构，举办针灸训练班……

"健全中医团体，加强其领导，改进和充实中医中药刊物……"①

1953年11月27日，中央政治局扩大会议讨论并批准这份报告，后于1954年4月8日下发。

1953年12月，卫生部在习仲勋指导下召开了第三届全国卫生行政会议。会议决议中提道："团结中医，充分发挥中医力量，正确地对待中国旧有医学遗产，是卫生工作中一项重要政策。"并提出了相关措施，基本内容即上述的数条，明确地提出"中央卫生部原已公布的'中医师考试暂行办法'和'中医师暂行条例'要求过高，不切实际，应行修改"②。决议于1954年2月25日政务院第206次政务会议批准后公布。

贺诚在后来的检查中说：

"1953年，卫生部公布的对中医的条例、办法和规定，业已先后开始实施，就有从各个角度来的批评意见纷纷反映到卫生部。……而我当时却认为：中医问题没有什么了不起，便把许多正确的批评意见顶回去

---

① 中央卫生部党组关于四年来卫生工作的检讨和今后方针任务的报告[J].党内通讯，1954（165）：13-21.

② 第三届全国卫生行政会议决议[J].中华医史杂志，1954（3）：229.

了。更为严重的则是1954年冬，党中央、毛主席指出中医工作犯有方针性错误的文字指示下达之后，我曾错误地认为自己在中医问题上的主张同中央基本一致，如果错了，不会是方针性的错误，也只是执行中的偏差，或下级的错误……"①

1954年上半年，毛泽东多次就中医问题发表谈话。1954年7月9日，中共中央书记处书记刘少奇向中央文委副主任钱俊瑞传达了毛泽东对卫生部"歧视中医错误"的批评。中央文委党组成立中医问题临时工作组，调查中医工作中存在的问题。1954年10月20日《人民日报》发表社论《贯彻对待中医的正确政策》，文章说：

"卫生行政领导部门甚至往往违反党和人民政府的政策，对中医采取轻视、歧视和排斥的态度，采取种种限制的办法，这就打击了中医的工作积极性，助长了卫生工作部门和西医轻视中医中药的错误心理，严重地影响了中医业务的发展和提高。"②

通过对卫生部的工作检查和各种座谈、讨论、调查，1954年10月中央文委作出了《关于改进中医工作问题的报告》，报告

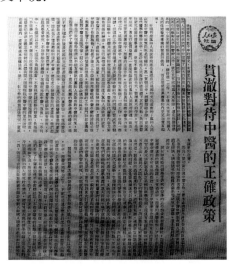

《人民日报》社论《贯彻对待中医的正确政策》

指出："半数以上的城市居民和几乎全部乡村居民靠中医中药治病"，而卫生部门"从领导思想上看，却并没有认真地执行中央的团结中西医的政策，实际上是执行着限制和排挤中医的政策"；"中医师暂行条例"和"中医考试办法"要求过苛、不合实际，限制了中医的作用；中

---

① 健康报编辑部.继承发扬祖国医学遗产[M].北京：科学普及出版社，1958：56.
② 贯彻对待中医的正确政策.人民日报[N].1954-10-20（1）.

医进修学校"片面地鼓励中医改学西医，实际上起了逐渐消灭中医的作用"。报告批评"卫生部门，首先是中央卫生部，过去在对待中医问题上确实是违背了中央的政策，掉进了宗派主义的泥坑"。最后报告提出了卫生部设立中医司、成立中医研究院、吸收中医进大医院、改善中医进修工作、整理出版中医古籍等一系列发展中医的建议。11月23日中央同意报告并批转卫生部，批示说：

"团结中西医，正确地发挥中医的力量，为人民保健事业服务，是中央早已明确指示的一项重要的卫生工作方针。但是几年来，政府卫生部门并没有认真地贯彻这个方针，相反地，他们在很多方面对中医采取了不适当的限制和排挤的政策，以致长时期来在社会上存在的中西医对立和歧视中医的情况，没有得到改变。这是卫生部门工作中一项极为严重的方针性的错误。"[①]

此后各地对王斌、贺诚歧视中医的思想进行了批判，两人的职务被撤销。1956年，卫生部正式发布《关于废除中医师暂行条例的通令》和《关于废除中医师暂行条例施行细则的通令》，指出"（条例）与党的中医政策精神相违背，使中医工作受到严重的损害，特此宣布废除"[②]。此后中医的发展走上了正确的道路。

### 三、毛泽东同志有关中医的重要论述

党和国家领导人对中医的正确认识，是扭转中医政策的关键，也是发展中医的指导思想。对于新中国重视中医的原因，有的人并没有真正理解，认为只是为了解决医疗卫生人员不足的一种手段，如一位西医后来回忆说：

---

① 中共中央批转中央文委党组《关于改进中医工作问题的报告：1954年11月23日》，载于1985年中华人民共和国卫生部中医司编《中医工作文件汇编（1949—1983）》第42页。

② 卫生部关于废除中医师暂行条例的通令[J].中华人民共和国国务院公报，1956（44）：1103-1104.

"我当时对这一方针的认识，认为目前西医人数太少，新中国人民保健的任务很重，中医有二三十万之多，是一支强大的力量，不容忽视。暂时使用他们去解决广大农村和中小城市的医疗任务，是缓和西医缺乏所造成的紧迫情势的切合实际的办法。等到高等医学院校培养出大量毕业生以后，逐渐地替代现有中医，中医终必趋于消灭。错误地认为党中央的团结中西医的号召只是由于一方面广大人民医疗工作不能没有人去做，另一方面二三十万中医的职业和生活问题也不能不给以解决。这种认识，显然是离开了党的立场，歪曲了党和政府制定团结中西医这一卫生工作方针的真正意图的。……党的政策的出发点，绝不是像我所想象的暂时敷衍广大人民和中医，而是正确地估计到中医的实际作用，广大人民群众对中医的信任程度，和整理发扬祖国医学遗产对充实现代医学的重要性等等。"①

类似这样的想法，确实一直都存在。实际上，以作为党和国家领导人核心的毛泽东同志为例，他对中医的看法一直站在人类文明的高度上。新中国成立以来毛泽东对中医作过许多重要论述，已成为党的卫生思想中的宝贵财富。除了前面已经提及的之外，这里再列举一些影响较大的论述。

### （一）1951年与黄家驷的谈话

1951年在第一届中国人民政治协商会议第三次会议上，他对黄家驷教授说：

"中国是一个有四亿多人口的国家，占世界人口的四分之一，而我国医生的数量在世界上是微不足道的。但我们有一支中医的队伍，中医加西医，我们的力量就大得多了。"②

黄家驷是西医外科专家，毛泽东在这里虽然只简单谈到人数的问题，但更着重强调的显然是两种医学、两类医生之间的配合。

---

① 中医工作资料汇编：第1辑[G].北京：中华人民共和国卫生部，1956：60.
② 黄家驷.毛主席教育我们为人民服务[N].健康报，1983-12-20（3）.

## （二）1953年对卫生部负责人的指示

1953年12月上旬，毛泽东听取卫生部副部长贺诚等汇报，谈对卫生工作的意见时说：

"我们中国如果说有东西贡献全世界，我看中医是一项。我们的西医少，广大人民迫切需要，在目前是依靠中医。对中医的团结要加强，对中西医要有正确的认识。中医是在农业与手工业的基础上产生出来的，这是一大笔遗产，必须批判地接受，把其积极的一面吸收过来加以发挥，使它科学化；另一面，对不合理的要研究，分析批判。中医的金、木、水、火、土是不合理的，西医说大脑、小脑、细胞、细菌是科学的。什么是科学？有系统的、正确的知识，这才是科学。西医也有不合理的部分，不合理的要批判。中西医要团结，互相看不起是不好的，一定要打破宗派主义。中医学习一点西医是好的。"[①]

毛泽东的这次谈话，已经站在人类文明高度上，深刻地提出了两种医学的区别及各自的发展问题。尤其是"有系统的、正确的知识，这才是科学"这一观点，具有科学哲学的认识内涵。

## （三）1954年与周泽昭的谈话

1954年6月5日，毛泽东与北京医院院长周泽昭谈话时指出：

"对中医问题，不只是给几个人看好病的问题，而是文化遗产问题。要把中医提高到对全世界有贡献的问题。对新来的外国东西重视了，对自己本国的东西倒轻视了。按摩，连剃头的、修脚的都能做，就看不起，不叫按摩疗法。看不起本国的东西，看不起中医，这种思想作风是很坏的，很恶劣的。西医要向中医学习。第一，思想作风上要转变。要尊重我国有悠久历史的文化遗产，看得起中医，也才能学得进去。第二，要建立研究机构。不尊重，不学习，就谈不上研究。不研究，就不能提高。总是有精华和糟粕的嘛。这项工作，卫生部没有人

---

① 中共中央文献研究室.毛泽东年谱：1949-1976：第2卷[M].北京：中央文献出版社，2013：205-206.

干，我来干。"①

根据周泽昭回忆，谈话时毛泽东语气很重：

"那是1956年②，毛主席同张宗逊从兰州请来为江青治病的中医共进晚餐时，严厉地批评了卫生部违反中医政策，排挤打击中医的严重错误。第二天，少奇同志通知我参加他召集的部长级传达会议。少奇同志对我说：你把毛主席昨天的话向大家传达一下，你在场，说得可能具体些。这很突然，我便根据记忆把毛主席关于中国医药学是一个伟大宝库的指示和多年来卫生部门没有很好执行中医政策的批评，作了概要的传达。少奇同志问：你把毛主席的话传达完了吗？我说：没完，有些分量很重的话请刘主席传达合适些。这样，少奇同志就把毛主席关于卫生部不执行中医政策的批评意见，又全部传达了。说完后，并让大家发表意见。后来不久，周总理指示我：首先从北京医院做起，为中医敞开大门，接纳中医进院，西医向中医学习，中西医团结合作，用现代科学知识整理中医药这个宝库。为此，我亲自走访了北京名中医施今墨和萧龙友等人，并遵照总理指示以卫技一级工资加补贴（每月千元）的高薪聘请施今墨来院工作，以后还从四川、上海请来几位名中医到北京医院长期任职。"③

这是毛泽东首次明确谈到要西医学习中医，对后来的政策有重要影响。

### （四）1954年毛泽东关于中医的指示

1953—1954年，在要求卫生部检查中医政策的错误时，毛泽东进行了多次谈话。1954年7月9日，刘少奇召集会议传达毛泽东关于中医工作的指示，传达的主要内容包括：

团结中西医是卫生工作的方针之一。中西医团结问题没有做好，

---

① 中共中央文献研究室.毛泽东年谱：1949-1976：第2卷[M].北京：中央文献出版社，2013：245.

② 应为1954年。施今墨被聘为北京医院中医顾问是在1954年。

③ 中国科学院院士工作局.科学的道路：上[M].上海：上海教育出版社，2005：813.

原因是西医存在很大问题，主要是西医有宗派作风。西医传到中国来以后，有很大一部分人就把中医忽视了。必须把中医重视起来。把中医提得过高也是不正确的。团结中医的目的，是为发展中国医药科学。首先要弄清楚，这不仅是为了中国的问题，同时是为了世界。掌握中医中药，必须要有西医参加，也要吸收有经验的中医，靠单方面是不够的，单有西医没有中医不行，有中医没有西医也不行。中医问题，关系到几亿劳动人民防治疾病的问题，是关系到我们中华民族的尊严、独立和提高民族自信心的一部分工作。我们中国的医学，历史是最久的，有丰富的内容，当然也有糟粕。在医学上，我们是有条件创造自己的新医学的。中国人口能达到六亿，这里面中医就有一部分功劳嘛。西医到中国来，也不过百来年。当然，西医是近代的，有好的东西。但什么都是"舶来品"好，这是奴化思想的影响。看不起中国的东西，不尊重民族文化遗产，这是极端卑鄙恶劣的资产阶级的心理在作怪。如果西医没有宗派作风的话，对中医能治好病的效能，可以用科学方法把它整理起来。对中医的"汤头"不能单从化学上研究，要与临床上的研究结合起来，才能提高中医。中国古书上这样说："上医医国，中医医人，下医医病。"这意思就是强调人的整体性，和巴甫洛夫学说是一致的。中医在几千年前就用了新的技术，如"体育""按摩"等，里面虽有些唯心的东西，但我们可以将其中好的提炼出来。中医要进大医院，中医要进医科大学，中医还要出国。中药要发展，要建立研究机构，要出版中医中药书籍。西医要跟中医学习，具备两套本领，以便中西医结合，有统一的中国新医学、新药学。这些工作一定要制定出具体措施①。

这些讲话中，基本确定了1954年中央文委有关报告的主要内容。

### （五）1955年在中央的讲话

1955年的中央常委会上，毛泽东说：几年来，都解放了，唱戏的也

---

① 中共中央文献研究室.毛泽东年谱：1949—1976：第2卷[M].北京：中央文献出版社，2013：258—259.

得到了解放，但是中医还没有得到解放。中国六亿人口的健康，主要是靠中医，不是靠西医，因为西医的数量很少。中国在人民健康的作用是很大的，但很少向领导上反映，原因是中医在野西医当权……看不起中医药，是奴颜婢膝奴才式的资产阶级思想①。

这次讲话中的"中医在野西医当权"一语流行甚广，这确实是卫生行政管理的常态。当然，起决定作用的不是卫生行政领导者学哪种医学出身，而是对两种医学有无正确认识。

### （六）1955年与朱琏的谈话

1955年4月15日下午，毛泽东派汪东兴看望针灸专家朱琏并传达指示：

"针灸是中医里面的精华之精华，要好好地推广、研究，它将来的前途很广。有些同志坚持努力，是有成绩的，也证实了中医政策的提出是正确的。中国医学的经验是很丰富的，它有几千年的历史了，要有同志去整理它。这项工作是难做的，首先是卫生部行政领导上不支持，去年七月以后可能好一些，但还没有具体行动。我是支持的，我可以当卫生部长，也可以把这项工作做起来。不要以为我不懂医就不能做，这不是懂不懂医的问题，而是思想问题。"②

毛泽东在杭州邀请朱琏同进晚餐，他风趣地说："今天呢，这顿饭也应该有个'说法'，那就是祝'针灸万岁'！"他还谈到对中医、针灸的看法说：

"巴甫洛夫的高级神经活动学说的理论，对针灸治病的神秘提供了解释的钥匙，反过来针灸又能够给它提供丰富的实际材料，如进一步研究，一定可以发挥更大的效果，丰富与充实现代的医学。研究针灸对医学理论的改革将发生极大的作用。你们不要以为针灸是土东西，针灸不

---

① 孙隆椿. 毛泽东卫生思想研究论丛：上[M]. 北京：人民卫生出版社，1998：468.
② 中共中央文献研究室. 毛泽东年谱：1949-1976：第2卷[M]. 北京：中央文献出版社，2013：364-365.

是土东西，针灸是科学的，将来世界各国都要用它。中医的经验要有西医参加整理，单靠中医本身是很难整理的。"①

"针灸万岁"这句话也得到广泛流传，表达了毛泽东对针灸的充分了解和肯定。

### （七）1956年与音乐工作者的谈话

1956年8月24日，毛泽东同音乐工作者谈话时说：在中国艺术中硬搬西洋的东西，中国人就不欢迎。这和医学不同。西医的确可以替人治好病。剖肚子，割阑尾，吃阿司匹林，并没有什么民族形式。当归、大黄也不算民族形式。……应该学外国的近代的东西，学了以后来研究中国的东西。如果先学了西医，先学了解剖学、药物学等，再来研究中医、中药，是可以快一点把中国的东西搞好的②。

在这里，毛泽东把中西医的差别与中西音乐作对比，显示出他对医学科学和文化艺术之间的不同有着深刻的认识。中医固然也属于传统文化，但是与强调个性、民族性的艺术仍有不同，它有科学原理，需要挖掘整理。西方自然科学方法论在近代以来推进了人类文明的发展，必须学习和借鉴。可见毛泽东并不是从文化保守主义或者民族主义的角度来看待中医，而是站在发展人类科学的高度进行前瞻。

### （八）1958年关于西医学习中医的批示

1958年10月，毛泽东在卫生部首批西医学习中医离职班的情况报告上作指示说：

"此件很好。卫生部党组的建议在最后一段，即今后举办西医离职学习中医的学习班，由各省、市、自治区党委领导负责办理。我看如能在一九五八年每个省、市、自治区各办一个七十至八十人的西医离职学习班，以两年为期，则在一九六〇年冬或一九六一年春，我们就有大约

---

① 中共中央文献研究室.毛泽东年谱：1949-1976：第2卷[M].北京：中央文献出版社，2013：365.
② 中共中央文献研究室.毛泽东周恩来刘少奇朱德陈云思想方法工作方法文选[M].北京：中央文献出版社，1990：327-329.

二千名这样的中西结合的高级医生，其中可能出几个高明的理论家。此事请与徐运北同志一商，替中央写一个简短的指示，将卫生部的报告转发给地方党委，请他们加以研究，遵照办理，指示中要指出这是一件大事，不可等闲视之。中国医药学是一个伟大的宝库，应当努力发掘，加以提高。指示和附件发出后，可在《人民日报》发表。"①

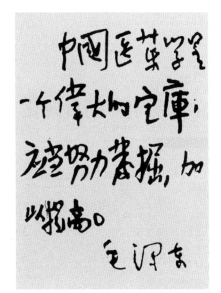

毛泽东批示手迹

这是毛泽东关于中医最著名的论述。在战略高度上肯定了中国医药是个"宝库"，这个宝库自然包含着科学道理，为中医作出了本质的定位，然后指出要挖掘和提高。具体方法：提出西医学习中医，按照他的设想，这些受过"科学"训练的人来研究中医，从中可以诞生"高明的理论家"。最初中医政策中"改造中医"的做法是让中医学西医，这在一般看来是很自然的事，但毛泽东高度肯定西医学习中医的做法，并且要求给予政策支持，使之离职且深入地学下去，这就真正实现了中西两种医学的互动，正式形成了"中西医结合"的战略。

① 中共中央文献研究室.建国以来毛泽东文稿：第7册[M].中央文献出版社，1992：453.

## 第二节

# 中医药事业的行政化与国有化

194

中华人民共和国成立初期，对农业、手工业和资本主义工商业生产资料私有制的社会主义改造，极大地促进了工、农、商业的社会变革和整个国民经济的发展，基本完成了把生产资料私有制转变为社会主义公有制的任务。

中医药在农业、手工业和工商业均有不同形式的体现。在封建社会中，除了少数为政权服务的医药机构和人员外，中医药在民间一直以自发和散发的形式存在。1954年中央文委关于中医的工作报告中，除了指出中医有优秀价值外，也客观地指出：

"大部分的中医是经验不多，医术平常，又很难得到提高的机会，其中不少人因业务清淡，生活也很困难；还有一些'走方郎中'，是不学无术，骗人混饭吃的。中药生产衰颓，货源不旺，市场供求失调，价值不断上涨，私商又多以劣药充良药，以假药代真药，影响甚至破坏医疗的效果……这种种情况，说明我国固有的丰富的医药知识，不仅没有有组织地进行整理和研究的工作，而且是处在被人轻视的地位。长此以往，有逐渐衰退和散失的危险。"①

经过"三大改造"后，中医药行业实现了公有化，并逐步纳入卫生行政管理，这在中医药发展史上是一个重大的转变。

---

① 中共中央批转中央文委党组《关于改进中医工作问题的报告：1954年11月23日》，载于1985年中华人民共和国卫生部中医司编《中医工作文件汇编（1949—1983）》第45页。

## 一、中医行政管理的发展

1949年11月中央人民政府卫生部成立，1954年11月改为中华人民共和国卫生部。其中在医政局内设有中医科，但并未发挥作用。

1954年，中央文委在《关于改进中医工作问题的报告》中建议：

"中央卫生部应设立中医司，并由一位副部长分工管理此项工作。省、市卫生厅局亦应有专人管理中医工作。中央卫生部应将有关中医工作方面的经费预算、干部分配、工作计划等，列入今后卫生工作的年度工作中去，以切实保证中医工作的加强和改进。"①

1954年9月，卫生部中医司成立，当时未有合适人选。卫生部副部长徐运北于1955年1月任党组成员，6月正式被任命为卫生部党组书记。徐运北（1914—2018）在抗战时任鲁西特委组织部部长、鲁西特委书记，在延安中央党校时，与郭子化是同学，知道郭子化通晓中医药。1955年2月，郭子化被任命为卫生部部长助理，协助开展中医工作。郭子化于1961年被任命为卫生部副部长，分管中医工作。

在此前后，大多数省、自治区、直辖市卫生厅（局）也先后设立了中医医政管理机构。一批中医或精通中医的干部进入卫生行政管理岗位，如黑龙江省高仲山、云南省戴丽三、湖北省曹冰清、山东省刘惠民、江苏省叶橘泉、贵州省王聘贤等均担任了所在省份的卫生厅副厅长，张镜人任上海市卫生局医疗预防处中医科副科长，而江苏省担任卫生厅厅长的吕炳奎也是中医专家。1949年后吕炳奎原本在其他行业从事管理工作，1954年春节，江苏省委书记柯庆施邀请南京市各界专家共进年夜饭时，向大家介绍说："咱们新四军中藏龙卧虎，吕部长就是名医出身，名副其实的'中医司令'。前些年兵荒马乱，身不由己，现在应

---

① 中共中央批转中央文委党组《关于改进中医工作问题的报告（1954年11月23日）》，载于1985年中华人民共和国卫生部中医司编《中医工作文件汇编（1949—1983）》第53页。

该归队了。"①不久，吕炳奎被任命为江苏省卫生厅长兼党组书记，率先建立了江苏省中医师资进修学校。1956年他奉调进京，担任卫生部中医司首任司长。

1955年统计，全国有中医36万人，其中包括不脱产的13万多人。而且，"中医人数是西医师的5.1倍，对于乡村居民来说，目前中医是居民健康的主要保证者"②，因此做好中医的管理工作倍加重要。

1956年召开的全国卫生工作会议上，制定了《1956年到1967年全国卫生工作规划要点》，其中提出：

"中医是祖国的宝贵医学遗产，卫生工作人员必须大力继承和发扬。预期以十二年的努力取得重要的成就，以丰富现代医学，并建设中西合流的新医学。从1956年开始，各省市建立中医药研究所……从1956年开始建立中医学院四所并在中医进修学校中增设新生班，于七年内培养中医50万，开展西医学习中医，先从北京重点作起，逐步推及全国。"

1958年，中医工作方面也出现了一些不切实际的做法，包括以"批判资产阶级医药权威"的名义批评一些西医专家等。11月，卫生部召开全国中医中药工作会议时，也有一些抬高中医、贬低西医的提法。中央对此及时予以纠正。徐运北回忆说：

"邓小平同志发现后，严肃批评了我们，为此周总理还专门召集卫生、文化、体育等几个部门的负责同志开会，针对这几个部门当时出现的一些'左'的错误，研究纠正办法。对卫生部在中医问题和知识分子问题上的错误，总理指示要采取正面引导的方法，写一篇全面阐述党的中医政策的文章，来澄清混乱思想。在胡乔木同志主持下由黄树则同志执笔，和有关部门反复研究写出了《认真贯彻党的中医政策》一文，由《人民日报》于1959年1月25日作为社论发表。文中提到，在我国卫生队

---

① 钱乃之.《中医司令》吕炳奎，载于1998年政协上海市嘉定区委员会文史资料委员会编《嘉定文史：第14辑》，第38页。

② 1955年全国卫生事业基本情况[J].统计工作通讯，1956（18）：11.

伍中有中医和西医，在我国医药学术中有传统医学和现代医学，这是我国医药发展的历史所形成的，都是人民所需要的。从我国广大人民防治疾病的需要出发，从我国医药科学发展的规律出发，必须既发展现代医学，又发展传统医学，中西医不仅要在政治上、防治工作上互相团结，而且要在学术上互相交流，取长补短。忽视文化遗产的民族虚无主义倾向是不对的，认为可以离开现代科学来整理遗产也是不对的。"①

《人民日报》的社论还提出，"研究整理祖国的医药学遗产，绝不是一件轻而易举的事情，而是一件长时间的艰苦的工作"，从事这一工作"应该有诚心诚意、坚决献身于这一工作的志愿，把这一工作当作自己的终身事业"②。此后中医政策基本得到了稳定。

中医纳入行政管理是一个全新的课题，每一个领域的发展都存在探索过程，难免有争议和不足。同时由于我国社会主义革命和建设时期经历种种曲折，中医行政管理也不可避免地受到影响。特别是在"文化大革命"时期，卫生行政系统受到冲击，郭子化等人被冠以"复古主义"而受到攻击，许多中医机构受到影响，不少中医专家被下放，中医管理工作陷入停滞。

## 二、中医医疗机构的发展

中医过去大多为私人经营。在国家进行"三大改造"的大背景下，有人提出这个问题："私人开业医务工作者，既不是搞工业工作，它本身也不是农业和私人资本主义工商业，如何走社会主义道路呢？"答案是三种："组织联合诊所（或医院）；参加国家医疗预防机构的工作；参加农业生产合作社保健工作"③，后来大体正是这样发展的。由于社

---

① 徐运北.周总理领导我们开展人民卫生工作[M]//《我们的周总理》编辑组.我们的周总理.北京：中央文献出版社，1990：455-456.
② 认真贯彻党的中医政策[N].人民日报，1959-01-25日（1）.
③ 广东省卫生厅1995年编《广东卫生通讯：广东省第一届中医代表会议暨广东省卫生工作者协会成立大会专辑》，第25-26页。

会条件的变化，整个中医业态环境也发生了根本性的变化。

## （一）联合诊所的发展

1950年全国第一届卫生工作会议的报告中指出："共同纲领中所提出的公私兼顾的原则，在医药界也同样是应该执行的""目前在中国公医制还不能马上实行，私人的医疗业务在今天来说还是社会所需要的""要更好地把私人业务组织起来"。1951年8月4日卫生部发布了《关于组织联合医疗机构实施办法》说：

"联合医疗机构在当地卫生机关之指导和帮助下，依自愿原则组成之。

"联合医疗机构的组织形式可分私人联合（中西、中医或西医）及公私联合二种。联合之目的为发挥集体力量，做到分工专业、充实设备条件，以发挥更大的医疗预防效能。凡私人开业的卫生人员自愿集股结合者，称为私人联合医院或诊所；私人联合并与政府合作者，称为公私联合医院或诊所。"①

1952年4月4日公布了《关于调整医药卫生事业中公私关系的决定》指出："各地卫生行政机关对私人联合经营的医疗机构，应给以适当地鼓励、指导与扶助，并动员个别开业的医务人员组织联合医院或联合诊所，使其成为公立医疗机构的助手，对合作性质的医疗机构，应帮助其发展。"

各地的联合诊所先后建立起来。1951年成立的广安门联合诊所成为被广泛报道的样例，该所由北京中医进修学校第二班的栾志仁等10人创办，也聘有西医出诊。联合诊所与个体诊所不同，所以栾志仁指出一要民主决定事务，二要健全制度，尤其是会议制度②。

相对来说联合诊所收费较低廉，其工作有一定服务性质，医生收入有所减少。在北京，有关如何开展业务的经验有两条，一是让有威信的

① 中央人民政府卫生部关于组织联合医疗机构实施办法[J].中医杂志，1951（2）：2.
② 栾志仁.中医光明的前途：联合诊所[J].中医杂志，1951（3）：32-34.

医生做骨干，有利于新成
立的诊所迅速开展业务，
"如北京海甸联合诊所主
任祝伯权是当地名医，开
幕的第一天，病人就马上
一拥而入，应接不暇"；
二是"实行半日在家应
诊，半日到联合诊所应诊
的办法""城市医生半

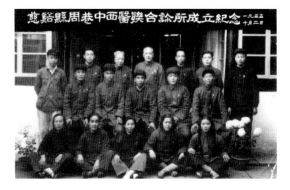

1955年慈溪县周巷中西医联合诊所成立

日在家应诊，维持生活，半日出城服务"①，这是因为北京较大，城内
外业务没有影响。而一些小城市，如保定，就采取整日制，医生个人的
诊所完全停业。当然联合诊所也有好处，如"几个人联合起来交流了经
验，也提高了群众对医生的信仰，业务自然会增加起来，对于配合政府
的卫生防疫工作也便利得多，一个人脱产不影响整个诊所的业务，脱产
的人，生活仍有照顾"②等。

据1954年3月29日《广州日报》报道，自1951年至1954年3月，广州
已成立中医联合诊所24家，中西医联合诊所2家。至1955年底，广东省共
设中医联合诊所927间。据统计，1955年底，全国中医联合诊所和中西医
联合诊所达到28 000多个。但私人开业的中医仍很多，在联合诊所和其
他联合卫生事业机构的中医有8万人，占全国中医总人数的22%。

对于联合诊所的发展，卫生部在1957年8月下发的《关于加强基层
卫生组织领导的指示》中指出，联合诊所"是我国城乡基层卫生组织中
的一种重要组织形式，是社会主义性质的卫生福利机构，国家不应接
办"。许多中医联合诊所后来都移交给了卫生管理部门，逐渐转变成为

---

① 于道济.中医进修组织管理选辑[M].中医进修讲义.北京：健康书店，1952：97.
② 中南卫生局齐仲桓局长在中医代表会议开幕大会上讲话，载于中南行政委员会
卫生局编印《中南区中医代表会议报告材料汇编》第12页。

中医医院或综合医院的中医科，有的则因中医人员被吸收到公立医院后中止。

随着社会主义改造的进行，当时对联合诊所的性质也有进一步的讨论。如湖北省指出：

"联合诊所问题最多，如认识问题及如何组织领导与帮助等，我觉得首先应该确定联合诊所的性质。联合诊所是一个开业医师（士）群众性的在自愿互利的基础上便利于群众医疗、协助政府进行防疫保健的联合医疗机构，并受当地卫生行政机关的领导。……由于我们力量有限，现在暂不采取公私合营的方式，对于合作性质的医疗机构，应帮助其发展。"①

1954年第三届全国卫生行政会议决议中说："对私营医院和诊所一般应视为社会福利事业，医生（包括院长）是自由职业者，因工作需要而雇佣一些助手，不宜当作劳资关系来处理。"②到1955年全国文教工作会议也明确地说："联合诊所是由独立脑力劳动的医务人员自愿组织起来的合作性质的社会福利事业。"肯定联合诊所的集体所有制性质。但在后来的运动中，仍有一些联合诊所的负责人被定为"资本家"受到错误批判。北京老中医宋祚民回忆：

"'文革'前，北京市分管文教卫生工作的副市长吴晗同志来德外联合诊所视察时，我把自己的看法反映给吴副市长，我觉得大伙集资、共同动手创建的联合诊所，不应人为地划分劳资界线以制造对立情绪。吴副市长很重视这一意见，回去不久便向全市发布文件，阐明在联合诊所工作的人都是劳动者，不存在劳资之分，从而使很多联合诊所负责人免遭劫难。"③

---

① 粟秀真.粟秀真文集[M].北京：中国人口出版社，1995：35.

② 第三届全国卫生行政会议决议[J].中华医史杂志，1954（3）：229.

③ 宋祚民.五十年代的新生事物：联合诊所[M]//北京市政协文史资料委员会，北京文史资料：第54辑.北京：北京出版社，1996：94.

### （二）公立中医医疗机构

1950年全国卫生会议明确卫生事业是人民福利性事业。1951年，《卫生部关于健全和发展全国卫生基层组织的决定》提出"应有计划地健全与发展全国现有的县卫生院所"，并明确县卫生院与县卫生所人员中已经列入国家行政人员编制内者，其薪金由国家政费支付；建设费、初级卫生人员训练费其他经费由地方附加粮中酌情解决。1953年12月24日召开的第三届全国卫生会议提出"今后卫生工作，应首先加强工业卫生工作和城市卫生工作，并继续开展爱国卫生运动，防治对人民危害最大的疾病，有步骤地结合互助合作运动开展农村卫生工作"[1]。

因此，公立中医医疗机构主要集中在城市。至1955年底，全国共有中医医院67个，公立的中医门诊部（所）1 225个。1957年中医院增加到257所，从业人员增加到33.7万人，床位增加到5 684张。"大跃进"使各地更加大建设中医院的力度，1960年，全国中医医院发展到330所，中医病床增至14 199张。1962年，根据"调整、巩固、充实、提高"的方针，一些地方取消或拆散中医机构，1963年中医医院减少到124个，中医院病床减少至9 254张。经过恢复发展，1966年全国已建立起中医院371所。"文化大革命"期间又出现大部分中医院被合并或拆散的情况，中医院一度减少至129所。

公立中医院的建设有两类情况。一类是原有的私立或集体的医院改制为公有。如开办于1933年、抗战后复办延续下来的广东中医药专科学校附属广东中医院，该院设有留医与门诊两部。留医部有病床50张，中西医师11人，是华南地区较大的一间中医院。后来广东中医药专科学校改制并入广东省中医进修学校时，院校的粤港董事一致同意将物资捐献给国家。广东中医院于1953年8月改制成为广东省中医实验医院，后于1958年正式定名为广东省中医院。

又如洛阳正骨医院，源于平乐郭氏家族的诊所。平乐郭氏正骨历史

① 第三届全国卫生行政会议决议[J].中华医史杂志，1954（3）：229.

悠久，抗日战争和解放战争时曾为抗日队伍和解放军部队提供医疗救助。洛阳解放之后，陈赓将军以司令部的名义写下一张布告，贴在平乐村的大街上。布告上写道："平乐郭氏正骨，相传数代，颇负盛誉，乃系祖国民间医学宝贵遗产。凡我将士均应加以保护，不得影响其行医疗疾。仰各周知！"郭氏传人在新中国成立后积极献方。1956

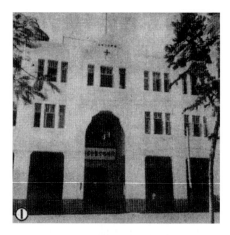

广东省中医实验医院

年，在郭氏家族诊所的基础上，由政府出资建立了洛阳专区正骨医院，有病床70张。

202

其他以联合诊所或医院为基础改制的情况也较多。如广东佛山将汾宁、同仁、健康三间联合诊所合并，于1956年建成佛山中医院。江苏南通在名医朱良春、汤承祖等创办的中西医联合诊所（后改联合中医院）基础上，于1956年改制为南通市中医院。浙江杭州于1959年接管由名医杨继荪、叶熙春等集资创办的广兴联合中医院，转变为公有制的杭州市广兴中医院，后来发展成杭州市中医院。

另一类是延续、改建或新办的公立中医医疗机构。从民国时期延续下来的公立中医院极少，主要有开办于1934年的湖南国医院，由湖南省省长何键捐资发起，湖南省财政厅给予津贴，抗战时停办，1946年湖南省卫生实验处在其基础上建立湖南省立中医院，1952年湖南省人民政府接管该医院，改名为长沙市立中医院，后改为湖南省中医院。将民国时期公立的西医院改建为中医院的有浙江省中医院，1956年由民国时期的浙江省立医院（后改为浙江省立杭州医院）改办建成；又有广州市中医医院，1960年由民国时期创办的警察医院（后改为广州市公安医院中医医院、广州市第三人民医院）改办建成。

新办的公立中医医疗机构，如1952年10月上海市卫生局成立直属中医门诊所，负责全市干部的中医公费医疗，陆渊雷任所长，1955年改为上海市公费医疗第5门诊部，后来发展成为岳阳医院。华北行政委员会卫生局于1952年在北京筹办中医实验所，1954年正式开办，李振三任所长，后并入中医研究院。北京市公共卫生局从1954年起陆续在市立第三医院、儿童医院设立中医部，并先后设立三个中医门诊部，1956年又建成北京中医医院。江苏省中医院于1954年成立，从全省聘来一批名中医建成。

### （三）吸收中医进医院

1954年，中央文委《关于改进中医工作问题的报告》中提出"吸收中医参加大医院工作"，并就有关问题提出具体措施：

"大医院吸收中医参加工作时，务须本中西医密切合作的精神，相互取长补短，提高医疗效能，特别是必须注意发挥中医专长，并组织西医向中医学习，决不可将一切疑难病症都推给中医去治，以为难中医。鉴于一些较好的中医，长期私人开诊，在社会上有广泛的联系，所获报酬相当高，又没有参加医院工作的习惯，在吸收他们参加工作时，应本自愿原则，并注意多采取兼职的方式，使他们能以一部分时间参加医院门诊，一部分时间在家应诊。对参加医院工作的中医，应给予相等于或较高于医院中一般医师或专家的待遇，为了照顾到开始时评比的困难，可以先采用发给津贴的方式，然后再逐步评定各人的等级。"[1]

由于当时主要是吸收中医进西医院，所以存在这方面的问题。1955年北京市公共卫生局总结这方面的工作说：

"在医院设立中医机构后，为了使中医在医疗工作中树立信誉，我们提出在医疗业务上要照顾中医的习惯特点，给以工作方便；中医门诊定额应由少到多，以保证中医有详细诊断的时间；治疗范围应由小到

---

[1] 中共中央批转中央文委党组关于改进中医工作问题的报告：1954年11月23日 [M]//中医工作文件汇编：1949—1983.北京：中华人民共和国卫生部中医司，1985：49.

大；西医找中医会诊时，应先选择有治疗把握和治疗效果的病例，尽量做到治了见效。为了能做到这些，北京市公共卫生局要求建立严格的制度，并须由医院领导直接掌握，以免由于医院管理工作不够妥当造成中医疗效不好的情形。"①

之所以如此慎重地采取"保护"措施，主要是考虑中医、西医刚刚开始合作，而且当时进医院的都是著名中医，故一来需要解除中医方面的顾虑，二来要体现中医作用才能促进西医与之合作。

随着公立医疗机构的建立，对这方面的工作提出了进一步的要求。1956年7月13日，《健康报》发表《大量吸收中医参加医院工作》的社论，认为吸收中医参加医院工作，是各级卫生部门认真贯彻党的中医政策的具体行动。陕西省截至1955年底有171名中医参加了公立医疗机构工作，有1 046名中医在联合医疗机构内，但陕西省卫生厅认为很不够，提出全面安排的要求：

"各级卫生行政部门应积极做好安排中医的工作。并需在今年8月底以前进行调查研究，通过访问、召开座谈会等方式，将当地全部中医按其专长、技术水平以及政治思想状况，进行一次全面摸底排队，作出计划，进行全面的安排，充分发挥他们的力量。各医院（卫生院）、疗养院、康复医院、门诊部等公立医疗机构，须继续吸收中医，特别是具有一定专长的中医参加医疗工作，建立中医科、室、组。"②

1958年山东省卫生厅"关于发送改进中医进院工作意见的通知"要求：

"凡中医未进院的单位，应积极地组织中医进院，建立中医科。对中医已进院并已建立中医科的单位，但人数不足者，也要积极地充实人员。"③

1955年底，全国在公立卫生事业机构的中医有1万人，只占全国中

① 半年来北京市市属医疗机构的中医工作[J].中医杂志，1955（10）：5-6.
② 《陕西省中医药研究院陕西省中医医院志》编纂委员会编《陕西省中医药研究院陕西省中医医院志：1956-2006》第756页。
③ 济南市卫生局，济南中医学会1989年编《济南中医药志》第42页。

医总人数的3%。中医与西医在公立卫生事业机构中的比例是16∶84。到1957年3月，全国有20万中医参加了联合中医医院、联合诊所、农业合作社的保健站等单位的疫病防治工作，有29 000余位中医参加了各公立医疗机构工作①。

### （四）中医业态的变化及其影响

建立联合诊所和中医医院，引导中医从个体执业转向集体化执业，这一转变影响到许多层面。

第一种影响是待遇上的。组织联合诊所后，收入变成集体分配，并要抽取福利金、公积金。工资如何分配也是一个问题，广东省提出"死分活计"，即"民主评定每个成员的工薪低分，低分的分值，是按月收入的工资部分来决定"，后期则"应实行按技术程度、工作态度等条件民主评定的工资制"，但经常存在冗员现象，"吃饭的人多，做事的人少"②等。这些必然影响技术水平高的医生的收入。

吸收进医院的名医也会受影响。1954年中央文委《关于改进中医工作问题的报告》中已经提到要给予照顾，允许兼职。后来许多中医在医院工作都变成全日制。公立事业机构主要按职级付酬，如何对进院工作的中医进行定级也需要探讨。1956年吉林省提出："中医中药人员参加工作后的待遇问题，各地卫生行政部门可根据其技术水平，按'国家卫生事业机构各类工作人员工资标准及有关规定'评定，不得压低工资等级。"③但具体如何进行没有说明。陕西则提出："对已参加工作的中医的待遇，必须本着'按劳取酬'和与西医'同工同酬'的原则处理（即相当西医职务的中医，其待遇不能低于同级西医）；对部分有丰富

---

① 钱信忠.我国社会主义保健事业必须走社会主义道路[J].医学史与保健组织，1957（3）：161-167.

② 广东省卫生厅1955年编《广东卫生通讯：广东省第一届中医代表会议暨广东省卫生工作者协会成立大会专辑》第28页。

③ 省委批转省卫生厅党组《关于改进我省中医工作的报告》，载于1983年吉林省档案馆编《中国共产党吉林省委员会 重要文件汇编：第7册》第289页。

医疗经验和有专长的名中医，在生活待遇上必须予以照顾。"①对于定级，山东采取"自报公议，民主评定"的方式，根据国家医务技术人员等级标准，结合德、才、资，进行了等级评定②。

1957年《中宣部关于中医工作报告》中再次提到，大部分中医大夫进入医院后工资下降。这过程中难免有中医的收入受到影响而产生怨言，但总体上，大多数中医抱着积极支持和拥护的态度，并树立起了为人民服务的思想。

第二种影响则是医务上的。早期主要是将中医吸收进西医院，而西医院一般是按疾病系统分科的，中医加入后如何设置，如何分配病人？这些都是需要在实践中解决的问题。而随着大量中医被吸收进西医院，就更需要建立常规化的制度。1958年山东省指出，中医进院之后，"中西医还存在着不团结合作的现象，各种必要工作制度还未建立起来，因而造成中西医之间各自门诊配合不够，甚至有的把西医无法治疗而且垂危的病人，推给中医去治，也有的人从思想上不相信中医，认为中医理论玄妙，没有科学根据，不能指导临床，因此各院虽有中医进院，但中西医能团结合作共同研究总结中医临床经验，还是为数不多的"③。山东省的文件中提出了以下解决办法：

"中医进院后可单辟门诊，并分给一定数量的病床住院，病人有自愿就诊中医的自由，中医科亦可接受转诊的病人，但必须是中医认为可以接受时才转诊，但门诊转诊不受此限，防止出现西医将不能治疗而且已垂危的病人推给中医的现象，凡中医负责治疗的病员的住院、出院、饮食，均由中医决定。如果需要西医配合诊断或西药配合治疗时，西医必须予以协助，中医也同样有给病人签署诊断、批准病假条以及填具死

---

① 《陕西省中医药研究院陕西省中医医院志》编纂委员会2006年编《陕西省中医药研究院陕西省中医医院志：1956-2006》第757页。

② 济南市卫生局，济南中医学会1989年编《济南中医药志》第42页。

③ 济南市卫生局，济南中医学会1989年编《济南中医药志》第43页。

亡诊断书之权利。"①

　　第三种影响是学术上的。以往中医没有统一的教学模式，各有师承。从联合诊所开始形成集体诊治模式，促使中医增强了学术交流。1952年卫生部门总结中医联合诊所的意义时指出：

　　"中医方面由过去互相猜忌，转向到中医相助，逐渐统一中医学说的分歧与派系的各异，如在永定门、海甸、西直门等联合诊所的中医，都是以往派系不同的所谓四大名医的弟子们毫无成见的共同处方治病。"②

　　在中医院中也是如此。1957年《中宣部关于中医工作报告》指出中医院存在不同的中医派别之间互有成见等问题，但其实并不是普遍现象。大多数中医愿意加强交流以探求学问，而且开始利用医院开展临床研究。近现代医院的特点就是注重临床研究，民国时期一些在大城市创办的中医医院已经有所开展，例如广东省中医实验医院"诊断的方法在中医原有基础上，加上现代的设备。治疗则以中法为主，中药和针灸根据病情或单用或合用，必要时还要采用一般的支持生命或有特殊效果的新法，适当地综合使用"③，1955年该院住院病人主要为风湿性关节炎、哮喘、慢性肾炎、慢性消化性溃疡、肝硬化和神经系统疾患等。以慢性病为主，完全治愈者占44%，不完全治愈而治疗有效者占35%，总计有效率79%；中途出院或转院者占18%，死亡占3%。针灸治疗有效率达89%，正骨科以治疗骨折为主，有效率达100%。对于新建设的公立中医院，也有临床研究方面的要求。如山东强调：

　　"有条件的可进行研究工作……其具体步骤是通过西医的实验物理诊断与中医的就诊观察来明确诊断，只有在明确诊断的条件下，才能肯定疗效，找出中医的认证用药规律，研究中医的理论体系。……决不能

① 济南市卫生局，济南中医学会1989年编《济南中医药志》第42页。
② 于道济.中医进修组织管理选辑[M].中医进修讲义.北京：健康书店，1952：97.
③ 广东省中医实验医院1956年编《广东省中医实验医院简介》，广州中医药大学档案室藏。

采用一病一方的研究方法，这种研究方法是过去多少人走过的弯路，它不仅不会获得良好的效果，相反地会破坏了中医治病所掌握的'辨证施治'的基本原则。"①

总体而言，中医进医院带来了建制化、规范化的新形式，对于中医临床发展是一个新命题。

### 三、农村卫生中的中医药

过去中国乡村中的基层医生往往集中在镇墟，大部分农村只有草头医、游方医。民国时期的乡村建设运动中，陈志潜、晏阳初等人在部分农村开展卫生实验，但整体上农村缺医少药的情况很普遍。新中国成立后，农村卫生面貌发生了翻天覆地的变化。

#### （一）农村卫生保健机构

1950年第一届全国卫生会议提出要把卫生建设重点放到基层，包括农村，提出了"面向工农兵"的卫生原则。1950—1952年，三年中建起了800多所县医院，7 900多所区卫生所。1953年12月24日召开的第三届全国卫生会议提出"有步骤地结合互助合作运动开展农村卫生工作"。

在农业合作化的过程中，一些合作社办起了保健站，培养保健员。保健员一般培训卫生预防知识，包括部分中医药内容。政府鼓励农村的私人开业医生加入保健站或到供销合作社从事医疗工作。同时为改善农村医药情况，商业部、卫生部、化工部、全国供销合作总社联合开展成药下乡，1953年卫生部确定了27种西药为下乡药品，1954年增加了53种中药经验方，各地在县供销合作社建立中西成药的批发零售机构，并为卫生部门培训的农村不脱产卫生员配备保健药箱。

人民公社化后，农村联合诊所和农业生产合作社保健站等都一律归人民公社，实行公有制，看病不要钱。1960年中央批发卫生部《关于人民公社卫生工作几个问题的意见》，规定公社卫生院、大队卫生所等是集体卫

---

① 济南市卫生局，济南中医学会，1989年编《济南中医药志》第42页。

生福利事业，不应当作副业或企业要求自负盈亏，公社社员实行集体保健医疗制度，医务人员工资待遇由国家发给或按"误工记分"办法。

1960年，卫生部中医司提出，要广泛发动农村中各方面的中医药积极因素，把尚未列入卫生队伍的一技之长"土专家"组织发动起来，这部分人员通常不是专业行医，而是从事其他农副业，类似于"半农半医"。

随着20世纪60年代初中央提出"调整、巩固、充实、提高"方针，农村卫生机构进行了必要的调整。据上海市统计，全市10个县2 500多个生产大队，1960年6月共有卫生员3 900多名，至1961年8月只留下了300多人。

1962年卫生部下发《关于调整农村基层卫生组织问题的意见》和《关于农村联合医疗机构和开业医生管理办法》，指出在公社化后，联合诊所、农业社保健站等绝大多数成为人民公社卫生院（所），"但是因为改变所有制过急过快，不适当地把联合诊所和个体开业医生由公社或国家包了下来，在布局上集中过多过大""工资待遇上也有平均主义"[①]，因此进行了调整，文件认为农村基层卫生组织在相当长的时期内，应当以医生集体举办为主要形式，要求原来集体举办由国家或公社接办的，应当改为集体举办。公社卫生院自负盈亏，看病收费。1968年后，随着传统合作医疗的普遍实行，联合性质的乡卫生院逐渐被解散，其中的工作人员，有的到公社卫生院工作，有的回到本大队从事赤脚医生工作。

与此同时，合作医疗在1958年人民公社化后得到普遍的推广。1959年11月，在山西省稷山县召开的全国农村卫生工作现场会上，除介绍爱国卫生运动经验外，对该县采取的合作医疗方式也给予了肯定。1960年，中共中央70号文件转发了《卫生部党组关于全国卫生工作山西稷山县现场会议的报告》及其附件，肯定并提倡这一做法：

---

① 财政部文教行政财务司.文教行政财务制度资料选编：第2册[M].北京：中国财政经济出版社，1990：199.

"关于人民公社的医疗制度，目前主要有两种形式，一种是谁看病谁出钱；一种是实行人民公社社员集体保健医疗制度。……根据目前的生产发展水平和群众觉悟等实际情况，以实行人民公社社员集体保健医疗制度为宜。……即现在所说的'保健费'的办法或'合作医疗'。"①

此后，合作医疗在农村进一步普及，成为保证农村三级医疗保健网运转的重要环节。

### （二）半农半医的培养

过去农村中有一种"半农半医"的情况，即稍通医术或在治病方面有一技之长，但并不以医为业的。1955年广东省卫生部门指出：

"目前农村中半农半医的医生数量仍很大，他们的情况是一般的医疗技术水平很低，业务不好……政府对待他们的政策，不能采取限制、禁止的做法，而应该鼓励他们一面学习一面就地替农民治病，一面参加农业生产，并且帮助他们提高技术水平，或吸收入合作社做保健员的工作。"②

除了对旧的"半农半医"进行改造。国家也开始培训新的"半农半医""半工半医"。1958年，上海出现半工半读卫生学校、奉贤县半农半医卫生班等半工（农）半医学校。

1965年初，中央批转了卫生部党组的《关于城市组织巡回医疗队下农村配合社会主义教育运动防病治病工作的报告》。各地迅速组织了医疗队，去农村、林区、牧区巡回医疗。卫生部于1月31日下发《关于组织农村巡回医疗队有关问题的通知》，并在附件中要求巡回医疗队为生产队培养不脱产的卫生员，掌握简易针灸治疗、学会使用若干药品、诊治常见疾病。2月7日毛泽东进一步发出关于组织城市高级医务人员下农

① 合作医疗有关文件摘编[J].中国农村卫生事业管理，1996，16（8）：1.
② 广东省卫生厅1955年编《广东卫生通讯：广东省第一届中医代表会议暨广东省卫生工作者协会成立大会专辑》第31页。

村，为农村培养医生的批示。卫生部长钱信忠进一步强调下乡巡回医疗队要承担起"认真为农村培养医药卫生人员"的任务，"边学边做，又教又带""培养不脱离生产的、半农半医的医药卫生人员"。并指出："为农村培训医药卫生人员，应该实行中西医结合，中医的各种简易有效的治疗办法，像针灸、推拿、土方土法等，都应该成为他们的基本技术。"①

同时，国家加强以"半农半医"这种形式来培训农村卫生员。卫生部医学教育司于1965年4月先后下达《关于继续加强农村不脱离生产的卫生员、接生员训练工作的意见》《关于高、中等医药院校试行半工半读教育制度的意见》，加强农村卫生工作人员的培养。农闲时集中学习，农忙时回队边干边学。

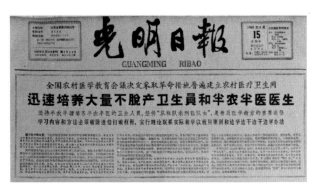

1965年9月15日《光明日报》报道全国农村医学教育会议关于培养"半农半医"的决定

1965年7月27日至8月2日，卫生部在北京召开全国农村医学教育会议，要求加速培养卫生员、半农半医的农村医生，提出"培养的时候半工半读，工作的时候半农半医，是培养农村卫生人员一条宝贵的经验""必须坚持从社队来回到社队去的办法""在业务内容上应当综合一些，一般应当是中西结合……可以是西医为主，学会一些中医技术；或者是中医为主，学习一些西医技术"②。8月21日，卫生部与教育部又联合发出通知，要求在农业中学设置卫生班，加快培养卫生技术人员。

① 钱信忠.卫生工作向农村大进军的序幕：关于农村巡回医疗队工作的几个问题[J].红旗，1965（13）：8.
② 《崔义田纪念文集》编辑委员会.崔义田纪念文集[M].北京：人民卫生出版社，1996：426.

1965年9月1日，《人民日报》发表社论《切实把医疗卫生工作的重点放到农村去》，传达了中央这一方针。中央提出"把医疗卫生的重点放到农村去"的方针，对农村卫生事业的建设起了很大推动作用。从1964年开始，只用了两年多时间，全国就培养"半农半医"16万多人。

中医实用技术是"半农半医"培养的一项主要内容。北京中医学院曾在1959年、1960年出版《针灸疗法》《简易中医疗法》两种颇受基层欢迎的手册，1965年人民卫生出版社将其修订后合为一套重新出版，作为以中医为主的半农半医训练班试用教材。

### （三）"赤脚医生"与中医药

"文化大革命"中，医疗机构受到很大冲击，在"把医疗重点放到农村去"的口号下，城市医院的大批医疗技术人员被下放到农村。随着"半农半医"和"合作医疗"的发展，"半农半医"衍化成"赤脚医生"。

"赤脚医生"是上海市郊农民对不脱产卫生员的叫法，1965年7月5日《解放日报》曾刊发《金山县农民欢迎"赤脚医生"，全县培养了一百三十四名不脱产卫生员》的报道。1968年上海《文汇报》记者吴振标整理了《关于上海郊县赤脚医生发展状况的调查报告》，介绍上海市全面整顿和培训半农半医的"赤脚医生"的情况。上海市宣传部于9月将材料上报中央，毛泽东亲自审定题目并进行文字修改后，《红旗》杂志9月10日以《从"赤脚医生"的成长看医学教育革命的方向——上海市的调查报告》为题发表，《人民日报》《文汇报》均于9月14日全文转载。文章说："'赤脚医生'是上海郊区贫下中农对半医半农卫生员的亲切的称呼。"并且指出：

"经过二年多的实践，'赤脚医生'的医疗技术有了显著的提高，他们普遍能使用近一百种药物，诊治近一百种农村的常见病、多发病，针灸行针一百多个穴位，还能够医治麻疹、肺炎、胸膜炎等农村常见病。"[①]

---

① 从"赤脚医生"的成长看医学教育革命的方向：上海市的调查报告[J].红旗，1968（3）：20-26.

据说毛泽东在当天《人民日报》上写下"赤脚医生就是好"七字。此后"赤脚医生"之名广为人知，取代了原来"半农半医"的称呼，而且成为对包括卫生员在内的农村基层医疗卫生服务

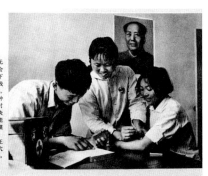

宣教兵
兵教官
兵教兵

⇨ 由于"赤脚医生"无限热爱毛主席，热爱社会主义的新农村，热爱贫下中农，在不断的医疗实践中，医疗技术提高很快。他们普遍能使用近一百种药物，诊治近一百多种农村的常见病、多发病，针灸行针一百多个穴位，还能够医治麻疹、肺炎、胸膜炎等农村常见重病。
　这是"赤脚医生"们正在互教互学，研究针灸穴位，不断提高医疗水平，更好地为贫下中农服务。

赤脚医生宣传资料

人员的统称。报道中举例的典型人物之一王桂珍，被誉为"赤脚医生第一人"。

1968年12月5日的《人民日报》头版头条刊登了《深受贫下中农欢迎的合作医疗制度》，这份报告是经毛泽东批示发表的。文章介绍了湖北省长阳县乐园公社实行合作医疗制度情况。湖北省长阳县乐园公社一位从县中医进修班学习归来的医生覃祥官在担任乐园公社卫生所医生时，因有感于农民无钱治病，办起第一个合作医疗试点"乐园公社杜家村卫生室"，农民每人每年交1元合作医疗费，村里再从集体公益金中人均提留5角钱作为合作医疗基金。除个别慢性病人需要常年吃药的以外，群众每次看病只交5分钱的挂号费，吃药不要钱了。药物以"三土"（土医、土药、土药房）、"四自"（自种、自采、自制、自用）为特点，村卫生室和村民小组土药房都开辟了药园，种植了大量的常用易植药物，以充实药房，减少了合作医疗经费的开支。《人民日报》总结这一形式"解决了贫下中农看不起病，吃不起药的困难""使'预防为主'的方针真正落实在行动上"[①]。覃祥官于1969年被邀赴京参加新中国成立20周年庆典，先后共4次受到毛泽东主席接见，连任两届全国人大代表，后来担任了湖北省卫生厅副厅长之职。至今被媒体称为"合作医疗之父"。

---

① 深受贫下中农欢迎的合作医疗制度[N].人民日报，1968-12-05（1）.

1969年后，绝大多数农村社队实行了合作医疗制度，合作医疗站以10万计，"赤脚医生"也很快发展到100多万人，最多时达到150万人。

赤脚医生的培训中有相当一部分是中医药内容。1970年，上海中医学院牵头编写的《赤脚医生手册》影响很大，该院与浙江中医学院合作，组织编写人员到江苏、浙江、江西、安徽4个省进行了广泛调查，"调查证明：广大农民治疗疾病，依靠中医中药特别是草医草

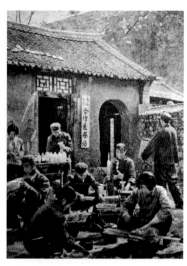

长阳县乐园公社的合作医疗站

药的占多数，依靠西医的占少数（而且多半是在靠近大城市的地方）。广大农民总结草医草药的好处是：验（有治疗效验）、便（方便）、廉（价廉）"[1]，该书选用了不少民间草药、单方和疗法，后来多次修订再版。

214

1974年5月，上海市川沙县江镇人民公社的赤脚医生王桂珍，作为中国赤脚医生的代表出席了第二十七届世界卫生大会并在会上发言。联合国妇女儿童基金会在1980—1981年年报中指出，中国"赤脚医生"制度在落后的农村地区提供了初级护理，为不发达国家提高医疗卫生水平提供了样板。

---

[1]　上海市出版革命组1970年编《毛泽东思想照亮了我国医学发展的道路》第197页。

## 第三节

# 中医学术研究的开展

中医学术应当如何研究，中华人民共和国成立初期提倡的是"中医科学化"，其中一个内涵就是用科学来研究中医。1954年后不再用这一提法，而是称为"发扬祖国医学遗产"，并成立了专门的中医研究机构，同时将中医的科研纳入国家科技规划。

### 一、中医研究机构的设立

1950年第一届全国卫生会议决议提出："中央卫生部应设中医、中药的研究机构，用科学方法来整理、研究中国医疗方法及中国药物"。中央卫生研究院于1951年成立中医研究所，先由江上峰任院长兼所长，设医史、医理和针灸3个研究室。1953年龙伯坚任所长。龙伯坚（1900—1983），湖南攸县人，早年毕业于湘雅医学专门学校，曾与毛泽东一起编辑《新湖南》周刊。后赴美国哈佛大学进修，获公共卫生硕士学位，抗战前任湖南卫生实验处长，抗战后任湖南省卫生处处长，曾主持复办湖南省立中医院。他对于中医研究，认为主要应做好医书的总结、验方的总结、药物的总结，应做到"绝对合乎现代科学标准"[①]。这曾引起中医界的批评。岳美中指出该所"没有全面了解医药卫生的迫切需要，没有深入地和全国中医取得联系，在事实上并未完成其应负的任务"[②]。

---

① 龙伯坚.中国旧医学的经验总结问题：进一步做好团结中西医的工作[J].中华医学杂志，1953（5）：321-328.
② 陈可冀.岳美中全集：下[M].北京：中国中医药出版社，2012：1279.

1952年李振三在北京筹办华北行政委员会卫生局中医实验所，1953年在西直门内一院试办，仅有3间平房，不设病床。门诊主要面向机关干部。后来广泛邀请中医名家陈慎吾、岳美中等加入，1954年6月正式成立，名为华北中医实验所[①]。该所的"实验"亦即研究之意。

1954年中央文委《关于改进中医工作问题给中央的报告》中列出的第一项措施就是成立中医研究院，其主要任务是"由中西医合作，对中医中药知识和中医临床经验，进行系统的整理和研究，同时负责搜集和整理中医中药书籍（包括民间秘方单方），并为医学院校培养讲授中医课程的师资和编纂教材"[②]，还明确了研究院下应设立内科、外科、妇科、针灸、中药、中医史等部门，以中央卫生部针灸实验所、中医进修学校的针灸门诊和华北中医实验所的针灸部门、重庆市立第七医院的中医外科组、中央卫生研究院中药研究部门和研究医史的人员等为基础，又吸收一部分西医和研究生理、生物化学、化验、解剖、药理的科学工作者参加。中医研究院筹备处于1954年10月成立，由鲁之俊、朱琏、何高民负责。除上述机构的人员外，又从全国各地调进一批著名中医和西医，作为研究院的基本骨干力量，如蒲辅周、冉雪峰、杜自明、钱伯煊、韦文贵、黄竹斋等。

1955年12月19日，中医研究院正式成立，鲁之俊任中医研究院院长，并兼任党总支书记，朱琏、田润芝任副院长，彭泽民为名誉院长，萧龙友为名誉副院长。

中医研究院成立后，各省、自治区、直辖市及部分地市开始成立中医药研究机构（院或所）。如陕西省1956年提出"成立中医研究所"，当年6月内搭起架子，"暂分内科、针灸、精神病、药学等科，以后再

① 李雪松.忆我的父亲李振三[J].中华魂，2017（6）：60-64.
② 中共中央批转中央文委党组关于改进中医工作问题的报告：1954年11月23日[M]//中医工作文件汇编：1949—1983.北京：中华人民共和国卫生部中医司，1985：48.

逐渐扩大研究范围"①，其他如广东省中医研究所、广西壮族自治区中医药研究所、黑龙江省祖国医学研究所、福建省中医研究所等纷纷成立。据1957年统计全国共有中医研究院所16家，1960年统计已达83家。其中甚至有县办的中医研究院，如广东省新会县在1959年3月成立新会县中医研究院，由名医苏世屏主持，以医疗为主体，兼有教育与研究功能，曾先后举办中医学习班、中医进

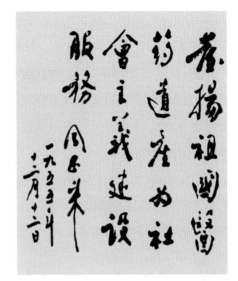

周恩来为中医研究院题词

修班，并组织中医温课。1963年全国各省市几乎都建立有省级中医研究院，数量达33家。国家要求"各省（区）、市卫生行政部门，下定决心，在现在中医研究机构的基础上，各地应选择有条件的单位，重点配备，充实加强，使其逐渐成为本地区的研究中心"②。

不过在"文化大革命"中，一部分中医药研究机构遭到撤并，1975年，仅存29家中医研究机构，其中有的已名存实亡。

## 二、中医研究的路向

关于中医研究如何开展，1952年朱颜《中医学术研究》的观点在当时较有代表性。他说：

"中医学术当作一个医学来讲是不够完整的，它只是一些民族的医疗经验。在它的实际效果基础上吸收和建立科学的学理，并且必须发挥

---

① 《陕西省中医药研究院陕西省中医医院志》编纂委员会2006年编《陕西省中医药研究院陕西省中医医院志（1956-2006）》第755-756页。

② 中华人民共和国卫生部中医司1985年编《中医工作文件汇编（1949—1983）》第210页。

和实现'圣人不治已病治未病'的预防医学精神和愿望，才能使它变成新民主主义的、以预防为主的、民族的、大众的、科学的医学。"①

朱颜（1913—1972），浙江金华人，幼习中医，后在西医院校本科毕业，当时在北京担任中医进修学校教务长，1952年出版有《中医学术研究》一书，作为中医进修讲义之一。他主张由"受到现代科学医学教育的就是经过进修的中医"，与"西医临床家及一切从事医学教学及研究工作的科学家"②合作来开展中医学术研究。在他的建议下③，1952年在北京医学院组织开办过一期中医班，从全国招收了43名学员，目的是培养一批研究中医的高级人才。但这个班被认为并不成功，1956年底中宣部关于中医工作的报告中提出以后不再举办。

中医政策调整后，不再使用"中医科学化"的说法。1954年中央文委的工作报告对中医研究院成立后的任务提出了要求，但具体如何做，成立初期尚不明确，"究竟研究力量依靠什么，中西医应该如何合作，中医理论及临床经验的研究应如何结合等一系列的具体问题，都没有得到解决。因此院内上下看法各异"④。当时主要开展了一些临床疗效的观察总结工作。如内科研究所分肝肾病、喘息病、风湿病、胃肠病、臌胀病、经带病、高血压病和传染病8个研究组，外科有痔瘘病、性病、骨结核、淋巴结病、妇女盆腔病、肿瘤病、眼科病、伤科病等研究组，针灸研究所被认为"有着特别好的基础"⑤，完成了对疟疾和高血压等8种病的临床治疗研究。

1956年我国制定了《1956—1967年科学技术远景规划》，卫生部委托中医研究院制订第51项"掌握和发扬中医的理论和经验"的内容。中

---

① 朱颜.中医学术研究[M].中医进修讲义.北京：人民卫生出版社，1954：3-4.
② 朱颜.中医学术研究[M].中医进修讲义.北京：人民卫生出版社，1954：4.
③ 孟譞，张大庆.中医学习西医：权宜之计还是成功之路：以北京医学院中医进修班为例[J].医学与哲学，2008（7）：72-74.
④ 华钟甫，梁峻.中国中医研究院院史：1955-1995[M].北京：中医古籍出版社，1995：20.
⑤ 鉴远.发扬祖国医药遗产：记中医研究院成立[N].人民日报，1955-12-20.

医研究院在苏联专家指导下，组织全国一些专家参与制订。由中医研究院鲁之俊与苏联专家柯切尔金等执笔，湖南省中医院院长李聪甫、江苏省卫生厅副厅长叶橘泉、卫生部中医司副司长陈育鸣、北京医学院教授薛愚参加拟定。最终修正版本的第51项名称改为"总结和发扬中医的理论和经验"，其中说：

"中医的专著在两千种以上，达数万册，但文辞深奥，不易理解，须语译主要经典著作，并整理各种重要文献，使它们成为易于学习的资料。中医对于病因学说、诊断、治疗与预防均有其理论体系，而且经过数千年实践的考验，具有极其丰富的内容，应该用现代科学方法进行研究，并加以推广与发扬。中药品种根据李时珍著作的《本草纲目》有1 892种。《本草纲目》所载的经验良方有11 096条，此外，流传于民间的还有不少。应从药物的品种鉴定与培养方法、方剂的剂型与炮制方法、药物和方剂的药理作用与临床疗效等多方面进行研究，并在肯定疗效的基础上，研究药物的化学分析与提纯以提高效价。对于针灸疗法，已证明其疗效很高，须在总结临床经验的基础上研究其作用的原理，进一步发展其理论，改进其方法。中医外治法，即不用药物内服的治疗方法，种类很多，亦须加以研究。"①

据此列出的六个中心问题的任务是：①注释中医经典著作，编写中医史及教材并整理各科重要文献；②研究阐明中医理论体系，以发展我国医学；③总结及研究中医各科（内科、外科、妇科、小儿科）的预防和治疗的经验和理论；④总结及研究中医外治法及其他方法（包括伤科、痔瘘、按摩、敷贴、气功疗法等）的经验；⑤调查研究中药品种制定标准规格，研究中药方剂的理论基础并改进其剂型的应用方法；⑥总结针灸的临床经验，并研究其疗效机制②。

---

① 中华人民共和国科学技术部创新发展司.中华人民共和国科学技术发展规划纲要：1956–2000[M].北京：科学技术文献出版社，2018：32–33.

② 华钟甫，梁峻.中国中医研究院院史：1955–1995[M].北京：中医古籍出版社，1995：87.

显然，这些研究内容离不开现代科学方法，正如文件所说，"需要中西医和其他有关科学家，如植物学家、生物学家、化学家、药学家、生理学家、药理学家、微生物学家、病理生理学家等亲密合作，还须历史学家、哲学家的帮助"，在组织措施方面，要加强中医研究院研究所的建设，同时要求"在有条件的各省市……应即建立中医研究所""如须进行科学实验者，定应与当地医学院校或其他科学机构密切合作进行；属于临床的总结研究，尚应与当地各大医院（特别是中医院等）合作进行""中药研究所有必要在出产多的重点省市设立分所"①。

各省市建立的研究机构的思路略有异同，如1956年陕西省建立中医研究院时提出的研究方向是："一、研究中医学理论及临床经验。二、研究民间秘方、单方。三、研究西医如何学习中医并推广中医临床经验。四、研究中药炮制与中药栽培。"②

220

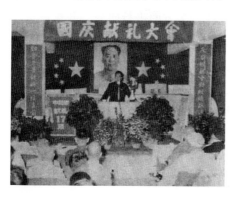

1959年国庆十周年，中医研究院举行
献礼大会，展示科研成果

1962年10月12日中央批转下发卫生部党组《关于改进祖国医学遗产的研究和继承工作的意见》，其中对"用现代科学方法研究祖国医学遗产"提出，"研究祖国医学应以现代科学为工具""祖国医学的研究工作，主要应从研究中医的临床实践经验着手……只有在中医临床实践的科学研究的基础之上，来探讨中医的理论，才能逐步阐明中医理论的合理部分和不合理部分"，要求中医研究院"目前应把用现代科学方法一个病一个病地总结中医疗效作为研究工作的重点"，并"应担负起整

---

① 卫生部《第51项任务说明书》（打印本），1956年，浙江中医药博物馆藏。

② 《陕西省中医药研究院陕西省中医医院志》编纂委员会2006年编《陕西省中医药研究院陕西省中医医院志：1956-2006》第756页。

理、注解古典医籍，帮助老中医总结医疗经验等方面的继承工作"①。

1963年，我国制定了《1963—1972年科学技术发展规划》，中央科学小组、国家科学技术委员会党组提交给中央的报告中说："医学科学技术方面，列了一个国家重点项目：大力充实中国医学科学院和中医研究院两个研究中心，以便在掌握与发展现代医学科学技术上面，在整理、发扬祖国传统医学上面，作出显著成绩。"②此规划纲要中提出了"医学科学十年规划的总目标"，其中中医中药方面要求"在总结中医的临床经验和对中药、针灸的研究工作中做出重要贡献；在用现代科学来整理研究我国丰富的医药遗产方面，形成比较完整的、更有效的方法"。

"中医中药"专节中提出如下总体思路：

"必须发掘和继承中医中药的各种宝贵经验，用现代科学的方法，从总结临床经验、肯定疗效着手，进一步研究中医中药的治疗机制；同时，也要发挥广大中医在研究中医中药问题上的积极性。应该整理和注解历代中医名著，并研究中医中药的历史。"③

具体研究内容则包括中医临床经验的研究、中药的研究、针灸疗法等特殊疗法的研究三类。但是由于"文化大革命"的冲击，规划的实施受到严重的影响。

### 三、中医研究的成果

这一时期，中医中药研究有许多成果。1965年卫生部副部长钱信忠在国家科学技术委员会中医中药组成立会议上的讲话中，概括了一批中医科研成果。一是针灸，"从大量的事实看来，针灸能够消炎、能够抑

---

① 中华人民共和国卫生部中医司1985年编《中医工作文件汇编（1949-1983）》第190-193页。

② 中共中央文献研究室.建国以来重要文献选编：第17册[M].北京：中国文献出版社，2011：431.

③ 中华人民共和国科学技术部创新发展司.中华人民共和国科学技术发展规划纲要：1956-2000[M].北京：科学技术文献出版社，2018：80-90.

菌，还能止痛"[1]；二是外科，对痔核、劳损、烧伤的疗效得到肯定，常见病多发病方面，如养阴清肺汤治白喉、流行性乙型脑炎的中医治疗得到肯定，还有麻疹后肺炎、急性痢疾等也取得一定成绩；三是疑难杂症，硬皮病、牛皮癣等中医中药治疗有较好效果，只是观察例数尚少。同时指出一些民间的验方单方有的已进行了试验。

这里选取病种、验方和药物各一个案例略作介绍。

### （一）关于流行性乙型脑炎的临床研究

流行性乙型脑炎（以下简称乙脑），是一种由蚊子传播的烈性传染病，可损害脑神经系统，出现高热、剧烈头痛、呕吐、意识障碍、抽搐等症状，病程大约10天，20世纪50年代死亡率高达30%～50%，存活者中也有7%～20%有痴呆、偏瘫、智力减退等后遗症。

1954年，河北省石家庄市中医郭可明，积极响应政府的号召，放弃私人诊所，进入石家庄市传染病院工作。当年石家庄市乙脑流行，郭可明用中医药治疗乙脑，治法主要以解毒、清热、养阴为主，忌用发汗、泻下、利尿及辛燥药物，同时忌用西医惯用的冰袋冷敷。方剂以清瘟败毒饮、白虎汤等为主方；后遗症则结合针灸治疗。郭可明在1954年共治疗轻型、重型和极重型的病例34个，治疗效果显著，患者服药后多数在短期内退烧，1～2周痊愈出院，很少留有后遗症，半数以上属极重型的病例，经用中药治疗也全部获愈。

由于正值中医政策调整，卫生部在1955年春派遣工作组前往石家庄市调查1954年中医治疗乙脑的情况，调查组主要由西医专家组成，当时治疗并没有按临床研究规范来进行，专家持怀疑态度，没有给出肯定的结论。按后来的批评意见说，调查组"一味地挑剔这不是，那也不是，甚至提出'是否是流行性乙型脑炎'的'怀疑'，企图否定一切"[2]。

---

[1] 中华人民共和国卫生部中医司1985年编《中医工作文件汇编（1949-1983）》第219页。

[2] 积极推行中医治疗流行性"乙型"脑炎的经验[J].中医杂志，1955（10）：2.

1955年8月，卫生部重新派遣调查组，由卫生部部长助理郭子化负责，由北京中央人民医院、北京医院、北京市儿童医院及卫生部抽调的2名中医和4名西医组成。调查组在石家庄，不但翻查1954年的资

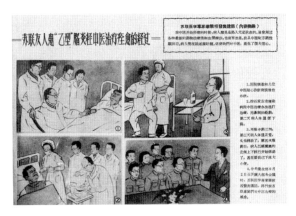

苏联友人患"乙脑"经中医药治愈的报道

料，而且也了解1955年治疗乙脑的情况，对中医治疗成果予以肯定。调查组成员之一，北京中央人民医院的西医高崇基说：

"有的同志怀疑到诊断是否正确的问题，和治疗效果是否肯定的问题，我们翻阅了1955年度中医治疗的病案（石市传染病院），并在临床观察了10例病人，访问了医院的工作人员及病人家属，以及治疗脑炎短期训练班学员们的座谈，我们有根据地说，在临床诊断上流行性乙型脑炎是确定的，中医治愈率的统计结果也是肯定的。"①

随后卫生部要求各地推广石家庄的经验，在1955年12月19日中医研究院成立典礼大会上，石家庄流行性乙型脑炎治疗小组受到卫生部的表扬。

1956年7月至8月，北京乙脑流行，这时不少单位应用石家庄的经验效果却很不理想。"这时，某些人就对用中医治疗流行性乙型脑炎的方法发生怀疑，说是'石家庄经验不灵了'。"卫生部指示中医研究院抽调10余位经验丰富的中西医师组成治疗脑炎工作组，支援北京市的治疗工作。从四川调来的蒲辅周也参加了工作组的治疗和研究。中医研究院脑炎工作组经过调查指出："不是'石家庄经验灵不灵'的问题，而是

① 高崇基. 学好祖国医学，造福人类：记中医治疗流行性乙型脑炎的成就[J].中医杂志，1955（12）：11-13.

运用这些经验得当不得当的问题。""对北京市今年的流行性乙型脑炎患者，必须认真研究病情的特点，随证施治。对'偏湿'现象的患者，首先要服用宣解湿热和芳香透窍的药物（如鲜藿香、郁金、佩兰、香薷、川连、鲜荷叶等）。"①调整方案后，北京的疗效大大提高了。工作组主要成员蒲辅周指出："中医治病的特点，是要根据不同的具体情况，做到同病异治，异病同治。……说来很复杂，其实很简单，能够掌握辨证施治的原则，就能够执简驭繁。"②

治疗乙脑是当代中医临床研究的成功案例，它也使中医"辨证施治"的观念得到广泛传播。但以西医理论还是很难解释清楚，有西医说："中药石膏的化学成分是硫酸钙，我们知道它只能做石膏床、石膏绷带，并没有治疗疾病的功能，今天竟然能有治疗乙型脑炎之类的道理，我怎么也想不通！脑炎到四十度的高热，中医不主张用冰囊冷敷之类的道理，我怎么也想不通！"③

对此卫生部部长助理郭子化认为：

"在治疗、诊断方面，西医如果有任何怀疑，为了追求真理而采取寻根究底的态度，这是完全应该的。但是，如果不顾中医治疗乙型脑炎有着极高的疗效这一事实，仅仅因为中医一时还不能从理论上说明，就加以否定，这就不是实事求是态度了。……我们应当首先肯定这种疗效，然后再研究这里面的道理。"④

这次乙脑的治疗主要在西医院进行，其西医诊断确切，病历资料较齐全和规范，有助于评估疗效。因此现代条件下的中医临床研究，相当必要。

---

① 中医研究院脑炎工作组.运用中医治温病原则治乙型脑炎[J].中医杂志，1956（10）：505.
② 蒲辅周.参加治疗流行性乙型脑炎的一些体会[J].中医杂志，1956（10）：506.
③ 朱锡莹.中医治疗乙型脑炎有卓越的疗效[J].中医杂志，1955（10）：4.
④ 郭子化.中医治疗流行性乙型脑炎的成就[J].中医杂志，1955（12）：3-4.

### （二）秘方验方的整理和研究

中华人民共和国成立以来，受到党的政策的感召，很多中医积极献出秘方绝技。如四川中医黄济川（1863—1956）在1954年四川省中医代表会上，将自己的"枯痔散""药线"等秘方、秘法、痔瘘专科绝技献给了国家。黄济川在清末获授秘方，创办"黄济川痔瘘诊所"，名震一时。政府对其献方非常重视，因黄济川年事已高，1955年中医研究院成立，将他指导下的痔瘘小组评为先进集体，并调入中医研究院外科研究组。同时获表彰的另一个先进集体浙江常山县卫生院及先进个人徐碧辉，则是因献出腹水草秘方，徐碧辉家传此药用于消除腹水有显著疗效。1953年，徐碧辉写信给浙江省卫生厅献方，经浙江医学院附属第一医院和常山县卫生院临床试验，证实有效。浙江省组成"腹水草治疗血吸虫病研究推广委员会"加以进一步研究和推广。

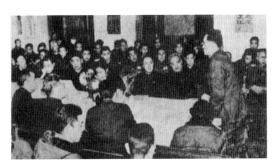

中医痔漏小组在中华医学会组织的中西医学术交流会上交流经验

1954年中央文委《关于改进中医工作问题给中央的报告》中专门提到了"民间秘方单方"的整理问题。很多地方陆续开展了此项工作。短时间内就先后出版了《中医验方汇选》（河北省卫生工作者协会，1956）、《中医验方》（辽宁省卫生厅，1956）、《青海省中医验方汇编（第1、2集）》（青海省卫生厅，1956）、《中医验方》（福建省中医药学术研究委员会，第1集1955，第2集1956，第三集1957）《山西省中医验方秘方汇集（第1、2辑）》（山西省卫生厅，1956）、《广东省各县市验方交流汇编》（广东省中医药研究会，1956）、《中医秘方验方（第1辑）》（黑龙江省卫生厅，1956）、《中医验方汇编》（上海市卫生局，第1辑1956，第2辑1957）、《河南省中医秘方验方汇编》（河南省中医委员会，1957）、《中医验方》（四川省卫生厅，1957）、

《广东省中医验方交流汇编》（广东省中医药研究委员会，1957）等。

　　1958年11月17日，全国中医中药工作会议在河北省保定市召开，同时举办的河北省中医中药展览会展出了河北省收集的民间单方、验方和秘方16万余张。会议上卫生部提出今后中医中药工作之一是"开展群众性采集秘方、验方的运动"。在"大跃进"的氛围中，各地更加积极发动群众开展此项工作。以广东省为例，1959年1月新华社广东分社报道：

　　"广东省中医两三个月来共献出和采集到了5万多张秘方、验方和单方，其中有许多是疗效很好的名医祖传的秘方，也有失传多年的膏丹。……中央召开全国医药卫生技术革命经验交流会和全国中医中药工作会议以后，中医受到极大鼓舞，因此热情地支持政府的中医采风人员。广东省人民委员会从去年10月起，曾派出100多人的中医采风队下乡访贤求能，收集民间的单方、验方和秘方。汕头市著名妇科老中医蔡仰梅，接连几个晚上把祖传十三代的许多妇科秘方写成小册子，献了出来。梅县78岁的跌打名医钟济民公开了他自制的驰名已久的'止血酒'处方，又亲自上山采集了制造'止血酒'的草药，送给采风工作人员。高要县鼎湖山庆云寺的当家和尚，献出了从清代乾隆年间保存至今的秘方手抄本。有些农民、工人也献出了家藏的秘方和医书……如许多老广州人都知道已故的黄干南的'摩腰膏'，这种药膏对治疗风湿病很有效，抗日战争之前，上海的资本家和香港一个英国人出高价也买不到黄干南的处方。最近黄干南的儿子黄南悌，把这张处方献出来，并且亲自指导制作，使停制20多年的'摩腰膏'再见于世。吴川县著名蛇医何晓生，能治13种蛇咬毒症……去年9月，他到吴川县人民医院工作后，献出了处方，还兴办训练班，把积累了47年的医治蛇咬伤的经验传授给年轻的一代。"①

　　1959年3月《人民日报》和《健康报》先后发表社论。《人民日报》社论说：

---

① 杨春南.南中国走向巅峰[M].广州：广东出人民出版社，2009：50.

"民间的单方、秘方、验方和医疗技术之所以有价值，就是在于它们都是几千年来广大人民与疾病作斗争的经验积累。

　　"从医学研究工作来说，很多中医民间药方蕴藏有很多尚未被发现的理论和规律，具有很大的科学价值。"①

　　《健康报》社论说：

　　"广泛发动群众，采集民间验方、秘方，这还只是发掘祖国医学宝藏的初步工作，把收集到的验方、秘方加以整理、鉴定、研究和推广应用，则更为重要。"②

　　1959年6月卫生部发出《关于整理、研究、推广秘方验方的通知》指出，自1958年全国中医中药工作会议以来，收到秘方验方以千万计，必须组织中医药研究机构进行整理，对药物的名称、品种、配制方法、服用剂量以及禁忌、反应等，摸清情况，重点进行临床观察，以认真负责的态度推广应用③。

　　各医药机构对许多验方进行了筛选和验证工作。著名的献方者之一——江苏南通的季德胜（1901—1981），其父季明扬靠祖传秘方卖蛇药为生，蛇药秘方传到季德胜手中已是第五代。1955年，南通市卫生局采风访贤，先后3次来造访季德胜。为了查核蛇医蛇药的确切疗效，有关人员先后随访了十几名经季德胜治疗过的被毒蛇啮伤的病人，证实均获痊

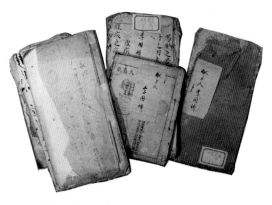

广州中医学院教师罗元恺、李国桥的献方本

①　采集民间药方，发掘中医宝藏[N].人民日报，1958-12-14（1）.
②　认真整理研究，慎重推广使用[N].健康报，1959-03-18（1）.
③　中华人民共和国卫生部中医司1985年编《中医工作文件汇编（1949—1983）》第162页。

愈。1956年南通市卫生局吸收季德胜进入南通市中医院，开设蛇毒专科门诊，季德胜将秘方毫无保留地献给了国家。医院成立了蛇伤研究组，与季德胜和研究组成员一起对原方进行研究、调整、修正，生产了"季德胜蛇药片"，1958年治疗毒蛇咬伤患者100例，无一例死亡。经卫生部组织专家鉴定，将此药列为重大科技成果，出版了《季德胜蛇药的研究报告》。自1973年以来，江苏省蛇伤研究协作组在季德胜处方的基础上进一步筛选、简化，治疗蛇伤1 700例，治愈率达99.32%。

另一被献出的著名药方是云南白药。其创制者曲焕章（1880—1938），是云南有名的伤科医生，他研究当地草药，制成"百宝丹"，即后来的云南白药。曲焕章在昆明开设"曲焕章大药房"，生产的"百宝丹"系列享誉海外。抗战时期，中央国医馆馆长焦易堂请曲焕章到重庆，希望他献出药方，被他拒绝。而在1955年，曲焕章的妻子缪兰英向政府献出该药的配方，开始在药厂生产，国家将其列为保密配方，该药至今仍畅销不衰。

各地都对献方进行验证研究。如1955年广东新会县老中医黄华庭献出用中药土牛膝复方治疗白喉的经验，广东佛山专区第二人民医院用该方对148例有典型症状和细菌检查阳性的病例进行治疗，119例治愈，治愈率80.27%，佛山专区卫生署召开"土牛膝疗法治疗白喉经验交流会议"进行交流和推广，各医院总共报告了526个研究案例。广东省增城县新塘镇老中医何泽芬的献方铁破汤，由铁包金、穿破石等药物组成，用于治疗肺结核，广东惠阳专署成立了惠州中医药研究工作组，将此方应用于临床，治疗118例，痊愈34例，好转79例，无效5例[1]。

广大中医医生和人民群众响应党和政府的号召，打破传统，积极献方，无疑体现了社会主义教育下形成的思想觉悟。当然，验方单方中既有疗效确实者，也不乏夸大其词、故作神秘或毒副作用明显者。医药科技工作者把握好科学原则，深入细致地开展研究，就能得出有益的成

---

[1] 广东省中医药研究委员会1985年编《铁破汤治肺结核的新经验》第5页。

果。有些献方后来被开发成为中成药，广泛应用于临床，还有的启发了新药研发。如1970年哈尔滨医科大学第一附属医院的韩太云药师从民间中医中获得一张使用砒霜、蟾酥等药治疗淋巴结核和癌症的验方，将其制成"癌灵注射液"试用于肿瘤治疗，发现毒性太大而弃用，后该院张亭栋医生将其用于治疗白血病，通过临床研究证实了砒霜制剂对白血病有良好治疗作用。经过更多医药学家的研究，其主要成分三氧化二砷治疗白血病的机制得到阐明。2000年，三氧化二砷被美国FDA批准上市，作为注射用药品使用，中药砒霜（含三氧化二砷）与西药联合治疗急性早幼粒细胞白血病已成为全世界通用的疗法。

### （三）中药天麻、黄连栽培技术

天麻是一种无根无叶的兰科药用植物，历史上都是采挖野生块茎入药，很难人工栽培。因此该药的自然资源遭到严重破坏，供求矛盾日益突出，20世纪70年代初成为三年断线供应商品。过去天麻在野外生长良好，只要一挖回人工栽培，便踪影全无，被人认为天麻能飞会跑，称为"神麻"，国内外学者研究了半个多世纪都未能栽培成活。

对中药的栽培技术和理论研究做出了突出贡献的科学家是徐锦堂（1929—2021）。他在1952年参加工作，1958年山西农业大学毕业分配到中国医学科学院，1959年徐锦堂在川东鄂西武陵山区蹲点，当地有野生天麻生长，引起他的兴趣。但多次试栽天麻均失败。通过7年对野生天麻生长繁殖规律、生态条件及与蜜环菌营养关系的调查，终于发现"天麻与蜜环菌"关系的秘密，1965年利用蜜环菌材伴栽获得成功，总结出了一套较完整的天麻繁殖栽培技术，打破了天麻不能人工栽培的神话。1972年徐锦堂又赴陕西汉中地区继续天麻研究，成功完成天麻无性繁殖固定菌床栽培法试验，在陕南20余县推广该方法后，缓解了全国天麻供应紧缺状况。20世纪70年代后期，徐锦堂发现天麻多代无性繁殖种麻严重退化，他顶住各方压力开展试验，成功研究出天麻有性繁殖树叶菌床法，阻止了种麻退化，产量稳步上升。为了推广科研成果，1976年5月陕西宁强成立全国第一家天麻研究所，汉中成为全国天麻生产基地，天麻成为当地重要经济产业。1980年，"天麻有性繁殖—树叶菌床法"获得国家技术发明奖二等奖。

黄连以前也是名贵药材，供应紧缺。1958年徐锦堂赴四川、湖北等黄连产区考察，发现黄连为阴生植物，300多年来都采用搭棚遮阴栽培方法，每栽1亩（约666.67平方米）黄连需10立方米木材，需砍伐3亩森林，造成森林毁坏、水土流失，严重破坏了自然生态平衡。经8年艰苦研究，利用玉米由种子扁平的一方发出的特性，早春在厢（畦）中间植树造林，厢边定向密植玉米，玉米封垅后在其行间栽黄连，秋季玉米收获后用其杆编棚为黄连遮阴，次春复种玉米，3年后树已成林能为黄连遮阴，不再种玉米，用此法每栽1亩黄连等于造1亩丰产林，活立木积蓄量比不栽黄连林快一倍，年亩产玉米500斤（250千克），黄连产量不低于或高于棚连，获得药、粮、林三丰收。他还试验成功黄连种子湿沙棚贮及精细育苗技术，使每斤种子育苗率提高7~8倍。该成果获1978年度全国医药卫生科学大会奖和1984年度国家技术发明奖三等奖。

这两项成果彻底扭转了这些药材长期紧缺的局面，同时取得了巨大的社会效益和经济效益，对中医药行业发展、贫困地区的经济发展、农民脱贫致富均做出了很大贡献。以至于当地农民为徐锦堂塑像，称他为"天麻之父""黄连之圣"。徐锦堂先后获得全国卫生文明先进工作者、全国优秀科技工作者等荣誉称号，并获得全国"五一劳动奖章"。

第四节

# 中医教育与传承工作

中医教育问题，在民国时期屡屡引起风波。国民政府教育部门一直不承认中医办学，除了少数几个省份有短时期的办学外，基本没有政府举办的中医教育机构。尽管如此，民国时期还是涌现了不少民办中医学校，取得了一些学校教育办学经验，培养了一批经过系统学习的中医人才。不过社会上绝大多数中医还是通过学徒的方式来培养，也有少数自学成才的"儒医"。

关于中华人民共和国成立早期中医的知识水平，吉林省曾对1956年前吉林、四平、榆树、九台等四个市县的1 685名中医进行过调查分析，指出：

"中医队伍大体上是由以下五类组成：第一类，有较高的理论水平，能应用和发挥《金匮要略》《伤寒论》等经典著作，有丰富的临床经验或教学、研究能力，群众威望高的有25人，占1.48%。第二类，有一定的理论水平，读过一些经典著作，临床经验丰富，能解决本科疑难病症或有一般教学能力，有一定群众威望的，有181人，占10.74%。第三类，能掌握本科业务，有一定的临床经验和治疗效果，能解决本科技术上问题的，有870人，占51.63%。第四类，读过一些一般中医书籍，粗通中医学术知识，对某些疾病有些经验和治疗效果的，有159人，占30.1%。第五类，只有个别单方或使用成药为半农半医者，有136人，占8.07%。这个数字可代表全省一般情况。"①

---

① 省委批转省卫生厅党组《关于改进我省中医工作的报告》，载于1983年吉林省档案馆编《中国共产党吉林省委员会 重要文件汇编：第7册》，第286页。

为了提高中医的水平，国家采取了各种措施。其中建立中医药高等教育和开展组织化的大规模师承工作，都是世界传统医学发展史中少有的创举。

## 一、中医高等教育的创办与发展

1954年中央文委提到要"改善中医进修工作"，并说"原有中医带徒弟的办法，应该允许并加以鼓励"，也提到要"为医学院校培养讲授中医课程的师资和编纂教材"①，但并没有提到举办中医院校教育的问题。1956年全国卫生工作会议制定的《1956年到1967年全国卫生工作规划要点》中，正式提出了"从56年开始建立中医学院四所"。据回忆，这源于周恩来的指示：

"1956年初他召见卫生部副部长徐运北和郭子化时说：'光带徒是不够的，还得办中医学院，先在东西南北各办一所。'中共卫生部党组进行了讨论，在1956年3月20日提出《1955年卫生工作基本总结及1956年的工作方针任务》中，按照周总理指示，先对中医工作进行比较具体的安排，在北京、上海、广州、成都四地筹备4所中医学院，以培养高级中医药人才。"②

（一）中医学院的创办

1956年卫生部制定的《中医学院组织方案（草案）》，主要内容包括：

"一、名称　定名为'北京中医学院''上海中医学院''广州中医学院''成都中医学院'。

"二、目的与要求　为了继承和发扬祖国医学遗产和接受行将凋

---

① 中共中央批转中央文委党组《关于改进中医工作问题的报告（1954年11月23日）》，载于1985年中华人民共和国卫生部中医司编《中医工作文件汇编（1949-1983）》第42-54页。

② 朱潮，张慰丰.新中国医学教育史[M].北京：北京医科大学、中国协和医科大学联合出版社，1990：46.

谢的老年中医的经合，有计划地培养为社会主义建设，为人民保健服务的，具有马克思列宁主义修养的、体魄健全的、掌握中医学术知识和医疗技术的高级中医人才。要求在学术方面，以中医药学术为主，同时适当地配合学习现代基础医学以及苏联先进医学经验，使其具有祖国医学的医疗、教学、研究工作的能力。

"三、领导关系　北京、上海、广州、成都中医学院分别交由北京市卫生局、上海市卫生局、广东省卫生厅、四川省卫生厅负责建院，今后除有关高等教育及卫生工作的方针政策由高教部、卫生部决定外，其他一切工作均由各该省市卫生局负责领导。"①

草案定中医学院学制为5年，后来实际开办时为6年，课程方面提出除公共必修课及军事课外，中医课占70%，现代医学课占30%。按照计划，各省开始筹备。以广东为例，1956年4月29日中央卫生部发出公字第260号函，指示广东省卫生厅筹办广州中医学院。当年6月18日广东省人民委员会会议讨论通过了以时任中共中央华南分局常委、广东省委书记兼副省长古大存为主任委员的筹办委员会名单，筹办委员会即在广东省中医进修学校内新建办公教学大楼一座，并修缮学校原有房屋作为教室和宿舍。当年开始招生，并从全省调集师资。当时不是通过统考招生，中南五省中除广东在广州考试外，其余各省分设考场。该校参加招生工作的李国桥回忆：

"当时招生的方式不是统考，而是每个学校派人去招收。我就带着中医学院的相关文件去湖南。事前和当地卫生厅联系过……由我们带着试卷去，然后再把试卷收回来。考多少科，我就带齐所有的试卷去。……在五个省招生，我就负责湖南、湖北两个省的招收工作。每个省考试的只有四五十人……（学生）各种类型的人都有。甚至有一些人在医士学校毕业。医士学校相当于高中。读完初中再读三年医士工作

---

① 1956年卫生部编印《中医学院组织方案（草案）》，浙江中医药博物馆藏。

课。有些人就是带着这种背景来考试的。所以各种情况都有。"①

1956年6月8日《健康报》发表社论说：

"现在，中华人民共和国卫生部同高等教育部决定在北京、上海、广州、成都四地由国家筹备成立四所中医学院，这是我国医学教育上的重大发展。创办中医学院是继承和发扬祖国医学遗产，发扬我国医学的重要方法之一，是极其重大的历史任务……为了开办中医学院，中华人民共和国卫生部，会同高等教育部和上述各有关省市卫生局，对于筹备中医学院的规模、学生条件和来源、教学计划、教学大纲，以及经费、编制、设备、基本建设等问题，作了一系列的准备工作；积极物色了中医学院的师资，并广泛地向中西医专家征询了怎样办好中医学院的意见。……各省市卫生厅（局）应当选调当地有实学的中医老师来担任中医课的教学，随时整理提供解放前那些热心办学的中医们所取得的办学经验；现代医学基础课暂时需就近的高等医药院校教师兼任；教学大纲及教材需要中医研究院等单位来共同配合编订；今年的校址也暂时需向其他单位借用等等，所有这些都是目前迫切要求各方面予以大力支援的。"②

当年，北京、上海、广州、成都四所中医学院都招收首届学生后正式开学，学制6年。其中，北京中医学院的办学条件较差。因北京市卫生局没有接受任务，该院是由卫生部直接筹办的，借了北京中医进修学校一层楼作为院址，校舍、后勤与师资都不足，以致开学后学生意见很大。1956年12月27日《中央宣传部关于中医工作的报告》中说：

"以北京中医学院为例，教学方针、学校规模、培养目标等重大问题都没有认真地进行研究。该校至今尚无一位相当于教授水平的专职教员，其他如干部、教材、设备、房舍等许多亟待解决的问题都没有解决。因

234

---

① 共青团广州中医药大学委员会2010年编《广州中医药大学"口述校史"资料汇编：第1辑》第5页。
② 迎接中医学院的诞生[N]. 健康报，1956-06-08（1）.

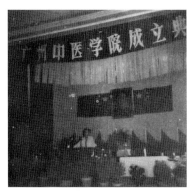 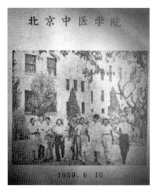

广州中医学院成立典礼　　　　1959年的北京中医学院

此，教学工作不能正常进行，引起学校干部和学生的很大不满。这一问题应很快解决，否则将在学生中造成很坏的影响和很大的损失。"

在周恩来的亲自关注下，办学条件逐步得到解决。师资方面，卫生部中医司司长于1957年到江苏省中医学校抽调了一批骨干。江苏省中医学校是在1956年吕炳奎仍任江苏省卫生厅厅长时，将原江苏省中医药专门学校改名而成的，该校在原来办中医进修班的基础上，办有针灸师资班和医科师资班。吕炳奎抽调温病、方剂、金匮、中药、诊断、针灸、内经等7个教研组的正副组长董建华、王绵之、印会河等8人及医科师资班学员刘弼臣、王子瑜等7人去北京中医学院任教，使北京中医学院得以顺利办学。

1958年，江苏省中医学校改名为南京中医学院，成为第5所中医高等院校。由于办学初期存在的一些问题，加上国家投入也有困难，一度出现过是否停办中医学院的声音。1956年底中宣部关于中医工作的报告认为，北京、上海、广州、成都已开办的四所中医学院的教学方针、学校规模、培养目标等重大问题需要认真研究①，最终仍然坚持办下来了。

1958年后，在"大跃进"的氛围下，各省纷纷创办中医学院。先后

① 中共中央党史和文献研究院，中央档案馆.建国以来刘少奇文稿：第8册[M].北京：中央文献出版社，2018：311.

开办了湖北、山东、辽宁、福建、河南、河北、天津、吉林、黑龙江、陕西、云南、安徽、浙江、贵州、湖南、江西等省市的中医学院，河南还成立了"平乐正骨学院"。1962年国家实施调整精简，有关部门曾打算将各地中医学院大大压缩，卫生部中医司司长吕炳奎写信向周恩来总理反映情况说：

"从继承祖国医学的角度来衡量，除少数学院条件略差外，一般都已打下了一个高等学校的基础……中医学院的建立，对中医界产生了巨大影响。广大中医人员虽然在群众中有很高威信，但是在长期被轻视、歧视，所谓中医不科学的情况下，他们的学术地位是很低的，甚至没有位置。许多中医认为现在有了中医学院，将来有了中医学院的高级医师，中医的地位提高了。因此，有的中医称中医学院为中医的'命根子'，说这句话不是偶然的。"①

他认为每一个省市办好一所中医学院是有必要的。周恩来指示有关部门重新考虑，后来大多数中医学院得以继续兴办和发展。

"文化大革命"期间，不少中医学院受到冲击，一度停止招生。同时为了加速实现中西医结合，出现了中西医学院校合并风潮。如天津中医学院与河北医学院合并，改名河北新医大学；南京中医学院与南京医学院合并，改名江苏新医学院；浙江中医学院并入浙江医科大学；安徽中医学院并入安徽医学院；长春中医学院并入吉林医科大学；福建中医学院并入福建医科大学；山东中医学院并入山东医学院；江西中医学院并入江西医科大学等。只保留了北京、上海、广州、成都、辽宁、黑龙江、云南、贵阳、陕西、河南、湖北、湖南、广西13所中医学院。

## （二）中医高等教育模式与内容的奠定

各个中医学院从决定创办到建成，是相当仓促的，所以前期存在一些争议。中医办学校这件事在民国时期受到极大阻力，原因之一是中

---

① 吕炳奎.新中国中医事业奠基人：吕炳奎从医六十年文集[M].北京：华夏出版社，1993：99.

医学理被认为无系统、不科学。1929年国民政府中央卫生委员会第一次会议通过的决议明确说"禁止旧医学校"，国民政府教育部不承认中医学校资质。中华人民共和国成立初期社会各方对于中医理论仍有各种看法，有人认为中医不能办大学。此时以国家意志来创办中医高等教育，充分体现了我国的体制特点。即在方针明确的前提下，一切从实际出发，通过实践来探索开展中医高等教育。

经过民国时期中医界的探索，中医的学校教育并非全无基础。正如吕炳奎指出：

"过去很多人反对办中医学院（现在还有），认为办中医大学是笑话。这是不了解祖国医学教育发展史。不说历代太医院办的集体教学，仅民国初年上海丁甘仁等私人举办的国医学院就曾培养了大批高明的中医。……现在我们的中医学院要比丁甘仁在国民党摧残之下所办的国医学院条件至少好10倍。"[①]

开办之前，《中医学院组织方案（草案）》确定的课程标准分为3类，除公共必修课外，中医课有内经、本草经、伤寒论、金匮要略、温病学、医学史、各家学说选读、中医病理、中医诊断、中药学、中医方剂、养生概要、针灸学、中医外科学、中医儿科学、中医妇科学、各科医案；现代医学课有人体解剖学及生理学、病理学、药理学、内科学基础、外科学总论。各中医学院办学初期的课程大致按上述设置。

在课程先后问题上，徐运北副部长在1958年11月17日在全国中医中药工作会议的报告中曾指出：

"中医院校培养中医是一种新的方法，这方面经验还不多，要注意总结，认真办好。中医学院当前的主要问题是方针任务的问题，在此问题认识上尚不够统一，究竟是培养中医呢？还是培养中西医并重的医生？……我们认为中医学院的方针是培养中医，而不是培养中西医并重

---

① 吕炳奎.新中国中医事业奠基人：吕炳奎从医六十年文集[M].北京：华夏出版社，1993：98.

的医生。因此，应以学习中医课为主，而且应当首先学习中医课。在教学内容上设一定的西医课，这是为了学习一些基本知识，并不是为了中西医并重，因而在中医学院先教西医基础课是不恰当的。同时中医学院应当按中医传授的特点，紧密结合临床来进行教学，带徒弟的方式也可采用。"①

但实际上多个院校仍先教授西医基础课，一直延续未有改变。或许与当时中医教材尚未成形有一定关系。

最初成立的5所中医学院当时都使用自编教材。如南京中医学院1959年统计自编了16类84种教材，已出版的就有22种，其做法是发动中医进修班、师资班的学员与老师一起动手编写，因这些学员大多是有基础的中医。广州中医学院有原来广东中医药专科学校的良好基础，于是参考过去的讲义加工编写。

为统一各院校的教学，卫生部部长助理郭子化主持成立了中医教材编辑委员会，1959年向5所中医学院下发《关于编写中医学院中医课程教学大纲和教材的意见》，分工负责编制了《中医医疗专业五年制教学计划》及各科教材。北京中医学院负责编写《内经讲义》《各家学说》《中医学史》，上海中医学院负责编写《中医内科学》《中医外科学》《中医伤科学》《医古文讲义》，广州中医学院负责编写《中医喉科学讲义》《中医诊断学》《中医儿科学讲义》《中医眼科学讲义》，成都中医学院负责编写《伤寒论讲义》《中医妇科学讲义》《中药学讲义》，南京中医学院负责编写《针灸学》《温病学讲义》《方剂学讲义》，共17种试用讲义，于1960—1961年先后出版。

经过几年试用后，1963年，卫生部在江西召开全国中医教材会议，会议邀请了全国各个中医学院及地方知名中医药专家参加，对其中7种试用讲义进行修订，又增编《金匮要略讲义》一种，由湖北中医学院负

---

① 中华人民共和国卫生部中医司1985年编《中医工作文件汇编（1949—1983）》第127页。

责。修订后的教材于1964年出版。这两次分别称为一版和二版教材。

中医理论形成共识不易，来自各个中医学院的专家在讨论时，难免有不同意见。如在确定编写大纲时，"对某些问题的争论是相当剧烈的""在讨论中对许多问题是愈辩愈明了，大家都有不同程度的提高。有些问题，通过讨论能统一的则在逐步取得意见一致后进行统一，但对有些问题一时难以统一的，在小组内暂作保留，交中心小组研究"，这个编撰过程是全国中医药名家难得的

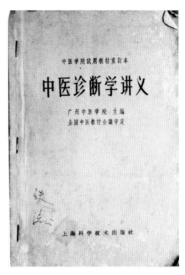

邓铁涛负责修订的《中医诊断学讲义》自藏本

交流机会，"他们的学说水平和临床经验亦都较渊博丰富，像这样的欢聚一堂的机会，过去还是不多的"[1]。而修订会议规模更大，共有71位来自全国各地的专家和代表参加，历时37天，成果也相当明显。卫生部中医司长吕炳奎在修订会议结束时说，"第一版的教材，大体上把祖国医学的理论体系概括地反映了出来……基本上达到既简明又全面的要求""是贯彻党的中医政策的重大成绩之一"，修订的过程同时也是学术讨论的过程，形成许多重要观点。他论述并举例说：

"这次修订的《内经》《伤寒》《诊断》《温病》四门课本，在理论上有很大的变动，如阴阳五行问题、六经问题、伏邪与新感问题、传染病毒问题、证候分类、发病机制等问题，都提出了新的概念，把祖国医学的理论体系，更加系统起来，增强了科学性、逻辑性；把历史上遗留下来的长期不得统一的争论问题，客观地合乎逻辑地明确起来了。这对继承发扬祖国医学，具有历史意义，是我们这次会议的一项重要成绩。

第三章

社会主义革命和建设时期

1949
—
1977

---

① 刘微.中医教育事业中的一件大事[J].江苏中医杂志，1959（7）：1-3.

"具体来说，例如对阴阳五行的看法，过去有一些人存在着一些模糊不清的认识。他们把祖国医学用来解释和说明疾病问题的阴阳五行学说，看作是疾病问题的本身，从而模糊了疾病本质的实际内容；他们企图抬高阴阳五行学说，但相反地却把问题的本质丢掉了，使祖国医学建筑在一个虚无缥缈的基础上，这是一个莫大的错误。这次通过大家的讨论，认识明确了，给阴阳五行做了一个正确的评价：阴阳五行是用以说明脏腑、经络在生理和病理的情况下存在相对平衡和相互影响的关系，即用以认识和说明人体一切生理现象和病理变化的理论概括。"[①]

中医界通过教材编写形成了关于中医理论体系的共识，是一个重要的发展。二版教材产生了很大影响，不仅奠定了以后各版教材的基础，也被日本等多个国家翻译应用。民国时期，全国中医学校虽然有过统一教学科目和编写教材的努力，但无法实现。在新中国的组织下，终于得以实现。

后来也有对中医统编教材的批评。其实正如一位专家所说：

"当前，中医工作者对待中医教材有两种截然不同的态度，一是不满足于教材知识，深感中医临床有着需要反复探索的特点，锲而不舍地从教材之外的古籍、民间去博采众长，百折不挠地一次又一次从中医学中挖掘治法，修改诊疗方案，终于提高了疗效，受到世人的青睐，成名之路越走越宽，形成'马太效应'，良性循环。这是一条成功之路，是正确思维得到的合理报偿。另一种是把教材作为水平登峰造极的标志，以之指导临床失效，便怨天尤人，断定中医无能。于是心灰意懒，学业浅尝辄止，疗效原地踏步，尝够了受人冷落的苦果。"[②]

教材是为培养人才而写的，未必能代表中医学术的最高成就，也不能代表中医知识的全部。对于现代青年学子入门而言，它是重要的桥

---

① 吕炳奎.新中国中医事业奠基人：吕炳奎从医六十年文集[M].北京：华夏出版社，1993：110-111.

② 高希言.魏稼教授针灸医论医案选[M].郑州：中原农民出版社，2017：81.

梁。但仅此确实是不够的，同时教学设置和教学方式也需要不断探索改进。1962年，首届中医学院学生毕业时，发生了北京中医学院"五老上书"事件，任应秋、秦伯未、李重人、于道济、陈慎吾联合向卫生部递交《对修订中医学院教学计划的几点意见》，他们说：

"这批毕业生的质量，虽然看来基本上能够达到培养目标的要求，但如果严格说起来，特别是在中医学术水平方面，还有不足之处，还不够理想。……对常见疾病一般说可以独立诊治，对某些疾病已达到一定的疗效，对中医理论、概念虽然较明确，但能熟读熟记的较少，掌握的方剂、药物也还不够。特别是阅读中医古书尚有困难，运用理法方药、辨证施治处理疾病尚欠正确，看来基本功打得非常不够。"[①]

他们提出修订中医教学计划，对中医课程内容安排进行改革，尤其"大力提倡读书（包括背诵）风气，练好基本功"，建议增加《黄帝内经》等经典课程教学时数，充实讲义内容，加深讲义深度。这些意见对教学计划修订产生了良好的影响。卫生部在1962年颁布了《关于中医学院教学工作的几个问题和执行1962年修订的六年制中医专业教学计划的通知》，要求加强学生"基本功"训练，提出要加强古文课，并在中医课程中有重点地选读一部分古代医书，对于《黄帝内经》《伤寒论》《金匮要略》《神农本草经》四部古典医籍和诊断、方剂，要保证有足够的教学时间和学生自修时间，主要内容必须讲透，"重要的章节必须熟读、背诵、记牢"[②]。在所附的"中医专业教学计划"中，对各门课都提出了具体要求。以"医经"课为例，包括《黄帝内经》《难经》两部分，其中用40学时左右将《内经讲义》先做概括性讲解，用230余学时讲解《黄帝内经》原文50篇左右，用50学时左右讲解《难经》。要求学生在全面理解的基础上，熟读《黄帝内

① 姚魁武.薛伯寿国医大师和合思想传承心悟[M].北京：科学技术文献出版社，2018：177-180.
② 中医工作文件汇编：1949—1983[M].北京：中华人民共和国卫生部中医司，1985：200.

经》原著的主要原文，并阅读有关古代医籍[1]。

## 二、中医带徒弟的传承

1954年后，中医进修工作发生了变化。中央文委报告中指出"中医进修学校，要真正担负起提高中医业务水平的任务，应以中医各科课程为主"[2]，此后中医进修学校的教学方针与教学计划都有较大的改变，可以说成为中医进修、提高业务的机构。1956年3月卫生部《关于改进中医工作的报告》中说："从1955年起，全国20所中医进修学校和143个中医进修班中，过去完全不教中医课或很少教中医课的现象已经改变，平均中医课已占40%至60%。"[3]

对于如何培养中医后继人才，在未决定创办中医学院之前，主要是考虑通过培养中医学徒的形式进行。在中医学院开办后，因其规模不大，师带徒仍是主要方式。1956年，全国卫生工作会议上，提出了"培养中医50万"的目标。1956年4月16日卫生部发出《关于开展中医带徒弟工作的指示》，并附《1956—1962年全国中医带徒弟的规划（草案）》，对50万的目标进行了分解，指出除4所中医学院及在全国各省市开办的高级中医学校在今后7年内预计培养2万人左右的高级中医外，将主要以中医带徒弟的方式，在7年内培养新的中医48万名。计划是22万个乡镇中七年内计划带徒44万人，其他地区带徒及培训班等形式培养新中医4万人[4]。文件对老师及学生的条件均做了具体规定，主要采取3种方

① 中华人民共和国卫生部中医司1985年编《中医工作文件汇编（1949—1983）》第205页。
② 中共中央批转中央文委党组《关于改进中医工作问题的报告（1954年11月23日）》，载于1985年中华人民共和国卫生部中医司编《中医工作文件汇编（1949-1983）》第50页。
③ 中华人民共和国卫生部中医司1985年编《中医工作文件汇编（1949—1983）》第79-80页。
④ 国家中医药管理局政策法规司编.中华人民共和国现行中医药法规汇编：1949-1991[M].北京：中国中医药出版社，1992：173-175.

式，一是卫生所和联合诊所的带徒，指定专门中医负责传授，建立固定的师徒关系，该所其他的中医协助辅导；二是个人带徒；三是中医团体举办训练班带徒。1956年5月27日《人民日报》发出《积极培养中医，壮大卫生工作队伍》的社论以宣传这一政策。

卫生部的上述指示公布后，激发了全国中医的积极性，许多有学识有经验的中医师开始带徒弟或准备带徒弟。但带徒弟中也出现一些具体问题，1957年中宣部《关于中医工作的报告》中指出中医带徒弟的许多具体问题，如师徒标准、徒弟的来源和报酬、将来出路都还待解决。刘少奇对卫生部指示说：

"凡是有本事的中医，都要让他们带徒弟。你们要搞一个中医带徒弟的办法，师徒关系、师傅收益、什么人可以带徒弟、带徒弟要具备哪些条件等等，都要详细规定。"①

从1955年到1960年，全国大约有5万名中医徒弟。卫生部中医司为解决徒弟出师后的工作问题，一直力争将徒弟列入卫生人员培养指标之内，但未能实现，各地根据情况自行处理。如广州对待遇是这样规定的：

"在职工作人员仍按原薪供给。非在职人员，如有一定的中医基本知识，能在中医师指导下解决一定的问题者，可作为中医师的助手，按其技术程度，评定工薪；如过去没有中医知识，随师学习，只能帮助中医师解决一些非技术性的问题，给予相当的生活待遇。"②

过去的师徒关系下，学徒相当于老师的帮工，老师给予一些生活费，学徒出师可以私人执业。而当时这种政府安排和提倡的师带徒，与以往不同，需要有相应的鼓励措施。

1958年，卫生部发出《关于继承老年中医学术经验的紧急通知》，

---

① 黄树则.深藏在心中的记忆：为老一辈革命家当保健医生[M].北京：中央文献出版社，1993：49.
② 季风.广州市卫生局对参加公立医疗机构的中医师调配助手或徒弟[J].中医杂志，1957（4）：222.

指出："近年以来，国内许多知名的老年中医相继去世，他们的学术和经验并没有得到很好的继承……卫生行政部门应立即着手研究各地有学术有经验的，以及对某一种疾病有独特疗效的老年中医（包括参加工作和私人开业医）的具体情况，在自愿基础上动员一批品质优良，能刻苦钻研的中医、西医，或其他具备适当条件的人拜他们为老师。"①

1963年9月，卫生部下发《关于当前中医工作中若干问题的意见》，其中就积极带好中医学徒问题提出要求，要对过去所带的徒弟，进行一次整顿，根据求精不求多的原则，把中医带徒工作纳入卫生队伍培养规划之中，同时对学徒的条件、学习期限、学习方式、学徒在学习期间的生活费等作了规定，要特别鼓励中医多带合乎条件的自己的子女，并强调指出，期满的徒弟，必须严格进行考核，合格者方能准予出师，并由县以上卫生行政部门发给证书，根据当地卫生工作的需要安排工作②。

对于中医带徒弟这种传统方式，秦伯未曾指出：

"过去中医带徒弟，虽然没有指出具体的教学方法，然而……可以看出他们是从理论学习到临床实习，并且通过讨论的方式，完成其学习过程的。中医带徒弟是大量培养中医的又好又快的办法。中医同道们应当知道带徒弟不是一件孤立的工作，而是整个中医工作的一部分。"③

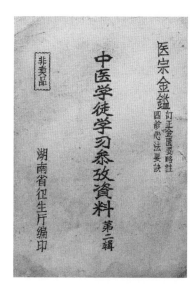

湖南省以《医宗金鉴》等古籍作为中医学徒学习资料

---

① 卫生部发出继承老年中医学术经验通知[J].中医杂志，1958（3）：150.

② 中华人民共和国卫生部中医司1985年编《中医工作文件汇编（1949—1983）》第212页。

③ 秦伯未.学习历代中医带徒弟的精神和方法[N].人民日报，1957-05-27（4）.

### 三、中医研究班的开办

"文化大革命"影响了正常的中医教育与传承。1972年9月，担心中医事业后继乏人的岳美中上书中央，提出关于开办高级中医进修班的建议。信中说：

"闻各省市、自治区医界情况，多感觉缺乏学术精深、经验丰富的中医，有的欲索向我院，而我院无以应；有的欲派徒求带，而我院不能容。原因我院现在老成仅存，即中壮年学识经验兼优者亦为数有限，医疗和科研任务又相当紧迫，实无力顾及其他。

"中医研究院处在这种情势下，宜适应内外的发展和要求，创办'高级中医进修班'，为各省市自治区及本院培育高级中医种子、储备教学师资和科研人员，实为图新虑远之大计，蓄才固本之先务。"[1]

他建议卫生部令省区市各派遣3~5人，经考试后来京进修。这一建议受到重视，李先念副总理等中央领导同志同意中医研究院开办中医研究班。中医研究院确定选拔原则与考试方法后，计划于1973年开班。后因各种原因，至1976年3月始正式开班。学员要求从事中医7年以上，由各地选报，中医研究院审查合格后入学。首期招生35名，岳美中任班主任。学制为1年半，除政治学习外，用11个月学习中医，以集中专题自学为主，结合小组讨论交流经验，同时每周安排一定时间进行临床实践。安排2~3个月时间下乡巡回医疗，最后进行总结。该班培养了王琦、盛增秀等一批优秀学员。

---

① 陈可冀.岳美中全集：下[M].北京：中国中医药出版社，2012：1311.

第五节

## 中西医结合的发展

中西医结合是我国医疗卫生事业的特色。中医学习西医由来已久，晚清时的"中西医汇通"、民国时的"中医科学化"都是指中医学习借鉴现代医学的现象。西医、西药专家也有一些对中医感兴趣，并对中药开展了药理、药物化学等方面的研究。但当时的主流观念是中医落后、不科学，很少有西医会认真、系统地去学习中医。

中国共产党基于对民族文化的正确认识以及对中医价值的肯定，在延安时期就鼓励西医学习中医，涌现了朱琏、鲁之俊这样的出色实践者。中华人民共和国成立后，党和政府继续发动西医学习中医，并且形成一种制度，大力地推动中西医结合发展。

### 一、西医学习中医政策的发展

鲁之俊于1950年出版《新编针灸学》；朱琏于1951年出版《新针灸学》，且有朱德题词，董必武作序。二书均风行一时。针灸成为最被现代医学界接受的中医技术，1951年10月卫生部成立了朱琏任主任的针灸疗法实验所，后来成为中医研究院的建院基础之一。

1953—1954年，在要求卫生部检查中医政策的错误时，毛泽东有多次谈话。1954年7月9日，刘少奇召集会议传达毛泽东关于中医工作的指示，明确传达了"西医学习中医"这一要求。

1954年11月23日中共中央对中央文委党组《关于改进中医工作问题的报告》的批示意见中明确指出：

"当前最重要的事情，是要大力号召和组织西医学习中医，鼓励那些具有现代科学知识的西医，采取适当的态度同中医合作，向中医学习，整理祖国的医学遗产。"①

1954年10月20日《人民日报》发表社论《贯彻对待中医的正确政策》，对西医学习中医的问题做了系统论述说：

"号召和组织西医学习、研究中医学的必要性是毋庸置疑的。因为发扬祖国医学遗产的艰巨任务，只有通过中、西医的长期合作，才能逐步完成。中医中药的不可否认的疗效，证明中医学有合理的和有用的实际内容，而它最大的弱点就是缺乏系统的科学理论，还没有掌握化验和科学检查的可靠方法，这就大大限制了它的发展和提高。所以发扬祖国医学遗产的基本问题，就是如何通过认真的学习、研究和实践，逐步使它和现代科学理论相结合的问题，就是要根据现代科学的理论，用科学方法来整理中医学的学理和总结它的临床经验，吸取它的精华，去掉它的糟粕，使它逐步和现代医学科学合流，成为现代医学科学的重要组成部分。我们应该逐渐创立这样的现代化医学，它应该反映出中国的地理、气候和特点，反映出中国特产的药材的应用特点，反映出中国各族人民的生活和劳动的特点，这便是我们发扬祖国医学遗产的远大目标。为了达到这个目标，中医自然要做长期的艰苦的努力，而有较丰富的科学知识的西医，也有特殊的光荣责任。在祖国医学遗产不被一般西医所重视和理解的今天，强调西医学习和研究中医学的重要性，更有特别重大的实际意义。西医只有通过对祖国医学遗产的学习和研究，才能发挥现代医学科学知识对整理和发扬这份遗产的作用。"②

1955年，中医研究院成立后，即开办了第一个西医学习中医班，从全国各省、市调来的84名西医参加学习，12月开学。1955年底到1956年初，广州、上海、武汉、成都、天津等地也组织了西医学习中医离职学

---

① 中共中央批转中央文委党组《关于改进中医工作问题的报告（1954年11月23日）》，载于1985年中华人民共和国卫生部中医司编《中医工作文件汇编（1949–1983）》第43页。

② 贯彻对待中医的正确政策[N].人民日报，1954–10–20（1）.

习班。

关于西医如何学习中医，刘少奇曾提出一个基本方针。1955年10月，卫生部根据刘少奇的指示精神，在《关于改进中医工作向中央的报告》中提出：

"根据中央对前文委党组报告和少奇同志的批示，发扬祖国医学遗产，必须采用先系统学习，全面接受，然后加以整理提高的方针。"①

此即"系统学习，全面接受，整理提高"十二字方针。此报告在1956年经中央批准后下发，但有关精神此前已经传达。1955年11月4日《光明日报》社论指出："西医学习中医，是做好中医工作，发扬祖国医学遗产的关键所在。"社论中说："应当特别指出，西医学习中医学术必须采取全部接受的精神。因为中医学术在未经现代科学整理之前，是很难分别精华和糟粕的。……当中医有许多学理一时还不能做解释的时候，并不能就武断地批评中医不科学，也许这正是因为我们今天所具有的科学水平还是有限的原故。"②

1956年3月7日，刘少奇听取卫生部领导汇报时提出以下意见：

"中西医互相都不懂，盲目反对就好似自己人打自己人。目前不要互相批评。""要大力开展西医学中医的运动，在全国应组织三千名青年医师在职学习中医。"③

1956年12月27日中宣部关于检查中医工作的报告指出，卫生部对自己提出的"先系统学习，全面接受，然后加以整理提高"的西医学习中医方针，缺乏具体的研究和解释④。1957年2月刘少奇、邓小平接见卫生部有关领导，讨论有关问题时对这一原则作了调整和更充实的阐明：

---

① 中华人民共和国卫生部中医司1985年编《中医工作文件汇编（1949—1983）》第77页。
② 积极地推动西医学习中医[N]. 光明日报，1955-11-04（1）.
③ 中共中央文献研究室.刘少奇年谱：1898-1969：下册[M]. 北京：中央文献出版社，1996：362.
④ 中共中央党史和文献研究院，中央档案馆编.建国以来刘少奇文稿（第8册）[M].北京：中央文献出版社，2018：311.

"刘少奇同志说：'系统学习'，这句话没有问题，'全面接受'的提法有些问题，需要研究。……在学习方法、学习态度问题上，原来卫生部提的几句话，可以改一下。有十二字就行了，这就是'系统学习，全面掌握，整理提高'。"

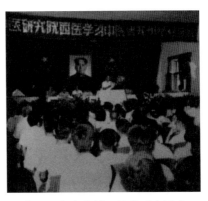

中医研究院首届西医学习中医班毕业典礼

"邓小平同志说：'西医学习中医，现在需要上个完整的解释，目前有些西医对学习中医心里不服。首先是中国走什么道路，应该是世界上一切好的东西和中国一切好的东西结合起来，一切好的东西我们都要承认。西医是好的，中医也是我国几千年来证明是好的。现在中西医和我们卫生工作者要明了我们的方向。这就是要花几十年的工夫，整理出完整的祖国医学，乃是我们奋斗的方向，奋斗目标。什么人来做这个工作，要有科学水平的人才行。……这个任务不仅是西医的，也是中医的。我们要创造真正结合的条件。'"[①]

此后"系统学习，全面掌握，整理提高"成为新的十二字方针。

1958年中医研究院首批西医学习中医离职班学员毕业，毛泽东在卫生部上报的材料上作出重要批示后，西医学习中医的工作更大面积地铺开。同时也出现了一些过于激进的说法。1958年全国中医中药工作会议上，徐运北提出要"大搞群众运动"，"要求在二三年内培养出两三千名或更多的中西医结合的高级医生，作为整理研究祖国医学的骨干。一二年内通过各种形式的学习，使全国西医普遍了解和掌握一定的中医知识，并且能在自己的专业方面，基本具备中西医两套本领。要做到

① 华钟甫，梁峻.中国中医研究院院史：1955-1995[M].北京：中医古籍出版社，1995：21-22.

一二年内所有卫生人员，人人学会针灸，个个具有一般中医知识"①。至1959年全国离职学习中医的西医班有30个，参加学习的西医有2 100多人。而且在各个西医院校里普遍开展了学习中医的运动，1959年卫生部副部长崔义田在全国医学教育工作会议上指出：

"师生们比较普遍地学习了针灸，临床教师绝大多数都参加了中医学习，有的并且已经开始初步掌握了简单的中医处方和理论，学习祖国医学已经列入了教学计划。各医药院校都注意了祖国医学的科学研究工作，许多的医院试行和推广了有效的中医防治疾病的方法和中西医结合的治疗方法。"②

1962年国家政策调整，对西医学习中医适当进行了控制。10月12日，中央批转下发卫生部党组《关于改进祖国医学遗产的研究和继承工作的意见》中说：

"对中西医结合理解不当，对中西医学合流要求过急，如曾经在会议上提出过'西医不懂中医就是半个医''两三年内实现中西医合流'等不合实际的要求，并且曾经把某些单位对某些疾病所采用的'中西医综合疗法'当作一种成熟的疗法，普遍加以推广。

"曾经有一个时期形成西医人人都学的做法，那是不对的，今后就应该以学而有成、求精不求多为原则……无论是离职学习或业余学习，今后都应根据自愿，不应号召人人都学。"③

## 二、西医学习中医的内容

1955年10月卫生部《关于改进中医工作的报告》中对首届西医学习

---

① 中华人民共和国卫生部中医司1985年编《中医工作文件汇编（1949—1983）》第125页。

② 《崔义田纪念文集》编辑委员会.崔义田纪念文集[M].北京：人民卫生出版社，1996：404.

③ 中华人民共和国卫生部中医司1985年编《中医工作文件汇编（1949—1983）》第188-191页。

中医班的学习内容作了说明：

"中医研究院的高级学习班和各大医院的中医研究室应坚决进行系统的学习，即先从《内经》《本草经》《伤寒论》《金匮要略》等经典文献节要学起，求得先有中医基本理论的概念，以便分科学习，结合临床继续研究。只进行一般学习的中医组可随单位的中医师作临床学习，兼读《医学三字经》（陈修园著）、《药性赋》（李东垣著）、《汤头歌诀》（汪切庵著）等初学的东西，有条件时也可以结合学习基本理论（节要的经典文献）。"①

这些学习内容是中医研究院专家确定的。中医研究院成立时的任务之一就是编辑高级医学院校讲授中医所用教材。该院确定了9种教材，有4种是语译，即《内经知要语释》《本草经语译》《伤寒论语释》《金匮语译》；有5种是编撰，即《本草概要》《针灸学》《中医内科学概要》《中医外科学概要》《中国医学史》。

文件公布后，这些学习内容引起一些争议，中医教师也觉得难以把握。贵州省卫生厅副厅长兼贵州省中医研究所所长王聘贤说：

"西医学习中医，上级要求保证全面接受，用《伤寒》《金匮》的汤方，在医院治万病，作临床经验的学习，我们实无能保证这样艰巨的任务。……社会主义国家之教育学，皆是由浅入深；而我们现在学中医学则是由深入浅。在教学中要作出教学计划和目的要求；我们的中医学教研组在讲述这四部书时，目的何在，要求学员为何？我们讲述，他们不懂这个目的和要求，不知如何办法。

"如果中医只是这四部经典著作的方剂、药物和病名、学理；中医学如此简陋，我们敢大胆地说，如果中医学只是这点点东西，我们也主张废止它，尚有什么宝贵遗产之可言？如果这四部书，学了就可以应付万病，则历代以来，后世学者创造、经验著出来的成千上万部中医学书

251

---

① 中华人民共和国卫生部中医司1985年编《中医工作文件汇编（1949—1983）》第78页。

籍，真可谓多事了。

　　"我们的不成熟之意见是建议将以前各地之中医学校的二三十年来的教材集中起来编纂。或者召开全国中医师代表大会讨论，对于教材该如何编纂后，再编纂发下各地研究，又再集中起来出版。不惟西医学习中医的问题可以得到相当的解决，即是各省地中医学校的教材也可以得到相当的解决，不致像各地各自为政，使得教的人和学的人都感觉困难。"①

　　1956年吕炳奎担任卫生部中医司司长后，提出组织编写《中医学概论》，由江苏省中医学校负责。1958年1月和8月卫生部先后发出《关于在高等医药院校增设中医药课程的通知》《关于在医药院校开设中医药课程的通知》，要求各高等、中等医药院校和各种干部进修院校（班），都要开设中医药课程或中医药常识讲座。1958年《中医学概论》编成，并由人民卫生出版社出版，被卫生部定为高等医药院校试用教材（供医疗、儿科、卫生及口腔专业用）。全书既有阴阳五行、藏象、病因、诊法等中医基础理论知识，又有常用中药、方剂和临床各科简要治法。同年，江苏中医学校还出版了供药学专业用的高等医药院校试用教材《中药学概论》。两书大致奠定了西医学习中医的基本内容。

　　《中医学概论》在中医看来已经极为简化，但对于西医学生来说仍会"感到文字陌生，理论抽象，不免有因畏难而丧失信心的，有因思想抵触而消极对待的"，纠正这些现象"主要是靠院校领导的及时开展思想教育"②。可见两种医学互通不易，如果不是以国家意志推行，很难实现真正的中西医相互了解。

　　西医学习中医后，如何与西医治疗方法结合应用于实践，需要开展具体细致的探索。但"大跃进"以来，一些单位出于政治原因，盲目在许多病种中综合应用中西治疗，并宣布实现了"中西合流"。对这种现

① 王华南.王聘贤医学文集[M].中医古籍出版社，2015：910-911.
② 许济群.试教"中医学概论"的几点体会[J].江苏中医杂志，1962（7）：23-29.

象，1962年10月12日中央批转下发卫生部党组《关于改进祖国医学遗产的研究和继承工作的意见》指出：

"有些单位、有些同志把中西医结合理解为要求每个医生都具备中西医两套本领，对每个疾病都采取中西医综合疗法，那是很不对的……今后应切实由治疗原则出发。凡是单独用西药可以治疗的，不宜再加用中药；凡是单独用中药可以治疗的，也不宜再加用西药。只有在确实需要时，才考虑采取中西医综合疗法。

"在学术问题上，必须坚决反对'乱贴标签'的现象，如说中西医综合疗法就是'毛泽东思想'，中医的'辨证论治'就是'辩证唯物主义'等等。这些牵强附会的说法，是和实事求是的科学作风完全相违背的，不只对学术争鸣和开展学术工作极为有害，而且会造成很不好的政治影响。今后应该切实防止。"①

"文化大革命"中，医药卫生方面的正常秩序又被打乱。部分单位宣称已经实现毛泽东提出的中国新医学、新药学，一些院校、医院、杂志纷纷改名为"新医""新药""新针"等。不过在艰苦的条件下，中西医结合工作者仍在实践中取得了不少成果。

在周恩来指示下，1970年11月30日至1971年2月18日，卫生部在北京召开全国第一次中西医结合工作会议。周恩来亲自主持会议，并先后5次接见会议领导小组成员和会议代表。他在接见全体代表的讲话中指出：中西医结合不那么容易，万万不可犯急性病。并激励大家要不畏艰险，奋力攀登这座医学上的珠穆朗玛峰。2月8日与卫生部负责同志的谈话中说：

"不要吹得不得了，中西医结合仅仅是开始，是序幕。应该谦虚、实事求是，应该更符合实际。……我们既要反对保守，又要反骄破满。"②

---

① 中华人民共和国卫生部中医司1985年编《中医工作文件汇编（1949—1983）》第193-195页。

② 中共中央文献研究室.周恩来文化文选[M].北京：中央文献出版社，1998：730.

"文化大革命"期间，卫生部机构设置被打乱。1974年卫生部恢复后，成立了中西医结合办公室，取代中医司。

## 三、中西医结合的典型成果

1960年4月卫生部党组《关于全国西医学习中医经验交流座谈会情况的报告》指出：

"中西医结合，用现代科学方法整理研究祖国医学的工作，目前大体有以下几种类型：第一种是，用中医和西医的理论与方法，结合临床，对某些疾病进行综合性的研究，使中西医学术逐步交流，并开始产生出新的理论。第二种是，用生理学等现代基础医学研究中医学术，进而推动基础医学科学的发展。第三种是，在中西医结合治疗患者的过程中，系统整理临床经验，从一种病到多种病以至到整个科（如内科、外科等），总结中西医结合的防治办法和临床治疗规律，并逐步深入到理论研究，以逐步形成新的临床医学体系。第四种是，用现代自然科学方法，从物理学、化学、电学等方面对祖国医学进行综合的研究，以丰富医学科学内容并产生出新的学科。"[1]

1965年卫生部副部长钱信忠在国家科委中医中药组成立会议上的讲话中概括的中西医结合研究成果，主要提到了针灸方面的针刺麻醉，外科方面的中西医结合治疗骨折和急腹症，机制研究方面的肾阳虚实质研究等。

1977年以前，经过深入研究取得的中西医结合成果，有数项较为典型，下面略作介绍。

### （一）针刺麻醉

1956年的《1956—1967年科学技术发展规划》把针灸疗法列为研究内容。卫生部副部长钱信忠主持医学科研工作，积极组织开展研究。

---

[1] 中华人民共和国卫生部中医司1985年编《中医工作文件汇编（1949—1983）》第174页。

1958年8月上海市第一人民医院耳鼻喉和中医科合作，以针刺麻醉代替药物麻醉，成功施行扁桃体摘除术。随后，各地相继报道在针麻下完成了拔牙术、白内障手术、疝修补术、阑尾切除术、肺切除手术等。

钱信忠把用针刺麻醉做开胸切肺手术的情况向周恩来总理做了汇报，同时汇报了对针刺原理的研究还比较薄弱，讲不清科学道理针灸就不能走向世界。周恩来说："我给你个任务，组织力量研究针灸止痛的原理，你要好好地抓，一定要落实。我们中国人能用针灸治病、止痛，也就一定能够讲出它的道理来。"钱信忠随即召开了全国20多所重点医学院校的党委书记会，"我告诉他们，周总理给我们下达命令了，这很可能就是祖国传统医学走向世界的第一个突破口。这些书记们积极性都很高，周总理作为国家领导人讲话了，我们的工作就好办了。后来很多非重点院校也搞起了针刺研究，在医学界形成了第二次针灸热。"钱信忠后来回忆时这样说[①]。1965年9月，北京医学院党委书记找当时在生理学教研室工作的韩济生谈话，希望他能担起这项任务，韩济生开始投入针刺研究。

1966年初，卫生部在上海召开全国针刺麻醉会议，全国已有14个省市开展针刺麻醉，完成8734例针麻手术。1971年全国中西医结合会议上，针刺麻醉作为中西医结合的典型成果得到肯定。但周恩来要求科学宣传，他指出：

"针刺麻醉还不是百分之百有把

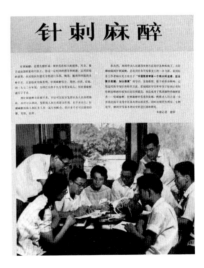

1971年《人民画报》关于针刺麻醉的报道

---

① 罗元生，欧阳青.毛泽东亲点的十位将军部长[M].北京：军事科学出版社，2006：246-247.

握吧？一个镇痛不全，一个肌肉松弛不好，一个内脏牵拉有感觉。尽写好的怎么行？有三关，就比较辩证了。镇痛，具体人、具体情况、具体位置都得研究，要实事求是，要有科学态度，不要迷信。……有的针麻效果不好，药物麻醉还是需要的。应该辩证地看问题。"①

1971年7月新华社首次向全世界宣布中国的针刺麻醉获得成功，《红旗》杂志特辟"关于针灸与针刺麻醉原理讨论"专栏，引起很大反响。

1971年7月份《纽约时报》专栏作家詹姆斯·雷斯顿（James Reston）被派往中国采访，在北京参观了很多单位，包括到中医院参观针灸治疗。他在访问中不幸患上阑尾炎，在中国的协和医院接受了阑尾切除手术。术后出现腹胀不适，院方为他进行了针灸治疗，效果非常好。1971年7月26日，雷斯顿在《纽约时报》发表了专栏文章"现在让我告诉你们我在北京的阑尾切除手术"（Now, Let Me Tell You About My Appendectomy in Peking），介绍他的这段经历，轰动了美国，并由此引发了美国"针灸热"。1972年尼克松总统访华时，中方应美方要求安排了代表团大部分成员参观了针刺麻醉手术，总统夫人还到北京儿童医院参观了针灸治疗。

科研人员对针刺麻醉继续进行深入研究。韩济生于1972年通过实验证明针刺可促进神经系统中分泌出5-羟色胺、内啡肽等具有镇痛作用的化学物质，接着对中枢5-羟色胺（5-HT）、中枢儿茶酚胺、中枢阿片样物质（OLS）等多种化学物质进行了研究，发现了"中脑边缘镇痛环路"。1993年韩济生当选为中国科学院院士。

### （二）中西医结合治疗急腹症

1960年，天津医学院附属医院开展中西医结合治疗急腹症研究工作。该院外科医师吴咸中，参加了天津市第二期西医离职学习中医研究班，以第一名成绩毕业并荣获金质奖章和荣誉证书。1961年，他在刘云

---

① 中共中央文献研究室.周恩来文化文选[M].北京：中央文献出版社，1998：730-
732.

鹤等老中医的指导下，应用中西医结合治疗急腹症。1964年，卫生部把南开医院定为全国中西医结合研究基地，吴咸中调任该院任院长兼外科主任，1961—1965年间，以吴咸中为首的中西医结合治疗急腹症研究小组开展对急性阑尾炎、溃疡病穿孔、急性肠梗阻、胆道蛔虫、急性胆囊炎、急性胰腺炎的中西医结合治疗研究工作，收到了满意疗效。吴咸中将中医治疗急腹证从一方一剂临床应用转向符合中医理论体系的辨证论治，总结出"急腹症八法"。1965年，中西医结合治疗急腹症研究小组总结中西医结合治疗急性阑尾炎穿孔腹膜炎100例的科研成果，通过了天津市科委的成果鉴定。1970年参加了全国中西医结合工作会议，受到周恩来总理的接见。1971年10月21日，《人民日报》用头版头条报道《中西医结合不用开刀治疗许多急腹症》，《人民中国》杂志1972年2月号出版特辑，报道南开医院的"中西医结合非手术疗法治疗急腹症"。1996年吴咸中当选中国工程院院士，2007年成为国家级非物质文化遗产（疾病认知）代表性传承人，2009年当选为首届"国医大师"。

### （三）"小夹板"治疗骨折

1956年，天津市人民医院骨科尚天裕参加了天津市卫生局举办的第一期在职西医学习中医班，但未完成学习。1958年天津市人民医院将天津有名的正骨大夫苏绍三等名中医请进医院，安排西医跟班学习。尚天裕真正认识到中医正骨的独特疗效。经过反复实践，在吸取中、西医治疗骨折优点的基础上，结合临床经验，他提出以"动静结合"为指导思想的中西医结合治疗骨折的新方法，以内因为主导、以手法整复为特点、以小夹板固定和功能锻炼为主要内容。选择具有弹性、韧性，可塑性较佳的柳木，设计适用肢体不同部位骨折的不同夹板。此方法与西医方法比较，骨折愈合天数减少1/3～1/2，疗程缩短1/2，而且肢体功能恢复得好。1965年国家科委组织鉴定，专家一致认为这是一项中西医结合的重大科研成果，授予"中西医结合治疗骨折发明奖"，建议向全国推广。1966年方先之、尚天裕所著《中西医结合治疗骨折》由人民卫生出版社出版发行，不久被翻译成德文、日文版发行国外，受到国际骨科学界关注。1970年在全国中西医结合工作会议上，根据周恩来建议，命名为"小夹板"。1979年尚天裕获全国劳动模范称号。

### （四）中西医结合治疗白内障

中西医结合治疗白内障主要是唐由之研究发扬的。唐由之（1926—2022），字昆吾，浙江杭州人。1941年拜上海中医眼科名医陆南山为师，学习中医眼科，后又师从秦伯未。学成出徒后到杭州行医。1952年考取北京医学院开办的中医班，1957年毕业，分配到中医研究院从事眼科的研究、临床和教学工作，并兼任北京中医学院眼科教学工作。

唐由之深入研究中医眼科的"金针拨障术"，1958年开始用兔子作金针拨障术的动物实验。1959—1960年期间正式进行金针拨障术的临床研究，做白内障针拨术20余例，手术全部成功，并于1960年在上海召开的第一届中西医结合会议上发表。他主要解决了两大问题。一是在睫状体平部做手术切口的问题。西医眼科学的传统观念认为金针拨障术会引起不良反应，反对这一手术。唐由之深入研究古代医著，结合现代解剖学，证实睫状体平部血管少，以静脉为主，有肌纤维，手术切口出血机会少，古代经验选择此部进行手术安全可行，具有合理性。二是通过手术方式的变化，解决了白内障针拨术的近期并发症青光眼问题。这一成果在1966年4月卫生部召开的"白内障针拨术科研成果鉴定会"获得通过，并且制定了推广培训方案。

1974年，毛泽东主席白内障加重，中央组织专家组讨论治疗方案。为更好对比中西医的方案，还进行了临床观察对比研究，认为唐由之施术时间短，患者恢复快，于是专家组决定由唐由之进行手术。经过充分准备，于1975年7月的一天进行手术，整个手术过程非常顺利。第二天唐由之来看毛泽东，毛泽东眼睛用纱布包着，听说唐由之来了，自言自语地喃喃道："由之，由之。"接着念了一首诗。唐由之听不懂。于是在看不见的情况下，毛泽东用铅笔把这首诗摸索着写下来，签上自己的名字送给唐由之。经过术后的精心护理，毛泽东的眼睛恢复了视力，可以

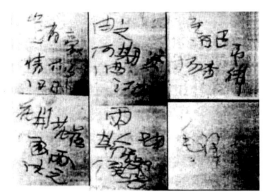

毛泽东赠唐由之手迹（载《国医大师唐由之传》）

自己看书读报，重新处理国家事务[①]。

1985年唐由之的成果"白内障针拨套出术的研究"获国家科学技术进步二等奖，2009年唐由之当选为国医大师。

### （五）抗疟新药青蒿素

1967年，我国政府应越南北方政府的请求，开展抗疟药的研究。周恩来总理亲自指示由国家科委与总后勤部牵头，于1967年5月23日召开"全国疟疾防治研究协作会议"，并成立了"疟疾防治研究领导小组"，将此项研究计划代号定为"523"，成立了"523"办公室。

为了在传统中医药中寻找防治疟疾的有效药物，从1967年起组织全国七大省市全面筛选中草药，共筛选了3 200多种（包括青蒿），但均未获满意效果。其中包括研究针灸治疗疟疾。"523计划"的临床组中，广州中医学院承担针灸防治疟疾的研究，于1967年成立了针灸防治疟疾研究小组，由李国桥任组长。研究组记述：

"60年代后期，国家交给我们的研究任务，是用针灸治疗疟疾。用针灸防治疟疾，需要找出能提高免疫力和提高疗效的新穴位。可是，这种探索又是有危险的，为了尽早解除群众的疾苦，为了理想的实现，我们的同志视事业重于生命。共产党员李国桥和靳瑞老师，首先在自身作

① 罗兴波.跨越时代的百位中国科学家：第2册[M].北京：科学普及出版社，2017：247.

试验。一次，李国桥的大椎穴被深刺七公分（厘米），刺入神经中枢脊髓里面，全身像触电一样，稍微一动银针，整个人就蹦起来。靳瑞老师在自己肚脐周围，一连扎了36针。"①

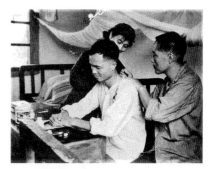

李国桥进行自身针灸试验

他们注射疟疾病人的血到自己身上，造成感染发病后，进行针灸试验性治疗。但结果并不很理想。

1969年，中医研究院的屠呦呦参与此项任务。她整理历代医籍、本草、地方药志及各类献方，筛选编辑成"抗疟方药集"，送交"523"办公室。其后，课题组又开展实验研究，结合动物模型进行筛选。开始也经历了大量失败的过程，后来，屠呦呦回顾文献，根据东晋葛洪《肘后备急方》中"青蒿一握，以水二升渍，绞取汁，尽服之"治疗疟疾寒热的记载，悟出可能与温度、酶解等有关，重新设计提取方法，终于使青蒿提取物的抗鼠疟抑制率从无效提高到100%。其后，屠呦呦赴海南疟区，观察了提取物治疗30例疟疾病人，临床上取得成功。1972年，她从这一有效部分中分离出有效单体，命名为青蒿素，随即又进行了青蒿素化学结构鉴定研究，取得了青蒿素及其衍生物的一系列数据。1973年，青蒿素单体首次应用于海南岛临床，通过实践证明这就是青蒿抗疟的有效单体。抗疟新药青蒿素正式得到确定②。

中医研究院中药所抗疟组逐年累积病例528例，并通过各地区与单位扩大临床至两千多例，证明青蒿素抗疟疗效高于氯喹，临床治愈率达100%。为进一步开展临床试验，1974年，李国桥的研究组克服了以往研究的片面性，把临床观察和原虫观察紧密结合。他试验的第一例，使用

---

① 崎岖抗疟路，风雨十八年：李国桥同志及抗疟小组的先进事迹[N].健康报，1986-04-26（3）.

② 中国发明协会编.巾帼风采：中国女发明家[M].北京：专利文献出版社，1998：29-30.

青蒿素72小时后，虽然病人还在发热，但用药后16个小时就杀死了90%的疟原虫。后来他们又用鼻饲给药的方法，成功地抢救脑型疟，率先证明青蒿素对恶性疟疾的疗效优于氯喹。通过这些系统有力的验证，青蒿素的临床效果得到确证。

1976年，我国科研机构运用X-衍射方法最终确定出青蒿素的化学结构（$C_{15}H_{25}O_5$）。西方国家多次组织的青蒿素植物资源人工栽培、杂交育种、提取方法、成分分离、鉴定、青蒿素合成、半合成、衍生物、类似物合成及药理、临床等全方位的研究，也进一步证实了青蒿素具有抗疟作用，其衍生物与甲氟喹相比，具有无抗药性、高效、速效，以及简单、方便、价廉等特点。共同承担青蒿素研究任务的中国中医研究院中药研究所、山东省中医药研究所、云南省药物研究所、中国科学院生物物理所、中国科学院上海有机化学所、广州中医学院等6家单位在1979年获得了由国家科学技术委员会颁发的科技发明二等奖。

青蒿素研究在1980年代以后得到进一步的发展，针对青蒿素复燃率高，剂量偏大的问题，经过优化结构，中国在1980年代创制出新一代抗疟药双氢青蒿素，其抗疟药效高于青蒿素10倍，并降低了复燃率。

第六节

# 中药事业的国家化

1949年以后，我国逐步在国民经济中实施计划体制。计划经济下的统购统销政策，从工业生产领域扩展到农业生产领域，从生产决策扩展到消费决策，都受到国家直接的计划控制，使我国的计划经济体制更具有高度集中的特征。

中药并非国计民生中的核心产业，在农业12字"粮、棉、油、麻、茶、茧、糖、菜、烟、果、药、什"中位居倒数第2。但其甚为复杂，全国常用药材至少有数百种，产地分布全国，每种的需求用量可能并不大，然而一旦缺少却可能影响中医处方配药。历史上中药业都是分散生产并依赖市场调节，将其纳入国家计划是前所未有的事。对其进行计划管理以保证生产供应，经过了长期的探索。

## 一、中药业的社会主义改造

中华人民共和国成立后，社会秩序恢复稳定，药材行业得到继续发展。国家在1950年成立了中国医药总公司及其分支机构，但中药材被归为农业副产品，由中国土产公司兼营。在1949—1954年，私营商业仍然起主要作用。国营商业中，只有土产公司和供销合作社经营部分大宗药材的收购、批发业务。据商业普查统计，1954年全国私营中药商有10.4万余户，从业人员27万余人。

中华人民共和国成立初期，根据党对资本主义工商业利用、限制和改造的政策，政府就有计划地对中药业进行社会主义改造。药材行业属于"国营经济掌握货源较少，或虽掌握一部分货源，但仍需私营零售商经商的行业"[1]。国家逐渐通过统购统销体制从批发上加以限制和改造，并在物价、税收等方面对私营中药业采取了一些限制性措施。

1953年下半年起，国家进一步扩大了国营商业和供销合作社经营中药材的规模，加强了批发业务和供应工作，逐步把药材纳入国家计划轨道。如重庆市对私营中药业大批发商采取的办法是：①明令规定一切交易纳入市场交易所，禁止场外交易，并实行所有到货登记，统一分配，主要品种和紧俏品种，由国营商业首先收购；②缩小地区差价，使私商无法获取暴利；③控制信贷，缩短结汇时间，限制大批发商的长途贩运；④国营公司降低批发起点，使中、小批发商减少向大批发商进货[2]。多个省份的国营公司均加强了对药材的经营，主要药材已大部为国营掌握。

全国供销总社在《中药材经营管理方案》就药材供应问题指出："在全面安排产销、安排市场的情况下，在主要品种上必须进行全国调拨""充分利用私商调剂交流我们不能经营的品种"[3]。有的地方对药材采购采取划分公私收购比重的方式，如1953年9月浙江省财政经济委员会下达"加强土产经营和市场管理的方案"，确定浙江所产重点药材的公私收购比重，主要的品种如白术、浙贝母等国营占40%~55%，一般药材不超过30%。从1954年起国营商业、供销合作社经营药材收购比重不断提高，同时加强对国营、合作社的批发业务，使批发商的药材货源逐步为国营控制，私营中药业的大批发商已基本上由国营商业所代替，经营都转为批发。

同时，国家大力扶持国营医药机构，要求各级医疗防疫单位有计划

① 中央工商行政管理局资本主义经济改造研究室，中国科学院经济研究所资本主义经济改造研究室.私营商业的社会主义改造资料[M].北京：生活·读书·新知三联书店，1963：178.
② 四川卷编辑组，中国资本主义工商业的社会主义改造（四川卷）[M].北京：中共党史出版社，1992：329.
③ 全国供销合作总社.中国供销合作社史料选编：第1辑：下册[M].北京：中国财政经济出版社，1986：224.

向规定渠道采购药材。对于私营中药商则采取"全面安排、广泛利用，同时进行改造"的方针，如对不能维持的批发商进行处理；对市场暂时还有一定作用且合作社不能代替的，改造为各种形式的国家资本主义；对零售商有条件的则组织公私合营。

1956年，社会主义改造进入高潮，各地大中城市私营批发商基本全部撤销，为国营企业所代替，零售的中药商号实行全行业公私合营。著名的北京同仁堂总经理乐松生决定带头

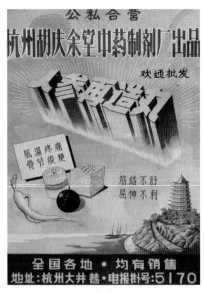

公私合营胡庆余堂中药制剂厂宣传画

实行公私合营，1954年8月27日在北京庆乐戏院召开了庆祝公私合营大会。杭州胡庆余堂于1955年12月1日实行公私合营，经清产核资全部财产估定为90.6万元，杭州中药材站投资2万元作为公股，1958年，从前店后厂扩大为中药制药厂，同时百年老店叶种德堂并入胡庆余堂，成立公私合营胡庆余堂制药厂。其他小药厂合并的更多，如广州把全市114家中成药厂社合并组成11家公私合营中药厂，著名的陈李济药号在1956年与神农、万春园、伟氏、冯致昌、何弘仁、燮和堂、橘香斋等7家药厂加上甘泉药社、大生合高蜡店组成公私合营陈李济联合药厂，1966年改为广州中药二厂。

## 二、中药业国家管理体制的形成

1955年7月，全国人大一届二次会议审议通过第一个五年计划（1953—1957），标志着系统建设社会主义的开始。第一个五年计划期间，中共中央颁发的《全国农业发展纲要（草案）》第二条提出："在优先发展粮食生产的条件下，各地应当发展农业的多种经济，保证完成国家所规定的……药材等项农作物的计划指标。"第十七条提出："发

展药材生产，注意保护野生药材，并且根据可能条件逐步地转为人工栽培。"①这意味着中药材的生产与供应开始纳入国家计划。

上千年来，中药材的供应一直以农户分散采种、市场自发经营的模式为主，计划经济下应当如何管理？历史上从未有过这样的经验。而且也难以借鉴其他农业作物的管理经验，因为粮、棉等都是单一品类，而中药材动辄数百种，产地极为分散。计划经济体制下的中药材国家体制的形成，经历了几个阶段。

### （一）供销系统主导时期

中华人民共和国成立初期，中药材被归为农业副产品，由中国土产公司兼营。对药材土产实行分区购销，全国性交换。1951年中国土产公司第三次经理联席会议上，制订了各区、各省、各市间土产交换协议，在华东流进西南，西南流入华东、中南、华北，华北流入中南、东北、西北，东北流入中南、华东、华北的土产交换中，药材都是主要品种之一，这种"空前规模的土产大交流"，初步显现了计划性质②。1953年国营土产公司的农村机构移交供销合作社领导。这时期中药材对市场仍然有一定依赖性，1953年9月《土产工作的方针任务及当前工作意见》指出："适当加强药材经营之必要，但在经营的方法上应采取分散收购、集中推销的办法，即在带全国性的药材集散市场设立专门经营药材的机构，省以下的产区以收购为主，一般的可不做供应业务。"③

但是由于药材的特殊属性，不能简单将其作为常规土产对待。1954年7月毛泽东同志对中医工作作出指示中说：

"中药应当很好地保护与发展。我国的中药有几千年的历史，是祖国极宝贵的遗产，如果任其衰落下去，那是我们的罪过。对各省生产药

---

① 1956年到1967年全国农业发展纲要：草案[J].新华半月刊，1956（4）：2-5.
② 张蓬舟，张仪郑.1952人民手册[M].上海：大公报社，1952：492-493.
③ 全国供销合作总社.中国供销合作社史料选编：第1辑：下册[M].北京：中国财政经济出版社，1986：376.

材应加以调查保护，鼓励生产，便利运输，改进推销。"①

为此，商业部党组和全国供销合作总社党组提交了《关于中药经营问题的报告》，提出由于中药的种类繁多，技术性强，仍由中国土产公司兼营中药难以胜任，必须建立国营中药专业公司，在商业部统一领导、统一计划下，同合作社分工经营，以加强中药经营，统一中药的领导与管理。1955年3月1日，中国药材公司正式成立，商业部下发通知，将中国土产公司及中国医药公司的国产生药、汤剂、饮片业务，全部移交中国药材公司统一经营。

但是各个地方药材出产情况千差万别，是否所有地方都成立药材公司，当时尚未明确。1955年商业部、供销合作总社发文指出，全国各省（市）对经营中药材缺乏统一领导，有8个省（市）由一个单位经营药材批发（有的是药材公司，有的是土产公司，有的是合作社），有12个省（市）由两个单位共同经营（有的是药材公司、土产公司，有的是药材公司、合作社，有的是土产公司、合作社），有10个省（市）由三个单位共同经营，因此决定由中国药材公司、中华全国供销合作社主管中药材部门实行联合办公，由中国药材公司负起全国中药材的领导责任，研究与布置主要药材的生产、收购、调拨和供应，统筹药材进口与出口，根据物价掌握权限制定收购价与地区差价②。由于供销社有遍布全国的系统，1955年商业部向国务院请示后，在《商业部关于第一届全国商业组织工作会议的报告》中提出"中药材划归供销合作社统一经营。中药材产自农村，大部又销于农村，故以划归供销合作社经营为宜"③。将所属药材公司、土产公司（或贸易公司）经营的中药材业务移交给全国

---

① 华钟甫，梁峻.中国中医研究院院史：1955-1995[M].北京：中医古籍出版社，1995：4.

② 商业部、供销合作总社关于逐步统一药材经营、安排市场及召开专业会议的决定，载于商业部商管局1983年主编《商业组织与管理文件汇编：上册》第510页。

③ 商业部、供销合作总社关于逐步统一药材经营、安排市场及召开专业会议的决定，载于商业部商管局1983年主编《商业组织与管理文件汇编：上册》第160页。

供销合作总社统一经营。同年7月，中国药材公司由商业部移交全国供销合作总社领导，更名为全国供销合作总社中药材管理总局。

中药业的社会主义改造完成后，1956年4月起全国供销合作总社的中药业务正式"划归国营商业部门领导"[①]，商业部以全国供销合作总社中药材管理总局为基础成立中国药材公司，以各省、自治区、直辖市社中药材经营管理处（或省社经营的中药材机构）成立各省、自治区、直辖市药材公司和地市、县药材公司，实行统一经营、统一管理和统一核算。从此结束了中药材分散经营和私营商业起主要作用的局面，形成中药农工商一体、产供销结合的体制。

### （二）卫生系统主导时期

中药材既是物资，又是药业，还有很强的专业性，商业部门主管存在一定困难。国家对中药材经营管理问题进行了调查研究，决定将有关业务划归卫生部门管理。1957年3月19日《国务院关于中药材经营管理交由卫生部门统一领导的通知》说："根据大多数省、自治区、直辖市人民委员会的意见，决定将中药材的经营管理交由卫生部门统一领导。现在商业部和供销合作社领导的药材经营机构（包括中药材加工厂）、人员、资金等，除了少数地区经过国务院批准，仍由商业部门负责外，全部移交给卫生部门，今后对中药材的生产安排、市场供应、价格掌握和中药商的改造等工作全部交由卫生部门负责。"[②]

1957年4月，由卫生部牵头，与商业部、中华全国供销合作总社联合召开全国第一次药材系统经理会议。会议对药材系统机构交接、市场领导、生产安排、增产节约等问题做了专题讨论；并专门研究了《卫生部关于中药材经营管理上的几项规定》。同年8月该文件正式下达。《卫生部关于中药材经营管理上的几项规定》指出，中药材工作中最突出的问

---

① 任昌义.中国药材公司业已成立[J].中国中药杂志，1956（4）：175.

② 国务院法制办公室.中华人民共和国法规汇编：1956–1957：第3卷[M].北京：中国法制出版社，2005：459.

题是供应紧张问题，提出当前中药工作经营管理的基本任务是："积极发展生产，大力进行收购，继续完成中药商的安排和社会主义改造，加强对中药材市场的领导，改进经营管理，提高工作质量，逐步缩小和解决脱销品种，医药紧密结合，更好地为人民健康服务。"①《卫生部关于中药材经营管理上的几项规定》对中药材的生产、调拨、经营与管理工作都做了安排，并且明确了中国药材公司、各省（市）自治区公司、县（市）公司各自的职责任务。

国家层面的药材管理机构此后又经过多次变化。1958年卫生部撤销中国药材公司，相关业务改由卫生部药政管理局进行领导和管理。到了1963年，中共中央、国务院批转了卫生部、商业部《关于中西药品、医疗器械经营管理体制的报告》，在商业部已经成立中国医药公司的情况下，将卫生部药政管理局与中药材相关的业务人员划归商业部，恢复成立中国药材公司，并同意"把中西药经营机构，即中国药材公司和中国医药公司，从上到下划归商业部建制，统一经营，由商业部与卫生部共同领导"，并对两个部门的职责作了划分，即商业部门负责中西药、医疗器械的商品流通、经营管理以及对中药材的生产

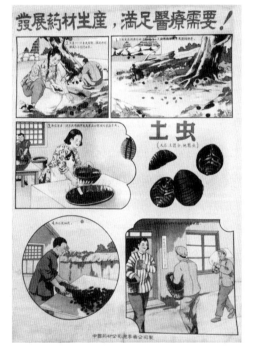

中国药材公司关于采集药材的宣传画

---

① 国务院法制办公室.中华人民共和国法规汇编：1956-1957：第3卷[M].北京：中国法制出版社，2005：531-540.

安排工作，卫生部门负责监督检查中西药品质量等药政管理工作。1969年，中国药材公司与中国医药公司合并，成立商业部医药组，1972年扩建为商业部医药局，至1978年国家成立医药管理局后，又恢复了中国药材公司。

管理机构的反复变化，其实体现了中药材供应的特殊复杂性。虽然产供销一体，但应以哪一个部门为主导都有理由，但也都难以全管。

### 三、计划经济下的中药业

计划经济的实施，改变了以往中药材的供应主要依赖市场调节的状况。中药业与历史相比发生了很大的变化。

中华人民共和国成立初期，国营土产公司在重点县设点收购药材，从1953年至20世纪80年代初，全部委托基层供销社代收，全国收购网点最多时达2 000余个（20世纪70年代初期）。一般县30余个，重点产地县70余个。

1955年成立中国药材公司以后，国家对中药逐步实行了行业经营、分级管理的办法。即对数十种一类、二类常用中药由药材公司统一专营，三类中药由药材公司计划管理，多渠道经营。国家统一专营的中药在30种左右。同时在中药材调拨上实行"统一领导，分级管理"的原则。

1956年，农业部、林业部、卫生部、商业部、中华全国供销合作总社联合下达《为1956年药材（346种）生产安排意见的联合通知》，根据市场情况，将346种药材分为三类，其中供销紧张的70种，基本平衡221种，生产有余42种，向各省下达了各种药材的生产计划指标。

中药价格贯彻"药价从低"，中药经营以"微利"为原则。历次中药价格管理主要都是缩小差价和降低销售价格。1956年10月中国药材公司召开了第一次全国药材系统物价会议，形成了"购、销价格掌握意见""地区差价安排意见""全国药材系统内部调拨作价办法""品质差价掌握意见""全国药材系统物价商情工作暂行办法"等五个文件。由商业部于1957年3月批准下发。

1957年，国务院主管经济的副总理陈云就中药材生产问题指示："中药材是技术性较多的商品""我们是管全国产、供、销安排的，着眼第一点是生产，只有这样才能有物质基础""农业部门主要抓粮食，药材生产由经营部门兼管。"①1957年8月《卫生部关于中药材经营管理上的几项规定》划定了38个品种由国家统一收购，其生产安排、购、销、调拨、出口等计划，统由药材总公司负责掌握安排，各级公司具体执行，产地公司统一收购，其他任何单位或个人不得收购和贩运。

1958年"大跃进"期间，中药材生产收购一度出现不顾药用需要，盲目发展的趋势，造成部分品种大量积压，产销失调。1958年国务院"关于发展中药材生产问题的指示"强调中药材生产要"就地生产、就地供应"，并要求"必须打破'地道药材'不能易地引种和非'地道药材'不处方、不经营的迷信思想"②。各地开展了引种药材的热潮，也出现了许多社队不管气候、土壤、技术等条件是否具备，都大办药场，大搞试引种的情况。

1960年因自然灾害等原因，药材采收减少。同年国务院转发了农业部、林业部、卫生部《关于药材生产、采收情况的报告》要求"抓时机、挤时间，在冬闲季节组织群众采挖药材，充分利用基层卫生、商店、药店、林场、药场、食堂组织等，把家生的、野生的、大宗的、小宗的、主要的、次要的、动物的、植物的、水产的、矿产的以及民间分散的有用药材（包括有效的草药），全部收购起来"，同时要求"合理地分配收益""坚决贯彻'按劳分配、多劳多得'的原则，在不影响集体生产和保证集体收益的前提下，除组织集体采挖药材以外，可以鼓励社员利用工休时间采挖野生药材，收入归社员个人所有"③。1961年1月卫生部又下达《关于利用野生植物先尽药用和加强中成药生产管理的通

---

① 中共中央文献研究室.陈云文集：第3卷[M].北京：中央文献出版社，2005：170.
② 国务院法制办公室.中华人民共和国法规汇编：1958－1959：第4卷[M].北京：中国法制出版社，2005：327－328.
③ 载于中国药材公司1982年编《中药工作文件汇编》第179－183页。

知》。在国家的统一部署和扶持下，逐步调整了生产，使之走向正常发展的轨道。

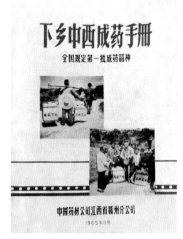

中国药材公司开展成药下乡活动所编手册

1962年5月，国家计划专营的中药由17种增加到65种。1964年11月，卫生部、商业部、国家工商局、中华全国供销合作总社联合发出《加强中药材市场管理的通知》，决定：凡应收购的药材，产地药材公司应及时全部收购；坚决打击投机倒把分子贩运中药材的活动；统管药材只能由当地药材公司收购；对外地运来的中药材要分别不同对象进行处理；各地医疗单位和中成药厂所需药材原料，应由当地药材公司负责供应；坚决取缔未经省卫生部门批准的药厂；各地药材公司一律不准向外地市场或货栈采购统管药材和进口药材。在多种措施的作用下，1964至1967年，药材种植面积扩大1.8倍，收购额增加1.2倍，基本上实现了生产、收购逐年增长和产销基本协调的局面。

受"文化大革命"影响，不少地方把种植、采集药材当作"搞资本主义""小生产自发倾向""资本主义尾巴"来批判，甚至有些地方农民种、采药材受到批判，其正当收入被没收、罚款，以致许多药材集体不能采集、种植，个人不敢采集、种植。药材收购量减少，供应紧缺品种逐渐增多。1972年起，国家商业部每年安排中药材生产计划，发放扶持药材生产的资金和化肥，同时继续执行收购奖售的政策，使种植面积基本恢复到1967年的规模，收购额比1967年增长了近1倍。这一时期国家计划专营的中药由29种增加到70种。但是由于品种产销不对路，药材供应中的紧缺品种仍然逐年增多，1974年为120多种，1977年高达140种左右。1975年经国务院同意，国家计委、商业部、卫生部、农林部、供销合作总社联合发出了《关于发展中药材生产，解决供应紧缺问题的通知》，要求各地加强中药材的生产、收购工作和计划管理。

## 四、中药业计划经济的特点

中药业实行计划经济利弊并存。

### （一）中药业计划经济模式的优势

一是有利于宏观调控，保障供给。中药材品种众多，产地分散，生产方式多样，产量容易受到自然因素的影响，有的品种用量过少、利润不大。在以往的药业经营中经常出现价格波动，影响供给。国家和地方通过计划调控，保证和调节各个主要品种的产销量，对于稳定中药市场，保证群众基本供给是有积极作用的。在计划经济下，中国药材公司的农工商结合、产供销一体模式，形成了一个上下联通的经营系统；同时对中药实行了行业经营、分级管理的办法，保证了一类、二类药材的供应，三类品种则放开经营，由市场调节；有的地方逐步建立起中药材生产基地。这些都一定程度上保持了中药市场的稳定，发挥了历史作用。

二是有利于保证质量，降低暴利。我国传统药业十分注重质量，但市场中难免鱼龙混杂。在中药业经过社会主义改造转变成为国营的过程中，批判了一些私营经济中存在的投机倒把、伪造假药、发霉变质药材继续出售等不良现象，杭州市在1952年初揭发出伪劣药材134种，超4 500千克，集中在省体育场举行大会焚药。1955年《杭州市整顿国药业情况》指出："制售伪药、偷工减料、掺伪掺什、以次代好，克扣戥分等各式各样的欺诈作伪危害人民健康的违法行为，普遍而一贯地在每一户中都不同程度地存在着的。"[1]这是过去缺乏监管所导致的。国有化比较快地改变了这一局面，同时促使形成了药材品质、炮制和制剂规范等方面的标准，更好地保障药品质量。

三是有利于生产转型，实现中药业工业化。传统的中药店规模小，技术水平不高。在社会主义改造以后，相继建立了中成药加工厂和饮片切制厂，形成了初步的中药工业体系。这些中成药厂和饮片切制厂经过

---

[1]　浙江省卫生厅编印《杭州市整顿国药业情况》，1955年，浙江省档案馆藏.

20世纪60年代的建设，建立和健全了管理职能科室和各项规章制度，开展了技术更新，使中成药和饮片生产从手工作坊开始走上工业生产的道路。随着生产的改组，还促进了中成药的生产和技术改造，改进了生产工具和产品剂型。如胡庆余堂制药厂不断试制新产品，1963年冯根生等研制的"双宝素胶囊"投入生产。1972年在胡庆余堂原胶厂的基础上新建成杭州第二中药厂，厂长冯根生大胆创新，将中药汤剂"生脉饮"和"四逆汤"制成口服液，1976年又研制成参麦针、丹参针等中药静脉注射液投入生产。

### （二）中药业计划经济模式的弊端

经过近30年的实践，计划经济下的中药业也显现出某些弊端。

一是不能真正反映和响应药材的使用需求。中药业本身有着特殊性，其常用品种众多，管理更无法面面俱到，难以对众多药材的需求进行充分掌握。统购统销割断了药农同市场的联系，同时价格控制过死，排除了价值规律对农业生产的调节作用，农民种什么，不是来自市场的信息，而是来自政府的指示，农民对自己的产品也无权处置，即使有剩余也不能拿到市场去卖。农民们的生产积极性受到了极大的抑制。

"全能"型的计划式管理对于中药业来说是不可能做到的，为此国家进行了分级管理，但这只能在经济上体现常用品种的动态，无法真正反映应用需求的变化。在计划指令下，许多品种的生产安排、调拨流通，常常是通过人为控制供需来实现的，不能真正满足群众需要。价格调控方面，也常常与市场脱节。1956年10月27日《人民日报》社论《帮助群众发展中药生产》指出，药材公司收购品种少，而且"价格低得惊人，这就严重地打击了群众种植和采集药材的积极性"[1]。

二是不能发挥中药工商业的积极性。中药材商业方面，在低价和"微利"政策下，企业缺乏利润，没有扩大再生产的能力，有的产地出现部分药材多收多亏，少收少亏，不收不亏的局面。中药饮片经营所花

273

---

① 佚名.帮助群众发展中药生产[N]人民日报，1956-10-27（1）.

的劳动力不同，许多备而少用的药材周转慢，由于不同药材采用同一差率，导致药店减少贮备罕用药材，影响了临床应用。中药工业方面，国营的中药生产、经营企业，按国家行业主管部门下达的计划，进行生产、收购和调拨供应。全行业统一经济核算，盈亏都由政府包干，不与干部、职工的经济利益挂钩，严重制约了企业的产品、技术创新和员工的积极性。

三是不利于传承传统中药业的文化。中药既是一种商品，也是一种文化。不少中药商业字号在发展中都形成了自己的文化特色。公私合营及国有化之后，很多传统品牌消失了。杭州叶种德堂被合并到胡庆余堂后，新药厂注册"古医"牌商标，虽然兼顾了不同企业，但叶种德堂这一字号一度被停用，至2001年胡庆余堂才重新启用了叶种德堂品牌。同时在计划经济体制下，主要按指令生产，药厂之间不注重竞争，加上药品生产规范化，品牌也就失去了独特的市场价值。中药材经营方面，有些历史上自然形成的药市，在计划经济下不复存在，例如杭州笕桥药市等。忽视文化将使中医药失去独特色彩。

## 第七节

# 中医先进风采撷英

社会主义革命与建设时期，在中医药事业翻天覆地发展的同时，中医药行业中的许许多多共产党员做出了积极的贡献，有的成为时代的风云人物。1956年中国共产党第八次全国代表大会上颁布新的《中国共产党章程》中，删除了"党内奖励"的内容，以示共产党员不是为奖励而工作，是为人民群众的利益而工作。但中医药行业中的优秀代表仍然获得各种其他方面的表彰，其中不少为共产党员。在这里，从不同角度选取极少数事例，以见一斑。

### 一、1955年获表彰的气功事业启动者刘贵珍

1955年中医研究院成立典礼大会上，卫生部表彰了3个先进个人，其中之一的刘贵珍被誉为新中国推广气功第一人。

刘贵珍（1920—1984），生于河北省威县大寺庄。他早年参加革命工作，1940年患严重的胃溃疡症。1947年到河北省威县刘渡舟老师处学练内养功。经过认真练习，102天后，不仅胃溃疡痊愈了，而且其他病症也随之减轻。1949年，刘贵珍加入了中国共产党。他积极推广这一疗法，并且在1949年冀南区卫生行政工作会议上等到认可。

1950年起，刘贵珍在邢台冀南行署干部休养所实验内养功治疗疾病，办了三期治疗班，效果很好，受到重视。1953年他被调到保定的河北省第二干部疗养院成立气功科。1954年，刘贵珍被借调到唐山，在工人疗养院筹建气功疗养所，成立了唐山气功疗法小组。刘贵珍主持开办了三期治疗班，取得了显著的疗效。1954年下半年刘贵珍两度赴京向卫

生部中医司汇报气功治疗情况，1955年河北省拨款建立气功病床，在唐山市正式成立了气功疗养所。

1955年12月19日，在中医研究院成立典礼上，"唐山气功疗法小组"获中央卫生部嘉奖，表彰他们对气功治疗消化性溃疡，神经衰

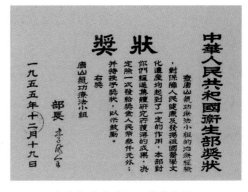

唐山气功疗法小组获奖奖状

弱，胃下垂、便秘等肠胃疾患的成绩以及在医疗预防上的功效表。

随后河北省将北戴河省干部疗养院改为气功疗养院，由刘贵珍任院长。1956年刘贵珍又获得全国先进工作者称号。1956年6月在北戴河举办了全国首次气功培训班。他还发表了一系列的论文，如《在实验研究中的气功疗法》（《新中医药》1956年第1期）、《气功疗法》（《中华医学杂志》1956年第2号）、《中医气功疗法的操作方法》（《中医杂志》1956年第2期）等。主编的《气功疗法实践》一书于1957年由人民卫生出版社出版。

1959年7月全国第一届气功医疗工作会议在北戴河气功疗养院召开。在"文化大革命"中刘贵珍受到冲击，一度被开除党籍。后来得到平反。

## 二、1956年的全国先进生产者

1956年4月30日至5月10日在北京召开了全国先进生产者代表会议。会议代表5 556人。中共中央、国务院授予全国先进集体称号853个，授予全国先进生产者称号4 703人。这次会议上有不少中医代表获表彰。

（一）报道中的突出代表

卫生部还专门举行了医务代表的交流会。报道说：

"在中医这一组里，二十多位中医师兴奋地交流医疗经验。吉林

省通化市中医院外科中医师杨永清介绍他根据民间秘方和古医书上的记载，用狼毒枣治疗淋巴结核的经验，并且把一份书面材料交给了卫生部。山东省惠民专区人民医院中医师郑长松的发言引起了大家极大的兴趣。他介绍了用白及、穿山甲等几味药治疗肺结核的方法和用川乌、草乌、全蝎、蜈蚣治疗破伤风的方法。经临床证明，这些方法的疗效都很好。……济南市乐源区联合医院院长郑毓桂在会上几次发言，介绍了用小儿脐带和朱砂预防小儿麻疹的经验和用七层布的酒醋疗法治疗各种神经痛的经验。"[1]

　　文中提到的郑长松（1927—2007），幼年从师学医，主攻妇科。后曾任小学教员，1948年参加了渤海区第四专署举办的知识分子训练班，毕业后担任会计。由于慕名就医者络绎不绝，组织上将其调到专署内的利民药店担任医师。1951年应东北人民政府卫生部聘请，担任《卫生报》通讯员，撰写了大量的稿件。1951—1952年，受专署中心卫生院委托，在惠民县城举办两期中医进修班。1955年加入惠民专区人民医院中医科，1956年任中医科主任并加入中国共产党，1960年，任惠民专区人民医院副院长。除了1956年受表彰，他还于1959年再度被授予"全国先进工作者"称号，并出席了全国群英会，时任卫生部副部长张凯在全国群英会卫生系统会议上的讲话中特别点名表扬了郑长松，说他"热爱病人，舍己为公，不辞劳苦，广泛搜集验方、秘方和采集药材，救治病人"[2]。又1960年6月又出席全国文教群英会，获"社会主义建设先进工作者"称号。1961年5月，再次被卫生部授予"全国先进工作者"称号。同时，山东电影制片厂拍摄了《好中医郑长松》的新闻报道。1964年，《山东文学》第九期发表了长篇报告文学《春风送暖——记好中医郑长松同志》。

　　文中提及的另一位中医郑毓桂（1902—1982），山东省济宁人。年轻

---

① 佚名.中医先进工作者交流经验[J].中医杂志，1956，2（6）：282.
② 张凯.反右倾鼓干劲掀起卫生工作大跃进高潮：张凯副部长在全国群英会卫生系统中型会议上的讲话[J].上海中医药杂志，1959，6（11）：2-4.

时曾在济南彝庭儿科推拿讲习所、济南稷门针灸讲习所学习，1937年到江苏无锡拜承淡安为师学习针灸。毕业回济南后，开设针灸推拿诊所。开始以小儿推拿为主，后来在针灸治疗后配合推拿，疗效显著，声名鹊起。1949—1951年底他到济南市医务进修学校学习。1952—1955年任济南市泺源区联合医院院长兼针灸科主任，1956—1959年任济南市立二院针灸科主任。1956年郑毓桂成了光荣的共产党员，同年被评为先进工作者。1958年他参加了全国医药卫生技术革命经验交流会，1960年再度作为全国先进工作者出席全国文教群英会。1960年任山东省千佛山医院针灸科主任，后千佛山医院并入山东医学院附属医院，2000年山东医学院附属医院更名为山东大学齐鲁医院。郑毓桂一直担任针灸推拿科主任。

### （二）为毛泽东主席保健的刘惠民

报道中没有提到的优秀中医党员代表很多。这里仅介绍刘惠民。

原本来沂水行医的刘惠民，1951年来到济南，任山东省合作总社医药部经理兼医师。1953年创办济南市立中医诊疗所，为济南市中医医院的前身。后又担任山东省卫生厅副厅长，领导组建了山东省中医院和中医药研究所，并任院长和所长。1956年参加全国先进生产者代表会议。

1957年8月3日，毛泽东在青岛迎宾馆患外感风寒，引起发热，几经医治，发热仍不退，多日不愈，山东省邀请刘惠民来给毛泽东治疗，并有一番对话：

"毛泽东问：'中医说上火是什么意思？'

刘惠民讲起中医关于阴阳五行的道理。讲着讲着，毛泽东笑了。说：'你讲我听不懂，你看怎么办？'

刘惠民想了想，说：'主席，要是西医学习了中医后，用西医的话给主席讲，主席就听懂了。'

毛泽东微笑着站起来说：'对。所以我说关键问题是西医学习中医。'"[①]

---

① 山东省档案馆.毛泽东与山东[M].北京：中央文献出版社，2003：80.

毛泽东吃了一剂中药病就好多了高兴地说："近30年没吃中药了，这药很好。"3天后感冒治愈。当年毛泽东主席率中共代表团赴莫斯科时，刘惠民随团任保健医师。

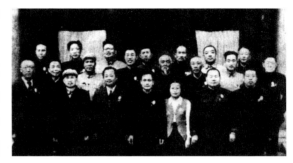
出席全国先进生产者代表会议中医工作者代表合影

1958年刘惠民领导创建山东省中医学院，并出任院长。1959年3月加入中国共产党。

刘惠民于1960年又作为全国先进工作者参加了全国"文教群英会"。

## 三、1958年全国医药卫生技术革命经验交流大会获奖者

1958年9月8日，全国医药卫生技术革命经验交流大会在北京开幕。出席这次会议的有医药行业的技术革新创造发明单位和能手共825人，展品7 401件。大会分几个类别，并颁发奖状和奖章，其中有"发扬祖国医药遗产"类，颁发了金质和银质奖章。

### （一）师徒共获金质奖

获得"发扬祖国医药遗产"金质奖章的，有一对后来声名赫赫的师徒。

老师姜春华（1908—1992），字秋实，江苏南通人，自幼从父习医，18岁到上海悬壶，又师从陆渊雷，曾在上海中医专科学校、上海复兴中医专科学校、新中国医学院等学校任教。1954年进入上海第一医学院附属内科医院（今华山医院）任中医科主任兼第一医学院中医教研室主任。1960年加入中国共产党。姜春华早年就自学西医知识，注重

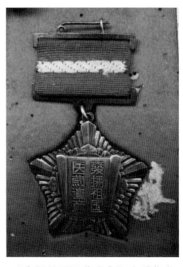
"发扬祖国医药遗产"金质奖章

中西汇通。

弟子沈自尹（1928—2019），浙江镇海人，年轻时考入上海医学院，1952年毕业，又到广州岭南医学院高师班学习，1953年8月返回上海医科大学第一附属医院（华山医院）任内科助教。1955年他接受医院党总支的安排，师从姜春华学习中医。1956年他加入中国共产党。

沈自尹在跟师学习中，注重总结老师经验，发表了多篇中西医结合的研究论文，在1958年师徒共获金质奖章。后来，沈自尹率先开展对中医称为"命门之火"的肾阳进行研究，发现肾阳虚症病人其反映肾上腺皮质功能的尿17-羟皮质类固醇值明显低下，经补肾中药治疗可以恢复正常。这一结果得到国内7个省市以及日本高雄病院等研究单位的重复与公认。后来经过研究，推论肾阳虚证主要发病环节在下丘脑，对肾阳虚证进行了定性、定量研究，并将其主要调节中枢定位在下丘脑。其成果多次获国家级奖励，1997年沈自尹当选为中国科学院院士。

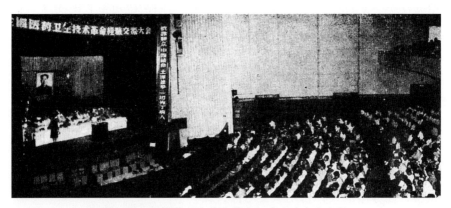

1958年全国医药卫生技术革命经验交流大会会场

### （二）研究和治疗疑难病的中医党员

获金质奖章的还有著名中医蒲辅周（1888—1975），四川梓潼人，精于内、妇、儿科，尤擅治热病。1955年奉调到中医研究院工作。1956年北京流行"乙脑"时，他根据北京当年气候特点，提出重视辨证论治、变通应用石家庄经验的方案，取得良好效果。蒲辅周原为农工民主党成员，1962年加入中国共产党。1965年任中医研究院副院长。

防治血吸虫病是新中国早期卫生工作的重要任务。1958年6月在杭州视察的毛泽东同志，曾为浙江余江县消灭血吸虫写下著名的《送瘟神》七律诗二首。中医在防治血吸虫工作中也作出了积极贡献，傅再希和王定寰均在这方面有所贡献，并获"发扬祖国医药遗产"金质奖章和奖状。

傅再希（1899—1984），江西临川人，自幼学医。满师之后悬壶济世。1926年投身北伐，第二年加入中国共产党，受党派遣回到临川从事党的地下工作。1928年因党组织受到破坏，被迫潜隐福建，与党失去联系，回临川继续行医。后来组织临川县抚州镇大众中医联合诊所，1958年任抚州镇联合中医院副院长。由于当时存在将血吸虫与古代中医病名简单对应的现象，傅再希先后发表《进一步探讨血吸虫病的来源》《论日本血吸虫病不是古代的蛊》等论文，提出不同见解，引发学术界深入讨论。1959年又发表了《应该认清几种传染病是外洋输入的》论文，论证了鼠疫、血吸虫病、梅毒等7种传染病都是从外洋输入。1959年傅再希调江西中医学院任教。除了1958年获金质奖章外，1960年又出席全国文教群英会，1962年再次加入中国共产党。

## 四、1959年新中国成立十周年的全国先进工作者

1959年，为庆祝新中国成立十周年，中央决定举行"全国群英会"，正式的名称是"全国工业、交通运输、基本建设、财贸方面社会主义建设先进集体和先进工作者代表大会"。大会于10月26日在北京举行，与会的先进模范代表达6 000多人。

除了一些前面提到中医先进代表又参加了此次会议外，这次会议中还有不少中医优秀代表，举例如下。

陈可冀（1930—），福建福州人，中共党员。1954年毕业于福建医学院，1956年参加卫生部第一届西医学习中医班学习，在毕业后留在中医研究院西苑医院工作。在1957—1958年间，他与章宗穆研究员合作，依据中医传统学术思想，制成"寸关尺脉搏描记仪"，由著名老中医蒲

辅周、杨树干把脉，对400例17种脉象图与心冲击图、心电图及心音图作了同步描绘，为较早研制成功的压电晶体式脉象仪。他还进行了高血压弦脉特点及其产生机制的研究，提出弦脉形成与儿茶酚胺水平及血管敏感性有关。1959年获奖并出席全国群英会。陈可冀师从老中医郭士魁，1962年以后集中进行冠心病中西医结合研究工作。1991年当选为中国科学院学部委员。

李志明（1927—  ），河北唐县人，中共党员。1952年毕业于察哈尔省医专。1954年拜郑毓琳为师学习，后在中医研究院工作。1956年随中医研究院血防队到浙江嘉兴，用针灸治疗锑剂反应取得一定效果，并开办针灸学习班。1958年随岳美中到苏联为居留该国的王明做保健，同时还治好多例苏联疑难病人，受到苏联专家的高度评价。他还撰写了许多体会文章发表。他的事迹被收入大会办公室编的《执行总路线的红旗·下·先进小组和先进生产者事迹选编》一书中。

张海岑（1918—1992），河南兰考人。自幼习医。抗战期间开始行医，日本投降后回兰封县城开设诊所。1950年创立兰封县中西医联合医院，任院长，后任兰考县人民医院中医部主任。研制溃疡散颇有成效。1958年参加针灸学习，著有《对经络学说的理解》等论文。1959年编著了《高血压的辨证施治》一书。1959年参与创建河南中医学院，并负责组建河南省中医药研究所。1959年被评为全国先进工作者，并出席北京国庆十周年观礼。著作《经络实质的探讨》由机械工业出版社于1960年出版。

孙荫韩（1926—1986），天津人。1953年到天津酒精厂保健站任中医医师。1956年加入中国共产党。他采用祖传秘方为职工治病，使患有多种病症的34人得到痊愈，用针灸疗法治愈6名长期卧床不起的病人。他又深入第一线，了解职工健康情况，并建立食堂卫生制度等，当年使全厂职工缺勤率由5％下降到1.4％。1958年被天津市政府授予市劳动模范称号。1959年参加全国群英会，被授予全国先进生产者称号。

## 五、1960年参加全国文教群英会的先进工作者

1960年文教群英会全称是"全国教育、文化、卫生、体育、新闻方面社会主义建设先进单位和先进工作者代表大会"，党和国家领导人出席了大会。其中中医党员代表不少，略举数例。

### （一）跨越两个时代办学的黄文东

黄文东（1902—1981），字蔚春，江苏吴江人。他14岁考入上海中医专门学校，1921年以首届名列第一毕业。毕业后返回原籍震泽镇悬壶行医。1931年应邀返母校执教，并任教务长。先后担任《神农本草经》《黄帝内经》《难经》《伤寒论》《金匮要略》《名著选辑》等教材编写及课堂教学。上海被日本占领期间，黄文东仍尽力维持学校办学。1947年，国民政府宣布取缔中医学校，在全国中医药界声援下，黄文东与学校师生一起抗争，但次年学校仍被取缔。

中华人民共和国成立后不久，黄文东参加了上海新成区第四联合诊所，受上海市中医学会的委托，主办上海市中医进修班、中医师资训练班，担任第一届西医学习中医研究班班主任。1956年进入上海第十一人民医院，担任内科副主任。上海中医学院成立后，他任中医内科教研组副组长，参与编写全国统编中医内科教材。1960年加入中国共产党，并出席全国文教群英会。1978年任上海中医学院院长。著有《黄文东医案》等。黄文东说："回忆解放前，国民党反动派是竭力推行消灭中医的政策，解放前夕，中医濒于绝灭的悲惨境地。解放后，在中国共产党和毛主席领导下，中医事业，欣欣向荣，使我深深体会到没有共产党、没有毛主席就没有中医的新的生命，更没有老中医的政治地位。"①

### （二）从中医进修成长为名师的董建华

董建华（1918—2001），上海市青浦县人，16岁时从学于上海名医严二陵，7年后回乡开业，并参加了秦伯未举办的中医函授学校学习。

---

① 黄文东.加速培育中医后继人才[J].中医杂志，1979（7）：1-2.

1955年，到江苏省中医进修学校（后改江苏省中医学校）学习，1956年毕业并留校任伤寒温病教研组组长，后被调到北京中医学院任温病教研组组长。他会同组内教师，为初创的北京中医学院自编《温病学讲义》。1958年，他带领师生去京西矿区开辟生产实习基地，以门头沟、黑山、城子矿为据点，进行现场教学，并开展防病治病工作。1959年流感盛行，工人患病很多，影响了采煤任务。经过他们对矿区9个矿井12万人次运用简便中药进行防治，迅速控制了病情发展。董建华等还针对矿区关节炎、肺结核、硅肺、胃痛等多发病、常见病，还开展了科研工作。

1960年，董建华被评为全国先进工作者，出席了首届全国文教群英会。1963年董建华调任北京中医学院内科教研组主任，并兼北京中医学院附属医院内科主任。"文化大革命"开始后，董建华被剥夺所有职权，1969年带北京中医学院学生到河南商丘实习。1971—1973年，先后在中医研究院、中国医学科学院举办的西学中班担任中医内科的教学工作。1974年，他作为中国代表团的顾问，出席第27届世界卫生组织会议。"文化大革命"结束后，担任中医研究院东直门医院副院长，1994年当选为中国工程院院士。

### （三）医学世家中的先进党员任继然

任继然（1895—1974），名步芳，字漱兰，自幼随父学医，为扬州"然"字门内科中医术第十代传人。他排行第三，人们多称其为"任三先生"。中华人民共和国成立之初，他在扬州开诊所，医术高明，前来求医者络绎不绝，患者誉其为"任半仙"。他关心贫困病人，遇有此类情况，不仅免收诊费，而且代付药费。他有一方独特的印章，上面镌有"安乐堂"三个字，凡他开的盖有"安乐堂"印章的药方，病人拿着这些药方去当地泰山恒、大德生、同松三家药店，一律免收药金，年底由他统一结算。除了在诊所坐堂外，任先生还常常骑上小毛驴去乡间里陌巡诊。所骑毛驴脖子上挂着一串铃铛，远远地就能听到清脆悦耳的铜铃声，人们便知道是任先生巡诊来了。

1955年，任继然进入苏北人民医院，创中医门诊部及病房，担任中医科领导。1956年11月任继然加入中国共产党。任继然与西医开展相互会诊，合作治愈许多疑难重症，他所在的中医科屡次被评为先进单位。1959年，任继然先生赴京参加国庆十周年观礼，1960年参加全国文教群英会并发言，《人民日报》《光明日报》《健康报》均刊登发言内容，以《老中医任继然》和《做工人阶级的红色医师》为题给予表彰。他研制了高枕无忧丹、延寿丹等成药，编写了《任继然临床经验录》于1960年由扬州人民出版社出版。

### （四）基层中医的楷模姚德云

姚德云（1928—），浙江海盐人。1946年去上海学医。1949年回到家乡开办中西医诊所。1952年办起秦北乡联合诊所，又带头组织6个乡、镇的医护人员成立中西医大联合诊所，后发展成为三个公社医院，他担任澉浦卫生院院长，为了办好医院，主动要求将自己每月75元工资降为59元，其余的留在医院作公积金。又带领群众除四害讲卫生，消灭露天茅坑等，提高当地的公共卫生水平。1955年组织6个医疗组参与防治血吸虫病，用锑剂"三天疗法""二十天疗法"配合中草药，治愈血吸虫病5 569人次。1958年冬天至次年春，地方上传染病大流行，他把铺盖背进病区，吃、睡在病区，彻夜抢救病人。前后忙碌35个通宵，救治了白喉、麻疹、脑炎等重危病人337例。澉浦公社第三管理区第七生产队的全体社员，给卫生院送来一首表示感谢的歌谣，称赞"共产党派来的好医生"说："七队突发脑膜炎，病势来得很凶险。多亏院长姚德云，带来白衣战士们。不怕风大不怕雨，昼夜奔驶医病人……"[1]他又研制了治疗晚期血吸虫病、钩虫病、百日咳、肠胃炎等病的7种中成药。

1959年加入中国共产党，并被评为浙江省1958年文教战线社会主义建设积极分子，1960年被评为全国先进工作者和浙江省1959年文教方面社会

---

[1] 政协商海盐县委员会文史资料工作委员会1992年编《海盐文史资料：海盐今昔：一》，第117页。

主义建设先进工作者，出席全国文教群英会。1959—1961年，姚德云治疗浮肿、妇女病、小儿营养不良症2 000余人次。1971年，调任嘉兴地区卫生学校中医教师。1973年末回溆浦卫生院。1979年任官堂卫生院院长。退休后长期为民众免费治病，2000—2007年免费为16 000多人看过病。

## 六、党外中医获奖多

非中共党员的中医获奖者同样很多，他们在许多方面也起到了出色的模范作用。这里列举一些代表。

1956的全国先进生产者杨永清是吉林通化人，无党派人士，他除了医术高明外，还体现出崇高的爱国主义精神，"他有一个私人诊疗所，对军人军烈属免费治疗，在五、六、七月份免费治疗681人，合金3 598 700元，他在7月份以15万元作捐献飞机、大炮"[1]，后来成为政协委员，任通化县中医院副院长。

1958年获"发扬祖国医药遗产"金质奖章的王定寰（1918—），湖南湘乡人。1937年从师刘石麟学中医。1947年考取南京国民政府考试院中医师证书。1951年任沅江健康中医院院长，1956年到湖南省益阳地区血吸虫病防治所。他积极研究中医治疗血吸虫，开设血吸虫病专科门诊，设50张病床，专收治晚期病人，应用加减胃苓汤和含巴降矾丸取得良效，许多晚期已不能应用锑剂的病人经他治疗很快腹水消退。1956年6月21日《人民日报》以《一种治疗血吸虫病的有效中药方剂在研究中》的文章做了报道。后来又研究应用中药复方槟榔丸取得良好效果，被收入1958年的《湖南省防治血吸虫病工作资料汇编》。1958年获金质奖章后，1959年作为特邀代表赴北京参加国庆十周年大典，并获评为全国先进工作者，1960年被评为全国先进生产者。其后，他进一步总结经验，应用复方槟榔丸等治疗各期血吸虫病4万余例，均获良好效果。1991年王

---

① 通化市抗美援朝分会1951年六七八月份工作总结：1951年8月31日[M]//中共通化市委党史研究室.抗美援朝运动在通化.长春：吉林人民出版社，2003：131.

定寰主编的《血吸虫病中医证治研究》一书出版。曾任第三届、第五届全国人大代表。

梅毒在近代中国流行相当严重。新中国取缔了妓院，开展了消灭梅毒的工作。1958年获"发扬祖国医药遗产"金质奖章的河北中医盛子章（1897—1969）献出"清血搜毒丸""三仙丹""漱口清"等秘方，经1957年9月河北医学院和北京皮肤性病研究所派出医生前来验证，证实3方配合使用对治疗梅毒有良好效果，天津中医学院附属医院报道，曾用青霉素治疗无效的204例梅毒患者，改用"三仙丹后"后疗效达到90%以上。河北省应用这一系列药方，很短时期在全省范围基本上消灭了现症梅毒①。1958年盛子章获得金质奖章，1959年又作为全国先进工作者参加了全国群英会。1963年卫生部组成以盛子章为首的灭梅医疗队，深入内蒙古、甘肃、东北等地治疗梅毒病人，大多在痊愈后复查未再复发。

1958年获"发扬祖国医药遗产"金质奖章的四川中医蒲湘澄（1900—1961），在民国时曾历任川北戒烟社社长、射洪中医师公会理事长等职。1933年，红四方面军徐向前部驻防四川时，适逢疫病流行，蒲湘澄与父亲曾组织"医疗救济大队"，前往救治，无偿为红军及当地百姓义诊送药。1954年，蒲湘澄受聘于成都中医进修学校，主讲针灸课程，并从事针灸门诊工作，1956年任成都中医学院针灸教研室主任。1958年，获"发扬祖国医药遗产"金质奖章及奖状。1959年，参加了全国群英会。1959年10月10日于《健康报》发表《良师——访老中医蒲湘澄》一文。蒲湘澄曾连续两次被选为四川省第一、第二届人大代表。

此外，农工民主党成员，第二、第三届全国人大代表，第五届全国政协委员成都中医学院首任院长李斯炽（1892—1979）也曾获"发扬祖国医药遗产"金质奖章。还有重庆名中医吴棹仙（1892—1976），1955年作为特邀代表参加全国政协会议。

---

① 盛子章.治疗梅毒秘方"清血搜毒丸"和"三仙丹"的方剂及治疗方法[J].中级医刊，1958（11）：24-25.

## 七、援外医疗受勋章

中国中医药以其独特疗效为世界各国所重视。一些国家的领导要人，为了得到最好的中医服务，常向中国请求派医务人员前往。我国派出的中医以高超技术为他们治愈顽疾，有的还荣获勋章。

1960年被评为先进工作者的叶心清（1908—1969），四川大邑人，精于针灸。1955年奉调至京加入中医研究院，在广安门医院高干外宾治疗室工作，为第四届全国政协委员。某阿拉伯国家的一个领导人患风湿病，曾请美国、意大利医生治疗均无效。1958年，中国应其请求，派叶心清前去治疗，3个月之后疾病获愈，叶心清被誉为东方神医，为与该国建交起了积极作用。在援越抗美期间，叶心清5次被派出国为越南领导人治病。1964年获越南政府授予友谊勋章。

1962年，印度尼西亚的开国总统苏加诺肾结石病非常严重，久治不愈。印尼政府通过中国驻印尼大使馆向中国政府要求我国派遣医疗队。1962年，我国政府派出了以吴阶平为组长，中医内科医生岳美中、针灸医生杨甲三为主要成员的中西医结合医疗队到印尼为苏加诺进行治疗。治疗方案主要采用岳美中的中药，配合针灸治疗。经过91天的辛勤治疗，苏加诺左侧病肾功能基本恢复，4个月后，结石排出。苏加诺称赞为"社会主义中国中医学的奇迹"。此后医疗组先后4次为苏加诺治疗。1965年，苏加诺总统为中国医疗组授勋，吴阶平被授予三级"伟大公民"勋章，岳美中、杨甲三被授予四级"伟大公民"勋章[①]。岳美中1955年加入中国共产党，曾任第五届全国人大常委会委员。

---

① 亘火，唐军.中国援外医疗队印尼之行[M]//朱纪华.档案揭密外交风云.北京：学林出版社，2014：100.

第四章

改革开放和社会主义现代化建设新时期

1978—2012

1978年至2012年，随着改革开放和中国特色社会主义建设的发展，我国经济高速增长，成为世界第二大经济体。国家的富强和繁荣，为中医药的发展提供了坚实的基础。中医药也为维护人民健康作出了积极的贡献。

# 第一节

# 中医管理工作的完善和发展

改革开放和社会主义现代化建设新时期，中医政策不断完善和发展。尤其在传统医药写入宪法、国家中医药管理局成立之后，中医药事业更有保障、更加规范地快速发展。本节主要对这一时期重要政策、措施的出台和实施进行概要介绍。

## 一、从十一届三中全会到十三届四中全会

1978年12月党的十一届三中全会的召开，是中华人民共和国成立以来党的历史上具有深远意义的伟大转折，开启了改革开放和社会主义现代化建设新时期。以邓小平同志为核心的党的第二代中央领导集体，作出把党和国家工作中心转移到经济建设上来、实行改革开放的历史性决策，明确提出走中国特色社会主义道路、建设中国特色社会主义，制定"三步走"发展战略。

### （一）中医政策的重新起步

"文化大革命"期间，许多老中医被打成"牛鬼蛇神"，学习中医药被诬为"复古倒退"，大批中医药专业技术人员受到冲击以致改行，中医队伍大幅度减员，许多珍贵文献被毁，已经初步建立起来的中医医疗、教学、研究体系几乎被搞垮，在许多地区造成中医事业萎靡不振、后继乏人的境况。

1977年，吕炳奎复职，接管中西医结合办公室工作，1978年8月中西医结合办公室撤销，改设中医局。卫生部组织力量在全国范围内进行了一年的广泛调查，起草了对中医工作的认识和建议的书面材料。中央

看到新华社动态，指示卫生部形成正式报告。1978年8月25日卫生部向中共中央提交了《关于认真贯彻党的中医政策，解决中医队伍后继乏人问题的报告》（简称《报告》）。《报告》分析了中医药事业后继无人的状况，提出了以下建议：应当进一步重申党的中医政策，认真贯彻落实党的中医政策，切实纠正对待中医中药人员的错误态度；要认真办好中医院校，积极培育中医中药的新生力量。努力扩大中医中药专业的招生人数，切实抓好现有中医学院的整顿和建设；整顿和办好中医医院，各省、自治区、直辖市都要积极创造条件，在三至五年内办好一所500张床左右的省级中医院；加强中医药研究机构的建设，重点加强部属中医研究院的建设，使之逐步成为学科比较齐全、技术力量比较雄厚和具有现代化仪器装备的全国中医药研究中心；继续组织西医学习中医；请国家计委拨给1万人的劳动指标，以便从集体所有制医疗机构和散在城乡的民间医生中，通过考核，选拔一批具有真才实学的中医（包括一部分名老中医和中华人民共和国成立后培养的具有真才实学的青壮年中医），充实全民所有制的中医药教学、科研和医疗机构，在分配经费时要重点照顾中医机构；建议各省、自治区、直辖市党委都要把中医和中西医结合工作列入议事日程，经常督促各有关方面贯彻执行党的中医政策，搞好中西医结合。各级卫生行政部门的一把手、二把手要亲自抓中医和中西医结合工作，并且要设置必要的机构或专人来分管这方面的工作。

1978年9月7日，邓小平同志在《报告》上批示说："这个问题应该重视，特别是要为中医创造良好的发展与提高的物质条件。建议以中共中央名义加一批语转发下去。"9月24日，中共中央以〔1978〕56号文件向全党转发了卫生部党组的报告，并做了重要指示："中央认为卫生部党组《报告》中提出的问题和建议，应当引起各级党委的高度重视。希望你们结合自己的实际情况，认真加以研究，采取切实可行的措施，积极地有步骤地把这件大事办好。""在社会主义革命和社会主义建设新的发展时期，在发展西医队伍的同时，必须大力加快发展中医中药事业，特别是要为中医创造良好的发展与提高的物质条件，抓紧解决中医队伍后继乏人的问题。要培养一支精通中医理论和有丰富临床实践经验的高水平的中医队伍，造就一支热心于中西医结合工作的西医学习中医的骨干队伍。"[①]

文件下发后，在各级党政部门认真贯彻执行下，中医药事业得到较快的恢复和发展。国家每年拨专款用于发展中医事业，国家拨款支持建设省级中医医院和中医学院，并建立了6个中医科研基地。1978年卫生部、国家劳动总局下发通知，从各地集体所有制和散在城乡的中医中，通过考试选拔，吸收1万名中医药人员充实到公立中医药机构。

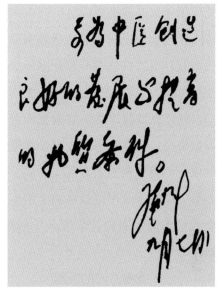

邓小平批示手迹

### （二）传统医药写入宪法

中共中央于1980年9月向第五届全国人大三次会议提出了《关于修改宪法和成立宪法修改委员会的建议》。从1980年9月起，经过起草和反复征求各方面意见，先后形成宪法修改草案讨论稿、宪法草案修改稿和宪法修改草案。1982年4月24日，经第五届全国人大常委会第二十三次会议通过后，决定将宪法修改草案交付全国各族人民讨论。此后，在采纳了全民讨论中提出的许多重要、合理的意见，并做出相应的补充修改的基础上，宪法修改委员会又先后召开第四次和第五次会议，修改并最后通过了正式的宪法修改草案，提交第五届全国人大五次会议审议。1982年12月4日，第五届全国人大五次会议以无记名投票的方式正式通过了新的

---

① 中共中央批转卫生部关于认真贯彻党的中医政策，解决中医队伍后继乏人问题的报告[J].新华月报，1978（11）：191-193.

《中华人民共和国宪法》，并由大会主席团于当日公布施行。新的《中华人民共和国宪法》第一章总纲第二十一条明确规定：国家发展医药卫生事业，发展现代医药和我国传统医药。这从根本上确立了中医药的法律地位，为中医药的发展和法律制度的建设提供了根本法律依据。

时任宪法修改委员会副主任委员的彭真在1983年致卫生部长崔月犁的信中说："宪法总纲规定发展现代医药和传统医药，但这是一项艰巨的任务，需要花很大力量。"[①]中央对此给予了充分的重视。1985年6月20日，中共中央书记处在关于卫生工作的决定中指出："根据宪法'发展现代医药和我国传统医药'的规定，要把中医和西医摆在同等重要地位。"[②]

### （三）发展方向的调整

1978年十一届三中全会后，实践是检验真理的唯一标准的大讨论启发了人们的思想。"文化大革命"中把"中西医结合创造统一的新医学"这一长期目标作为唯一正确道路的做法，不符合中医药发展的实践。学术界对此进行了深入的讨论。

1980年初，卫生部召开了中医和中西医结合工作会议，吕炳奎在讲话中指出：

"西医学习中医，掌握中医药学来研究中医药学是必须的、正确的，这是一方面。而另一方面，把西医学习中医提到'关键'高度，中西医结合作为唯一的道路，这实际上否定了中医药学是独立存在的一个学派，也否定了中医药学还须独立发展的必要。

"中西医结合发展医学科学现代化，这是一条重要的途径，但同时必须促使中医药学这个学派的独立存在和不断发展。无论在中医药教育、中医药医疗和科学研究等方面，都要充分体现其与西医学一样独立

---

① 上海中医学院主编，中医年鉴：1984[M].北京：人民卫生出版社，1985：2.
② 国家中医药管理局人事与政策法规司，中医药相关法规汇编[M].北京：中国中医药出版社，2006：1107.

发展的作用和地位。"①

会议提出，团结依靠中医、西医和中西医结合三支力量，发展我国医药卫生事业，应当成为我们工作的指导思想。这三支力量都要大力发展，长期并存，发展具有我国特点的新医药学，推进医学科学现代化，为保护人民健康和实现我国社会主义四个现代化而奋斗②。

三支力量都要发展的提法，俗称"三驾马车"。它是学术界充分讨论之后，被卫生行政部门采纳的观点。时任广州中医学院副院长的邓铁涛指出：

"1979年在广州召开的全国医学哲学讲习会上，经过激烈的讨论，提出了中医、西医、中西医结合三支力量都要发展，长期并存，互相渗透的方针。这个方针已为卫生部有关文件所肯定，已经中央批准。三支力量的提法是符合辩证法的。不可想象有几千年光辉历史的中医到了20世纪80年代已临近消亡，而不能独立发展。"③

1982年4月16日至22日卫生部在湖南省衡阳市召开的全国中医医院和中医高等教育工作会议，此次会议后来称为"衡阳会议"。卫生部长崔月犁在会上讲话指出：

"发展中医事业，要抓住两个主要问题。一个是坚定不移地贯彻执行党的中医政策，一个是在中医机构中保持和发扬中医特色。

"过去，我们搞中西医结合有很大成绩，一些同志在中西医结合的研究上，为发展医学事业作出了贡献。但是，也曾经发生过不看条件，硬要在短时间内创造一个唯一的新医学派，人人学中医等等，表面看来好像很重视中医，但实际上并没有认真地学习中医，结果，只学了一方一药，中医理论丢掉了，有经验的老中医越来越少，年轻的跟不上，继承不下来。这种状况应当改变。

① 吕炳奎.新中国中医事业奠基人：吕炳奎从医六十年文集[M].北京：华夏出版社，1993：30-33.
② 卫生部召开全国中医和中西医结合工作会议[J].中医杂志，1980（5）：4-5.
③ 邓铁涛.新技术革命与中医[J].新中医，1985（10）：3-5.

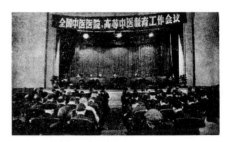

衡阳会议

"我们说保持和发扬中医特色，就是在诊断、治疗、急救、用药、护理、病历书写和病房管理等一系列问题上，恢复和发扬中医中药的特色，提高疗效，并不断地发展、完善，有计划地提高中医的业务水平。在发展中医药学的过程中，也要虚心学习和运用现代科学技术，利用现代科学仪器，研究中医基础理论，提高和改进自己的诊疗手段。"①

这两次会议，纠正了过去不顾条件地夸大中西医结合的错误，明确了三支力量并存发展，以及要"保持和发扬中医特色"的路向，对中医药事业产生了重要影响。

### （四）国家中医药管理机构成立

在改革开放的东风下，很多老中医迫切希望中医工作尽快得到加强。1984年，浙江中医学院何任教授与各地老中医共10人联名上书国务院，提出建立独立的中医药管理系统、制定中医药实施法等建议。同年，广州中医学院邓铁涛教授以一个普通"中共党员中医"的名义写信给中央军委副主席徐向前，信中说："发展传统医药已明文写入宪法，但我们失去的时间太多了，必须采取果断的措施使之早日复兴。"②此信转呈中共中央总书记胡耀邦，胡耀邦作了"认真解决好中医问题"的批示。中央的批示连同信件全文以《邓铁涛同志给徐向前同志的信》为题作为中央政治局参阅文件（1984年5号）印发。

党中央和国务院听取党员和群众的呼声，结合卫生部的报告，最终作出成立国家中医管理局的决策。1986年7月20日国务院公布《关于成立

---

① 《中国卫生年鉴》编辑委员会.中国卫生年鉴：1983[M].北京：人民卫生出版社，1984：442-443.

② 当代中医药发展研究中心.中华中医昆仑：第8集[M].北京：中国中医药出版社，2012：168-169.

国家中医管理局的通知》，通知说：

"为了进一步加强中医工作，提高中医在我国医疗卫生事业中的地位，充分发挥中医中药防病治病的作用，国务院决定成立国家中医管理局。

"国家中医管理局是国务院直属机构，由卫生部代管。其主要任务是管理中医事业和中医人才培养等工作，继承发扬中医药学，为建设具有我国特色的社会主义卫生事业，提高我国人民的健康水平服务。

"中医工作是医疗卫生事业的重要组成部分，各级人民政府和卫生行政部门要加强领导，给予有力的支持，使我国中医事业尽快地发展起来，为增进人民健康作出更大贡献。"①

这一决定的作出是在1986年年初。时任卫生部中医司司长的田景福回忆：

"1986年1月4日，月犁同志代表卫生部党组向国务院94次常务会议作了关于'卫生部建议国务院设立国家中医管理局'请示报告的详细说明，胡熙明同志和我列席了此次会议，经过与会领导同志热烈讨论，最后会议决定：①成立国家中医管理局；②中医专项补助费增加到1亿元；③中药技术人员的技术职称参照中医技术人员职称系列评定；④中药饮片厂享受免税待遇。"②

根据国务院常务会议的决定，卫生部提出了组建国家中医管理局的具体方案，1986年7月20日，国务院正式下达了《关于成立国家中医管理局的通知》。10月7日，国务院批准国家中医管理局下设办公室、医政司、教育司、科学技术司、计划财务司五个副司局级机构。10月25日，任命卫生部副部长胡熙明同志兼任国家中医管理局局长。1988年国家中医管理局改为国家中医药管理局，中医、中药由国家中医药管理局统一

---

① 国家中医药管理局.中医工作文件汇编：1984—1988[M].北京：中国医药科技出版社，1990：245-246.

② 田景福.钟爱中医药事业的老部长[M]//徐书麟.月犁：崔月犁自述及纪念文章.北京：中国中医药出版社，2002：190.

管理。为传统医药成立国务院直属机构，这是世界上少见的，是党和国家发展中医药的重要举措。

## 二、从十三届四中全会到党的十六大召开

1989年十三届四中全会后，以江泽民同志为核心的党的第三代中央领导集体，确立社会主义市场经济体制的改革目标和基本框架，确立社会主义初级阶段的基本经济制度和分配制度，提出依法治国基本方略，开创了全面改革开放新局面，成功把中国特色社会主义推向21世纪。

中央领导一如既往支持中医药发展，加强中医药工作。1991年10月国家中医药管理局和世界卫生组织联合在北京召开国际传统医药大会，时任国家主席江泽民为大会作以下题词："弘扬民族优秀文化，振兴中医中药事业。"此次大会一致通过了以"人类健康需要传统医药"为主题的《北京宣言》，并决定将10月22日定为每年的世界传统医药日。

### （一）中医药管理的加强

1990年在国家机构改革时，一度传出要取消国家中医药管理局的说法。邓铁涛、方药中、何任、路志正、焦树德、张琪、步玉如、任继学8位老中医联名上书中央，信中说：

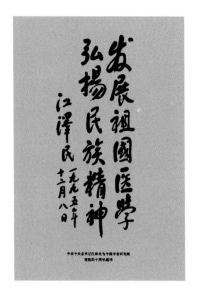

江泽民为国际传统医药大会题词

"国家中医药管理局的成立，成为中国政府弘扬民族文化、振兴传统医药的重要标志，进一步确定了我国在世界传统医药领域的领先地位，在国内外引起强烈反响。……中国有中医中药，这是特有的国情。对中医药设专门的管理机构，这是特有的行政建制。这些，都是西方国家所没有的。国家中医药管理局成立以后，发展了中医事业，加速了中药企业的技术改造，千方百计为提高中医药的学

术水平和临床疗效而努力，加强了中医药的教育和科研工作，发挥了对整个行业的宏观管理作用……我们认为在国家机构改革中，国家中医药管理局要进一步转变职能，精兵简政，提高效能。但目的只能是加强和完善这个机构，而不是乘此机会把它撤并掉。如果真是这样，这将是一种历史的倒退，不仅可能使中医药事业失去特色并最终导致消亡，而且对全国的中医药界将是一个沉重的打击，前辈们几十年来为中医药事业奋斗的成果将付诸东流，中医药的国际领先地位也将永远丧失……中国共产党历来的中医药政策是正确的，中国的中医药应该坚定地走自己的路。为此，就有必要把世界上独一无二的这个管理机构保留和加强起来。"①

此即人们所说的"八老上书"。党中央高度重视中医的工作，继续保持了国家中医药管理局的设置。

### （二）"中西医并重"写入党和政府文件

1991年4月全国人大七届四次会议上，在《国民经济和社会发展的十年规划和第八个五年计划纲要》中，将"中西医并重"列为卫生工作的基本方针之一。

时任国家中医药管理局政策法规司司长邢思邵忆述，在国务院要求各部委为制订《国民经济和社会发展十年规划及第八个五年计划纲要》提出各自领域今后工作的基本方针时，"卫生部于1990年下半年成立了纲要起草小组，国家中医药管理局派田景福局长、林伟司长和我参加，那时，我担任国家中医药管理局政策法规司司长。我和局领导以及司里的同志多次研究，建议将原来'团结中西医'的方针改为'中西医并重'，这一建议在国家中医药管理局扩大局务会上得到了一致赞成"。当时在卫生部小组中存在一些争议。在1991年3月25日至4月9日全国人大七届四次会议召开时，中医界的全国人大代表董建华、刘渡舟支持这一提法，准备作为议案提出。

---

① 杨殿兴.中华医药史话[M].北京：中国中医药出版社，2016：341-342.

最终，议案被会议采纳，全国人大七届四次会议批准的《国民经济和社会发展十年规划及第八个五年计划纲要》明确提出，卫生工作方针是"预防为主，依靠科技进步，动员全社会参与，中西医并重，为人民健康服务"。

"中西医并重"与"中西医结合"既有联系，在内涵上也有不同。前者偏于政策层面，后者偏于工作或学术层面。1996年12月，全国卫生工作会议发布了《中共中央 国务院关于卫生改革与发展的决定》，正式采纳了"中西医并重"这一提法。文件中说：

"新时期卫生工作方针是：以农村为重点，预防为主，中西医并重，依靠科技与教育，动员全社会参与，为人民健康服务，为社会主义现代化建设服务。

"中医药是中华民族优秀的传统文化，是我国卫生事业的重要组成部分，独具特色和优势。我国传统医药与现代医药互相补充，共同承担保护和增进人民健康的任务。各级党委和政府要认真贯彻中西医并重的方针，加强对中医药工作的领导，逐步增加投入，为中医药发展创造良好的物质条件。中西医要加强团结，互相学习，取长补短，共同提高，促进中西医结合。

"正确处理继承与创新的关系，既要认真继承中医药的特色和优势，又要勇于创新，积极利用现代科学技术，促进中医药理论和实践的发展，实现中医药现代化。坚持'双百'方针，繁荣中医药学术。"①

江泽民同志在大会的讲话中，就"中西医并重，发展中医药"指出："中西医工作者要加强团结，相互学习，相互补充，促进中西医结合。"②从此"中西医并重"成为我国卫生政策关于中西医的基本表述。

---

① 《中国卫生年鉴》编辑委员会.中国卫生年鉴：1997[M].北京：人民卫生出版社，1997：7.
② 《中国卫生年鉴》编辑委员会.中国卫生年鉴：1997[M].北京：人民卫生出版社，1997：10—11.

### （三）中医执业管理法规的实施

我国在1994年颁布《医疗机构管理条例》，对单位或者个人设置医疗机构做出规定。

1998年6月26日，第九届全国人大常委会第三次会议通过了《执业医师法》，自1999年5月1日起施行。《执业医师法》规定，国家实行医师执业注册制度。

执业医师资格考试是评价申请医师资格者是否具备执业所必需的专业知识与技能、是否具备从事医疗行业所必需的资格的考试。医师资格考试类别分为临床、中医（包括中医、民族医和中西医结合）、口腔、公共卫生4类。考试方式分为实践技能考试和医学综合考试。取得医师资格的，可以向所在地县级以上人民政府卫生行政部门申请注册。医师经注册后，可以在医疗、预防、保健机构中按照注册的执业地点、执业类别、执业范围执业，从事相应的医疗、预防、保健业务。未经医师注册取得执业证书，不得从事医师执业活动。同时规定了参加执业医师和执业助理医师资格考试的条件：

"具有下列条件之一的，可以参加执业医师资格考试：

（一）具有高等学校医学专业本科以上学历，在执业医师指导下，在医疗、预防、保健机构中试用期满一年的；

（二）取得执业助理医师执业证书后，具有高等学校医学专科学历，在医疗、预防、保健机构中工作满二年的；具有中等专业学校医学专业学历，在医疗、预防、保健机构中工作满五年的。"

"具有高等学校医学专科学历或者中等专业学校医学专业学历，在执业医师指导下，在医疗、预防、保健机构中试用期满一年的，可以参加执业助理医师资格考试。"

"以师承方式学习传统医学满三年或者经多年实践医术确有专长的，经县级以上人民政府卫生行政部门确定的传统医学专业组织或者医疗、预防、保健机构考核合格并推荐，可以参加执业医师资格或者执业助理医师资格考试。考试的内容和办法由国务院卫生行政部门另行制定。"

1999年卫生部成立了国家医师资格考试委员会，并发布了《医师资格考试暂行办法》《医师执业注册暂行办法》《关于医师执业注册中执业范围的暂行规定》《医师外出会诊管理暂行规定》《传统医学师承和确有专长人员医师资格考核考试办法》等配套规定。

这部法律对促进医师队伍的建设走上法制化、规范化的轨道，具有重要的意义和作用。当然对于中医执业来说，也有一些界限不清的地方。例如后来出现关于中医执业能否利用现代医学知识、医疗纠纷时是否参照中医的评判标准等的讨论。这是我国两种医学并重政策下必然要面对的问题，当然也不是一部法律就可以解决的问题，需要在实际操作中不断探索和完善。

### 三、党的十六大以后到党的十八大召开

党的十六大后，以胡锦涛同志为总书记的党中央，推进党的执政能力建设和先进性建设，形成科学发展观，在全面建设小康社会的伟大实践中，成功坚持和发展了中国特色社会主义。这一时期，《中医药条例》正式颁布，促进了中医药法制建设。2004年7月，国家主席胡锦涛视察中科院上海药物研究所时强调："把生物科技发展的成果与我们民族积累的宝贵医学财富结合起来，就一定能实现新的跨越。"①提出了对中国传统医药跨越发展的期望。

### （一）《中医药条例》颁布及实施

2003年4月2日国务院第三次常务会议通过《中华人民共和国中医药条例》，简称《中医药条例》，于4月7日公布，自2003年10月1日起执行。这是我国中医药发展史上一件大事，也是整个国家医药卫生事业的一件大事。

---

① 胡锦涛视察中国科学院上海药物研究强调从战略上深入考虑现代科技与中医药结合[N].科学时报，2004-08-02（1）.

《中医药条例》全文包括总则、中医医疗机构与从业人员、中医药教育与科研、保障措施、法律责任、附则，共六章三十九条。第三条指出："国家保护、扶持、发展中医药事业，实行中西医并重的方针"，把"中西医并重"上升到法制层面。《中医药条例》对中医教育机构的设置标准、中医医疗机构从事医疗服务、中医药从业人员从事医疗服务、中医药人才的培养、有关中医药的科研、中医药评审或鉴定活动应当遵循中医药发展规律问题做了规定。

　　《中医药条例》规定，县级以上地方人民政府负责中医药管理的部门负责本行政区内的中医药管理，这对地方完善中医药管理起到了良好的促进作用。2005年底，全国有24个省（自治区、直辖市）出台了地方《中医药条例》。各地全面推进依法行政，保护和发展中医药。

　　此后，一些省份启动了中医药建设工程。2005年，时任浙江省委书记习近平主持浙江省委十一届八次全会，明确了实施卫生强省建设的精神，在正式发布的《浙江省卫生强省建设与"十一五"卫生发展规划纲要》（浙政发〔2006〕55号）中，"中医药攀登工程"被列为"卫生强省"建设的六大工程之一。2006年6月，浙江省卫生厅、浙江省发展和改革委员会、浙江省财政厅联合下发了《关于印发浙江省中医药攀登工程实施方案的通知》（浙卫发〔2006〕260号）。工程的总体目标是力争通过五年建设，初步建立起与浙江省基本实现全面小康社会相适应的、较好满足人民群众健康需求的现代中医药服务体系；中医药服务领域不断拓展，服务能力和可及性明显提高，中医药资源配置优化合理；中医药行业管理规范有力，中医药继承与创新成效显著，中医药事业发展的基础条件较大改善，全省中医药综合实力位居全国前列。

　　2004年2月2日，时任广东省委书记张德江作出关于建设中医药强省的重要批示，2005年5月，广东省委、省政府成立了"广东省中医药振兴计划领导小组"，2006年1月，广东省委、省政府召开建设中医药强省大会，会议做出全面振兴和发展广东省中医药事业、产业和文化，把广东省建设成为中医药强省的战略决策。会后印发了《中共广东省委、广东省人民政府关于建设中医药强省的决定》《广东建设中医药强省实施纲要（2006—2020年）》等重要文件，并采取措施组织实施。广东成为国内首个提出建设中医药强省的省份。

**（二）《关于扶持和促进中医药事业发展的若干意见》颁布**

2007年10月，党的十七大报告提出要"扶持中医药和民族医药事业发展"。为落实十七大精神的要求，国务院成立了中医药工作部际协调小组，以加强有关部门之间的统筹协调，大力扶持中医药事业发展，充分发挥中医药的特色和优势，更好地提高人民群众健康水平，经国务院同意，组长为国务院副总理吴仪，办公室主任由卫生部副部长、国家中医药管理局局长王国强兼任。卫生部、国家中医药管理局起草了《关于扶持和促进中医药事业发展的若干意见（讨论稿）》（简称《若干意见（稿）》）。2008年2月，吴仪同志主持召开国务院中医药工作部际协调小组会议，会议原则通过了《若干意见（稿）》，经修改完善后，2009年4月21日，国务院正式颁布《关于扶持和促进中医药事业发展的若干意见》。

《关于扶持和促进中医药事业发展的若干意见》的内容主要包括充分认识扶持和促进中医药事业发展的重要性和紧迫性、发展中医药事业的指导思想和基本原则、积极发展中医医疗和预防保健服务、推进中医药继承与创新、加强中医药人才队伍建设、提升中药产业发展水平、加快民族医药发展、繁荣发展中医药文化、推动中医药走向世界和完善中医药事业发展保障措施等10部分。其"基本原则"为：

"坚持中西医并重，把中医药与西医药摆在同等重要的位置；坚持继承与创新的辩证统一，既要保持特色优势又要积极利用现代科技；坚持中医与西医相互取长补短、发挥各自优势，促进中西医结合；坚持统筹兼顾，推进中医药医疗、保健、科研、教育、产业、文化全面发展；坚持发挥政府扶持作用，动员各方面力量共同促进中医药事业发展。"

中医药医疗、保健、科研、教育、产业、文化被称为"六位一体"，全面概括了中医药事业的内涵。《关于扶持和促进中医事业发展的若干意见》是新中国成立以来党和国家发展中医药事业方针政策的高度概括和系统总结。《关于扶持和促进中医事业发展的若干意见》出台后，各省先后出台关于扶持和促进中医药事业发展的实施意见，从各个方面落实有关内容。

### （三）支持香港、澳门发展中医药

香港和澳门回归以来，国家在涉及两地的多种规划中，都把中医药的合作放在重点的位置上。中央政府与香港特别行政区于2003年6月29日签署并实施的《内地与香港关于建立更紧密经贸关系的安排》中合作领域就包括"中医药产业合作"。其中附件六详细列明8项合作内容，在此框架下，在香港接受中医教育达到要求者可以在内地参加医师资格考试。2010年的补充协议七中还规定允许香港法定注册医疗卫生专业人员来内地短期执业。

2010年，广东省与香港签订的《粤港合作框架协议》提道："发展中医药医疗保健服务，推广中医药适宜技术，加强人才培养，共建双方居民共享的中医预防医疗保健服务网络。"进一步推进了有关合作。

澳门回归后，中央政府与澳门特别行政区签署并实施《内地与澳门关于建立更紧密经贸关系的安排》，澳门法定注册医疗卫生专业人员也可以来内地短期执业。

2009年国务院批准成立珠海横琴新区后，澳门特别行政区与广东省政府共同决定将于珠海横琴设立粤澳合作澳门中医药科技产业园。2010年，澳门成立直接隶属行政长官领导的"中医药科技产业园筹备办公室"。2011年公布的《粤澳合作框架协议》，专题列出"中医药产业"，提出完善粤澳中医药产业合作机制，共同探索符合中医药特点及规律的中成药开发、检测的产业化标准，加强中医药服务标准、知识产权推广与应用等方面的合作，加强人才培养合作，发挥中医药特色优势，推广中医药适宜技术等内容。

2011年4月粤澳合作中医药科技产业园正式在横琴落户，由澳门和横琴共同组建公司进行开发建设与运营管理。产业园内建设了符合中国及欧盟认证标准的GMP中试生产平台，以药厂的形式进行运营和管理。

## 第二节

# 中医和中西医结合医疗事业的发展

　　国家中医药管理局副局长田景福曾指出："1952年到1984年，全国西医队伍由11万人发展到百余万人，增长了9倍；而中医队伍在30多年中仅仅增加10 000多人，1984年底为31万人。从中医机构来看，据1984年统计，县以上中医医院数仅占同级医院的10.7%，病床占同级医院的6%。全国24所中医学院附属医院的设备总值，比北京医学院一个附属医院尚少449万元。这种情况说明，在社会、政治情况完全相同的条件下，和西医相比，中医发展是十分缓慢的。究其原因，从根本上来说，就在于长期以来，卫生行政主管部门对中医工作重视不够，没能恰当处理中医和西医两种医学的关系，自觉不自觉地把中医摆在从属地位。"①

　　对此，中医药管理部门开展了针对性的工作。

## 一、医疗服务机构与人员

　　1982年衡阳会议前，正如吕炳奎所说："现在看中医医院，大多数挂的是中医的牌子，实质上是西医院或以西医为主的中西医结合医院，中医只看看门诊而已，真正名副其实的中医医院没有几个。这样就使中医丧失了工作阵地。"②衡阳会议讨论制定了《全国中医医院工作条例（试行）》，当年正式公布，条例"总则"提出：

---

①　上海中医学院.中医年鉴：1986[M].北京：人民卫生出版社，1987：24.

②　吕炳奎.新中国中医事业奠基人：吕炳奎从医六十年文集[M].北京：华夏出版社，1993：117.

"第一条中医医院是运用中医中药防治疾病，保障人民健康的社会主义医疗卫生事业单位，必须贯彻执行党的卫生工作方针和中医政策，为社会主义现代化建设服务。

第二条中医医院必须以医疗工作为中心，结合医疗搞好教学和科学研究，成为继承发扬中医药学，培养中医药人才的基地。

第三条中医医院的技术队伍由中医、中药和其他卫生科技人员所组成，中医中药人员应占医药人员的多数。各类人员要互相学习，团结协作，共同为发展中医药学做出贡献。"①

《条例》对中医院的组织体制、医疗工作、教学科研和管理等都做了具体规定。特别提到道：

"对基础理论较差，临床经验不足的中医药师（士），要分别情况，对他们进行医古文、经典著作、各家学说、著名医案的学习，对基础理论较好，临床经验丰富的主治中医（主管中药）师及中医药师，要提倡他们在全面掌握中医药理论的基础上，选定一部经典著作、一家中医学说或一个病种定向发展，并为之创造条件，对主任、副主任中医药师（包括名老中医），要支持他们进行理论研究，总结学术经验，著书立说，带好接班人。"②

随后，卫生部根据衡阳会议精神，又先后制定了《中医病历书写格式与要求》《全国中医医院医疗设备标准（试行草案）》等文件。1982年，卫生部在石家庄召开了中西医结合和综合医院、专科医院中医科工作会议，讨论制订了《关于加强中西医结合工作的意见》《关于加强综合医院、专科医院中医科工作的意见》两个文件。《关于加强中西医结合工作的意见》提出：

"根据历史经验，在不同性质的卫生机构中，开展中西医结合工

---

① 《中国卫生年鉴》编辑委员会.中国卫生年鉴：1984[M].北京：人民卫生出版社，1985：438.

② 《中国卫生年鉴》编辑委员会.中国卫生年鉴：1984[M].北京：人民卫生出版社，1985：439.

作，可以有不同的重点和要求。但是，都要认真学好中医。只有系统地掌握了中医药的理论体系，才能深入研究中医，才有可能在继承发扬祖国医药学这个共同目标下，进一步加强团结，密切合作。"①

文件要求各省、自治区、直辖市解决中西医结合基地的问题，尽快确定一至二所基础较好的综合医院，作为中西医结合基地。有条件的综合医院、专科医院，建立中西医结合科室或中西医结合研究所。综合医院某些西医科室，有条件的也要开展中西医结合工作。

随着改革开放的发展，1985年4月25日，在国务院批转的《卫生部关于卫生工作改革若干政策问题的报告》中，明确提出了要支持个体开业行医：

"支持个体开业行医。积极组织和支持经过考核、合乎条件的闲散医务人员（包括民族医、草药医和对医药确有一技之长的人员）和离休退休退职医务人员个体开业行医，坐堂看病，办医院，办接生站，开展特别护理，以及检验、放射和卫生保健咨询等服务工作。个人开业行医的，经过批准可以附设药柜。"②

1988年，卫生部发布《医师、中医师个体开业暂行管理办法》，对医疗工作者个体行医作出具体规定。1989年国家中医药管理局发布《中医医疗机构管理办法（试行）》和《中医师、士管理办法（试行）》。当时提出要开展中医师、中医士资格考试，但暂未实施。由于有些地方曾发放民间中医一技之长人员证书，如北京市从1982年开始从社会招考了民间中医一技之长人员，到1989年，有420名散在民间的中医一技之长人员领取了个体开业执照。1989年国家中医药管理局发布《中医人员个体开业管理补充规定》，提到民间中医一技之长人员也可以个体开业，同时发布了《关于对现有民间中医一技之长人员进行复核等有关问题的

---

① 上海中医学院.中医年鉴：1983[M].北京：人民卫生出版社，1984：417.
② 卞耀武，刘鸿儒.中华人民共和国公司法实务全书[M].北京：经济日报出版社，1994：554.

通知》，对此类人员的考核提出了统一的要求，经考核换证后才可开业行医。

在管理法规方面，卫生部和国家中医药管理局还先后出台《关于加强县级中医医院建设的意见》（1986）、《中医医院分级管理办法与标准》（1993）、《全国农村中医工作试点县实施办法》（1993）、《中医医疗机构管理条例》（1994）等。在《执业医师法》实施后，1999年卫生部发布《传统医学师承和确有专长人员医师资格考核考试暂行办法》，2006年进行了修订，规定通过中医师承教育方式学习中医药知识和技能的人员，符合国家医师资格考核考试办法规定条件的，参加国家医师资格考试，成绩合格者，获得卫生行政部门统一印制的《医师资格证书》。

在20世纪90年代卫生服务市场化的背景下，中医药服务一度萎缩，中医医护人员的占比、中医药服务量都呈下降趋势。随后，国家切实加强中医院建设，并推动中医药社区卫生服务健康发展。2006年国家印发《中医医院中医药特色评价指南（试行）》，2007年印发了《中医坐堂医诊所管理办法》。中医药医疗服务体系不断发展。至2011年，中医医院有2 831所，中西医结合医院有277所，民族医院有200所，中医门诊部有848个，中西医结合门诊部有253个，民族医门诊部有12个。与1981年相比，中医医院增长了4倍多，病床增长了约15倍。

此段时期一些主要的发展数据，据国家中医药管理局发布的统计资料列为表1。

表1　1980—2010年全国中医（含中西医结合、民族医）
医疗机构及人员情况表

| 年份 | 医院/所 | 门诊/所 | 卫生机构<br>中医人员/人 | 中药人员/人 |
|------|---------|---------|------------------------|-------------|
| 1980 | 678 | — | 262 185 | 106 963 |
| 1985 | 1 455 | — | 336 224 | 151 174 |
| 1990 | 2 141 | 363 | 368 362 | 169 652 |

（续表）

| 年份 | 医院/所 | 门诊/所 | 卫生机构中医人员/人 | 中药人员/人 |
|---|---|---|---|---|
| 1995 | 2 522 | 500 | 358 552 | 167 217 |
| 2000 | 2 654 | 321 | 337 156 | 155 780 |
| 2005 | 3 009 | 716 | ▲234 685 | ●19 533 |
| 2010 | 3 232 | 937 | ▲294 104△13 168 | ●97 100 |

注：▲为中医执业（助理）医师数，△为见习中医师数，●为中药师（士）数。

## 二、特色专科及发展

这个时期，中医和中西医结合医疗的专科化也得到发展。如1983年卫生部制定了《关于加强中医专科建设的意见》，提出："十年浩劫，不少传统的中医专科被取消，一些具有独特疗效的专科老中医被下放，致使目前许多中医专科独特有效的方药、手法已濒于失传，中医专科的技术队伍严重乏人、乏术。"[1]要求增加中医专科建设。随后，各地中医医院积极开设、健全中医专科诊室或创办中医专科医院。2000年《中医药事业"十五"发展规划》对加强中医医疗机构的建设提出了更为明确的要求：加强中医专科建设，进一步发挥中医特色和优势，根据人民群众生活和健康需求，向新的服务领域拓展。

在各种各样的专科建设和发展中，举几个充分体现中医药价值的事例。

### （一）中医急症专科

与西医相比，社会上常有人认为中医是"慢郎中"。其实中医应对急症有独特的作用。1983年11月，卫生部中医司召开了全国中医院急症工作座谈会，12月，卫生部印发《关于加强中医医院急症工作的

① 中华人民共和国卫生部中医司1985年编《中医工作文件汇编（1949-1983）》，第474页。

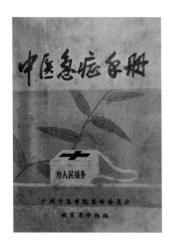

广州中医学院《中医急症
手册》（1970）

意见》，指出许多中医医院中医特色不突出，中医优势不能很好发挥，收治慢性病过多，"致使中医治疗急重症的宝贵经验濒临失传"，并认为："如果不开创中医治疗急症的局面，中医治疗的病种将日趋减少，中医学术的发展和人才的培养都将受到限制。"[①]1984年卫生部组织了高热（南方组、北方组）、中风、厥脱、血证、痛证和剂型改革共7个急症协作组，在全国范围内有计划地开展急症研究。1990年国家中医药管理局医政司制定《中医内科急症诊疗规范》，1992年成立多脏衰协作组，1994年修订后进一步在全国实施，1995年公布了全国中医医院急诊必备中成药，1996年新设呼吸病急症协作组、痛症协作组。至此，确立了10大急症协作组，包括100多个省级医院，连同二级网络有500多个单位参加的协作攻关队伍，中医急诊医学基本形成。1997年在全国11个医院建立了中医急症中心。1998年中国中医药学会急诊分会成立后，急症协作组移交该会。2007年国家中医药管理局确立了23个中西医结合急危重症临床基地建设单位。

### （二）"治未病"专科

"上工治未病"是《黄帝内经》提出的原则，也是得到广泛认可的健康理念。21世纪初，我国中医医疗系统开始实施治未病工程。2007年3月29日，全国首家定位中医"治未病"中心在广东省中医院成立。2008年1月25日，由国家中医药管理局主办的首届"治未病"高峰论坛暨"治未病"健康工程启动仪式在钓鱼台国宾馆举行。国务院副总理吴仪出席论坛。国家中医药管理局确定14家开展"治未病"预防保健服务试点单

---

① 中华人民共和国卫生部中医司1985年编《中医工作文件汇编（1949-1983）》，第483-484页。

位。2009年国家中医药管理局发布《关于积极发展中医预防保健服务的实施意见》，提出到2011年，一批中医医院及其他医疗卫生机构能提供中医预防保健服务，建立一批独立的中医预防保健机构，在部分地区形成网络，初步建立中医预防保健服务提供体系框架；到2015年初步建立满足人民群众不同层次需求的中医预防保健服务体系，形成多元化的中医预防保健服务格局，为广大人民群众提供安全、有效、方便的中医预防保健服务。

### （三）中医与航天医学

航天医学是针对载人航天飞行中影响航天员安全、健康和降低航天员工作效率的医学问题开展理论与应用研究的综合性学科。随着我国航天事业的发展，中医也与航天医学有了结合点。

2003年，中国顺利发射"神舟五号"飞船。这是新中国第一次载人航天飞行。"神舟五号"上天的背后，有着中医药的一份功劳。

中国航天中心的航天员医监医保系统主要是研究在太空环境下人的生理功能发生的变化，并想办法调节航天员的身体状况，使他们能更好地适应太空环境。他们与中医结合，在解决两大航天医学难题——心血管功能失调和骨盐丢失方面取得了进展。

在著名中医王绵之等人的指导下，航天员医监医保系统专门为每名航天员建立了中医保健档案。每年三次的体检时，中医生都要对航天员望闻问切，辨证论治，对他们的身体状态进行全面评价，并根据每个人的不同情况实施整体调理。从1998年开始，航天员中心设立了"中药茶房"，帮助航天员调节大负荷的航天环境适应性训练后出现的某种功能的紊乱，比如疲劳、睡眠不好、血压波动等。经过研究和总结，航天员医监医保系统首次提出载人航天不同时相的中医病机假说以及分阶段、序贯使用不同方药提高航天员空间耐受力的思路，并且成功研制干预方药A剂和B剂。"神舟六号"上天前，他们应用了药浴、药茶、手法按摩、理疗等为航天员调理。针对航天员们返回时最容易出现的平衡功能下降、心血管功能受影响、立位耐力下降这三个问题，他们专门研制出了"后恢复1号冲剂"。2008年王绵之还研发了"太空养心丸",供航天员在准备阶段和飞行阶段服用。

航天员由于各种训练以及上天后的失重状态,有时身体会出现各种不适和疾病,被统称为"太空运动病"。国外太空人出现"太空运动病"的比例达到50%。但在中国特色的针对性训练以及中医药作用下,中国航天员没有发生明显的太空运动病。

### 三、中医药与重大公共卫生事件

在许多重大公共卫生事件中,我国中医药界也在发挥重要作用。尤其是对于一些新发传染性疾病,中医药依靠历代经验和及时辨证论治,能第一时间开展治疗,有力地配合疫情防控的实施。

#### (一)中医药抗击"非典"

2003年,"传染性非典型肺炎"(简称"非典")袭击我国多个省区。中医药对"非典"的治疗成效备受瞩目。

2003年1月7日广东省中医院急诊科接诊了广州市第一例"非典"患者。针对这种抗生素无效的特殊肺炎,广东省中医院广泛请教多位全国名老中医,不断探索,最后总结成一套治疗方案。他们按照中医理论,将"非典"全过程分为早期、中期、极期(高峰期)、恢复期四期,前期注重清热化湿,后期注重益气养阴扶助正气。总结中医辨证分9个证型,行之有效的基本处方10个。这个方案成为卫生部公布的《非典型肺炎中医药防治技术方案(试行)》的主体内容。经总结,中医药早期干预能有效阻断"非典"病程发展,明显减轻症状,缩短发热时间和住院时间,促进炎症吸收,减少西药毒副作用及后遗症、并发症的发生。

其他广东地区的中医药机构也在抗击"非典"中取得良好成绩。广州中医药大学第一附属医院急诊科共收治"非典"患者45例,无1例死亡,无1名医护人员受感染。中山大学第二和第三附属医院,均调派中医科医生参与治疗小组。在抗击"非典"中作出重大贡献的广州市呼吸疾病研究所,收治的90多例患者中有70多例在西医治疗的同时也应用了中医药治疗，其中只有1例死亡。

在香港，由于"非典"患者死亡率居高不下，于2003年4月中旬，香港医管局派出专家专程来广州考察广东省中医院中西医结合治疗"非典"的情况，随后决定邀请内地中医专家赴港协助治疗。5月3日起，广东省中医院派林琳和杨志敏两位女专家赴港。香港公立西医院系统引入中医治疗，是香港医疗史上的一次突破。林琳和杨志敏到各个医院出诊，取得良好疗效，后应香港医管局要求将留港时间延长。从5月5日至7月5日，她们在香港采用中西医结合治疗"非典"患者130多人，超过400人次。两位专家荣获香港颁发的"抗炎勇士"金质纪念章。

由于北京收治"非典"患者的定点医院主要是西医院，在疫情前期，中医未能参与治疗。2003年5月8日，温家宝总理批示："在防治'非典'中要充分发挥中医的作用，实行中西医的结合。"吴仪副总理与在京知名中医药专家召开座谈会，强调中医是抗击"非典"的一支重要力量，要求中西合结合共同完成防治"非典"的使命。随后，北京有9家中医医院与13家"非典"定点医院建立了对口支援协作关系。中医专家组成医疗组，进驻包括小汤山野战医院在内的各家定点医院。至2003年5月20日，全市近一半的非典病人采用中医药治疗或服用中药汤剂。研究表明中医治疗有助于减少激素用量，有助于肺部阴影的吸收，并有治疗和预防肝功能、心肌损害的作用。2003年6月11日，全国防治非典型肺炎指挥部科技攻关组对外发布：通过对大量病例数据的评价分析，证明中西医结合疗法治疗非典效果明显。

后来世界卫生组织公布的数字显示，在暴发非典的主要国家和地区中，中国发病人数虽然最多，但死亡率最低，其中中医中药的作用不可忽视。

在抗击非典中，中共党员、广东省中医院急诊科护士长叶欣献出了宝贵的生命，2003年被追授"全国优秀共产党员"称号，2009年被评为100位新中国成立以来感动中国人物之一。

### （二）中医药与应急救灾

在多次重大自然灾害中，中医药都发挥了积极作用。以2008年汶川特大地震为例。北京时间2008年5月12日14时28分，四川汶川县发生8级大地震，震中烈度高达11度。截至2008年9月25日，共造成69 227人遇难，374 643人受伤，17 923人失踪，直接经济损失达8 451.4亿元，是中华人民共和国成立以来影响最大的一次地震灾害。

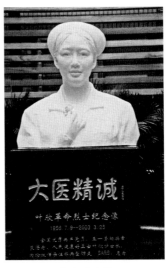

叶欣烈士像

面对灾情，国家中医药管理局成立抗震救灾工作领导小组，指导中医药系统参与抗震救灾相关工作。中国中医科学院望京医院和北京中医药大学东直门医院的医务人员组成第一批抗震救灾医疗队前往灾区。各地中医药医疗队也相继出发。四川省的上万名中医药工作者，地震当天就行动起来了，四川省中医药管理局直属中医医院3小时内转移住院病人1 500余人，当晚开始接收抢救地震伤员。从5月12日晚到5月15日，全省中医救援队到达灾区162支、医护人员1 513人。国家中医药管理局派出的2支医疗队于5月14日到达德阳重灾区。全国16个省（区、市）中医药系统先后向四川灾区派出172支医疗队，共2 000多人。

在抗震救灾医疗救治中，中医医务人员充分发挥中医药特色优势，使用针灸止痛、穴位压迫止血、草药外敷等中医简便技术，及时减轻伤员痛苦，减少死亡。对闭合性骨折、腰椎挤压伤或多处骨折、关节脱位、软组织损伤的伤员，广泛运用中医手法复位、小夹板固定等中医技术进行抢救。对骨折伤员，无论是手法复位还是手术内固定复位，均在术后内服中药骨伤制剂，对软组织损伤和闭合性骨折均运用院内制剂湿敷、外搽。四川省中医药管理局紧急组织四川省骨科医院生产2万支骨伤外用制剂"新伤软膏"，北京中医医院应用该院制剂"红纱条"，均在地震伤员的治疗中起到了积极的作用。

为预防地震灾害后发生重大疫情，中医救援队采用中医药大锅汤等受群众欢迎的方式进行疾病预防工作，四川省卫生厅、省中医药管理局5月发出了《关于5·12地震灾害后运用中医药防治疫病的通知》《关于在5·12地震灾民安置点开展中医药服务工作的通知》，要求各地积极运用中医药技术防病治病。先后在灾区设置中医医疗点97个，设置中药大锅汤发放点2 941个，并组织车辆20辆送大锅汤到农村、灾民居住点和军营，共为灾区169万余灾民、抢险部队12万余官兵提供了中药大锅汤服务。同时，针灸、按摩、中药熏洗等中医药技术早期介入地震伤员的功能康复，减少后遗症，促进功能恢复。

地震灾后常见病多发病
**中医药治疗手册**

国家中医药管理局编印
2008年5月

汶川地震后印发的中医
防病治病手册

# 中医药的传承创新和文化发展

中医药的传承，包括学校教育和名老中医药专家经验继承工作等，面向现代化的科技创新取得了不少成果，文化保护和普及传播得到新的发展。

## 一、教育事业

"文化大革命"结束以后，全国中医学院得到了恢复和整顿，原有的22所中医学院恢复了正常教学，又陆续成立了甘肃、山西、新疆3所新的中医学院。部分西医院校也增加了中医、中药专业。此外还一度成立了北京针灸骨伤学院（2000年，该校并入北京中医药大学）、南京中药学院（1986年与南京药学院合并成立中国药科大学）等专科学院。从1993年开始，各地中医学院相继更名为中医药大学。至2011年，全国有14所中医药大学、9所中医学院和西藏藏医学院，有10所综合性医学院校设有中医（药）学院、中西医结合学院或中药学院，88所高等西医药院校设有中医、中药专业，118所高等非医药院校及研究院所设有中医、中药专业。全国高等中医院校在校本科学生，从1982年的26 929人增加到2011年的257 704人。学校教育已经成为培养中医人才的主渠道。

### （一）中医教材的发展

1982年4月"衡阳会议"出台的《努力提高教学质量，切实办好中医学院》文件中提出：

"高等中医教育的基本任务是：继承发展中国医药学，培养德、智、体全面发展的高级中医药人才……在任何时候，中医学院都应坚持继承发展中医药学的办学方向。偏离了这一方向，就失去了办中医学院的意义。"[1]

文件还明确提出："在中医、针灸专业中，西医课总时数不得超过五百学时。"《卫生部关于调整高等院校中医、针灸、中药专业教学计划的通知》中规定："经研究确定，中医和针灸专业的中、西医课时可调整到八比二或七比三。"[2]

以此为指导，各中医药院校调整教学计划，重新编订中医教材。不过由于现代医学的迅猛发展，各中医药院校的中医与西医课程比例大多未能达到衡阳会议提出的7∶3，多为6∶4。

"文化大革命"期间，中医教材一度改编成三年制的教材，被称为第三版教材，其中将《黄帝内经》的部分内容设为《中医学基础》，然后将经典类课程，并成一门《古典医籍选读》。1977年恢复高考后，中医院校重新开始招生，同时对中医教材进行了第4次修订，称为第四版教材，仍保留《中医学基础》教材。"衡阳会议"后，1983年首次成立了全国高等中医药教材编审委员会，组成32门课程教材编审小组。根据新修订的中医、中药、针灸各专业的教学计划修订了各科教学大纲。各科编审小组根据新的教学大纲要求，编写了新的教材，称为第五版统编教材。第五版中医专业教材共19门，即在第四版教材《中医学基础》的基础上，分化为《中医基础理论》与《中医诊断学》两门。同时，增加了针灸学专业教材7门。第五版教材得到较大认可，使用时间较长。

1984年后，卫生部、国家中医药管理局不再统一修订教学计划，将修订教学计划、编制教学大纲和编写教材的权力下放到各高校，扩大了学校的自主办学权。1987年国家教委高教司颁发高等中医药教育的专业目录，制定了教学计划指导性文件和各专业主要课程的基本要求，从

[1] 中华人民共和国卫生部中医司1985年编《中医工作文件汇编（1949-1983）》，第409页。

[2] 中华人民共和国卫生部中医司1985年编《中医工作文件汇编（1949-1983）》，第426页。

宏观方面进行管理。此后各中医学院课程不再使用统一的教学大纲和教材，教材编写改为"政府指导，学会主办，院校联办，出版社协办"的机制。

### （二）研究生教育的开展

1978年，我国恢复研究生教育制度。同年，北京卫生部中医研究院开办了第1届中医学硕士研究生班，招收50名考生，该班为两年制，采用由老中医集体教学，统一安排临床及论文的撰写和答辩的集体培养模式。该班由岳美中任主任，钱伯煊、施奠邦、王伯岳、耿鉴庭、步玉如、赵金铎、董德懋、唐由之、朱仁康、刘志明、路志正、谢海洲、程莘农、余瀛鳌等为指导老师，以这种模式培养了1978、1979两届研究生。自1980年开始，改用按不同专业由导师招生，进行导师分期培养的模式。同时，中医研究院还开办了第1届中西医结合研究生班，招收学生共36名，指导老师由西医、中医两个专业的老师组成，该班为三年制，学生1981年毕业。北京中医学院等中医高等院校也招收中医研究生，为三年制。

1980年，教育部颁布《中华人民共和国学位条例》，公布了中医、中药、中西医结合研究生学科、专业目录。1981年，全国中医院校开始招收攻读中医药硕士学位的研究生。1984年，招收攻读中医药博士学位的研究生。1991年起，国家教委在北京、上海、广州中医学院试办七年制高等中医教育，培养理论基础和实践能力达到硕士水平的高级中医专门人才，后来扩大到其他院校。1995年经国务院学位委员会和人事部批准，在北京中医药大学等6所中医学院建立博士后科研流动站。

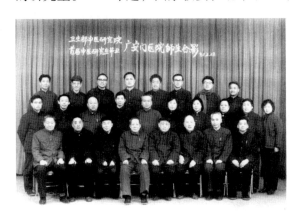

中医研究院广安门医院首届中医研究生毕业师生合影

1998年，北京、上海、广州、南京、成都中医药大学开展临床专业学位中医学与中西医结合的博士、硕士培养试点工作。随后，各地中医院校也开始培养临床专业学位的研究生。2002年起，北京、上海、南京、广州中医药大学获批开展非医学专业本科毕业生攻读中医学研究生的试点工作，招收非医学专业本科毕业生攻读中医学研究生，按硕士研究生招生，进行硕博连读，培养具有从事中医学科学研究能力与创新思维的跨学科、复合型高层次专门人才。

1982年至2011年，全国中医研究生人数从273人增长到37 857人。

### （三）少年班与传统班

为了更好地探索中医教育模式，有部分院校尝试了开办少年班和传统班。山东中医学院于1985年、1986年、1987年连续三年采用高中本科连读的教育模式，从14～16岁的应届初中毕业生中招收了3届中医少年班大学生。学制八年，前三年在学习文化课的同时，开设药性赋、汤头歌诀、经络循行歌诀、医学三字经、中医学概论、伤寒论、金匮要略等中医启蒙课程。后五年为本科，进行系统专业培养。1987年民办的张仲景国医大学也开设了中医少年班，学制六年，前两年学习文史知识，后四年学习中医大学本科课程。

1999年广西中医学院开办中医传统班，主要特色是以传统文化教育为基础，以中医经典著作为核心，以中医执业考试内容为主线合理安排西医知识模块教学，以"师带徒"为临床教学补充[①]。此外各地也有各种传统班、实验班、师承班的探索。

## 二、经验传承与名医表彰

中医药师承是学术传承发展的重要方式。1990年，人事部、卫生部、国家中医药管理局联合颁布《采取紧急措施做好老中医药专家学术

---

① 黄贵华，王乃平，朱华等.中医学专业传统班人才培养质量的初步调查[J].高教论坛，2004（5）：51-53.

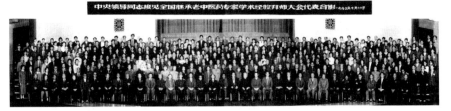

1990年首批老中医药专家学术经验继承工作指导老师合照

经验继承工作的决定》，要求遴选有丰富学术经验和技术专长的老中医
药专家为导师，选配优秀的中青年业务骨干为他们的学术继承人，采取
师承的方式培养中医药人才。首批遴选了500名老中医药专家为指导老
师，每人配备1~2名理论与实践均有一定基础的中年助手，1990年10月
在人民大会堂隆重举行了拜师大会。迄今先后已遴选了6批老中医药专家
指导老师。

2012年，国家中医药管理局公布第一批64家全国中医药学术流派传
承工作室建设单位，着重挖掘、传承、弘扬、推广学术流派的学术思想
和技术。"流派"是中医药发展中自然形成的特色理论和技术，是中医
学术中的重要内容。

1978年以来，全国各省、自治区、直辖市开展了多批"名中医"
或"名老中医"的评选工作。2009年，由人力资源和社会保障部、卫生
部、国家中医药管理局共同组织的首届"国医大师"评审工作，评出了
30位国医大师。卫生部副部长、国家中医药管理局局长王国强指出：
"通过对30名医术精湛、医德高尚的名医表彰，凝聚了行业力量、树立
了行业形象，形成了尊重、关心、重视中医药人才的氛围。"①

### 三、科学研究与创新

"文化大革命"结束后，各地中医药研究工作恢复了正常。1980年

---

① 《中国中医药年鉴》编委会.中国中医药年鉴：2013：行政卷[M].北京：中国中
医药出版社，2013：71.

召开的全国科技大会上中医、中西医结合科研成果荣获奖的项目累计达200多项。1985年，卫生部批准中医研究院更名为中国中医研究院。

从1990年开始，中医药科研课题列入国家"攀登计划"，中医药科学研究已经成为国家医药科技事业的一个重要组成部分。

### （一）"中医现代化"的提出

1975年1月，在第四届全国人民代表大会第一次会议上，周恩来遵照毛泽东的指示，在《政府工作报告》中重申了第三届全国人民代表大会第一次会议《政府工作报告》中提出的分两步走、全面实现四个现代化的战略。改革开放使国家的建设重点进一步放到四个现代化上，党的十一届三中全会决定："全党工作的着重点应该从1979年转移到社会主义现代化建设上来"。"医学科学现代化"也成为医药卫生领域的发展目标。

1979年12月20日至1980年1月5日，中国自然辩证法研究会筹委会在广州召开了一次医学辩证法讲习会，中医现代化问题成为重要议题。专家们讨论了中医现代化的必然性和可实现性以及中医现代化和中西医结合的关系。提出对中医现代化的理解是：运用现代科学（包括现代医学）的先进技术武装中医、发展中医；运用现代科学（包括现代医学）的知识和方法研究中医、阐明中医。一些杂志如《上海中医药杂志》《医学与哲学》开设了专栏探讨中医的"现代化"问题[①]。学术界认为提中医的"现代化"既符合我国社会主义建设的目标、内涵，也是积极和进步的。

著名科学家钱学森教授多次提到"中医现代化"的内涵及意义，他在1986年中医现代化科学讨论会上说：

"发展中医只有这一条道路，要用强大的现代科学体系来使中医从古代的自然哲学式的、思辩式的论述解脱出来。要换装，变成用现代科

---

① 钟志伟.在全国医学辩证法讲习会上中医现代化问题引起专家和领导的重视[J].上海中医药杂志，1980（2）：5.

学语言表达的唯象理论。什么叫唯象理论呢？就是完全从现象来总结，概括，得出系统的理论。也就是说，只讲其当然，现在还讲不出其所以然。我觉得这第一步的任务、工作方法都很明确。

"有了第一步，就可以考虑第二步⋯⋯不仅是现象的概括，不仅要知其当然，而且要能讲出其所以然。这才是真正的中医现代化。不，不止于现代化，甚至可以说是中医的未来化：这是一个伟大任务，是改造整个科学技术体系，创立新的科学技术体系，所以是一次科学革命。"①

"中医现代化"成为这一时期发展中医的主要口号。

### （二）中医科研的路向

1990年国家中医药管理局发布《关于依靠科学技术进步振兴中医药事业的意见》，其中提出11项主攻方向：

（1）对恶性肿瘤、脑血管病、心脏病、呼吸系统疾病、肝炎、急性热症以及艾滋病等常见病、多发病、传染病的关键防治技术取得较大进展。

（2）对气血、经络、脏象理论和针灸、气功原理开展深入研究，为发展生命科学提供新的依据。

（3）在中医显有特长的养生、康复、老年、营养医学等领域有所建树。

（4）进一步开展针灸、正骨、推拿、气功等传统疗法的研究，继续保持其在国际上的主导地位。

（5）加强对著名中医药专家学术经验以及民间独特诊疗方法的继承、发掘、整理、研究。

（6）取得计划生育及优生优育的中医药研究的新进展。

（7）以紧缺、濒危、进口药材为重点，深入开展中药资源再生、保护、开发和引进研究。

---

① 钱学森等，论人体科学[M].北京：人民军医出版社，1988：300-301.

（8）引进、研制、推广中药加工、制剂生产的新技术、新设备，改进加工炮制，制剂工艺，提高药材、饮片、中成药的产量和质量，尤其要提高出口中成药的产品质量，提高创汇率。

（9）研制防治重大疾病的高效、速效、长效新药。

（10）加强中医、中药标准化研究。

（11）加强中医药文献、民族医药学文献的整理研究[①]。

1990年国家自然科学基金委员会在生命科学部设立了"中医与中药学科"，首次把中医药现代研究纳入国家重大科研计划管理。

此外，中医发展不仅要依靠自然科学，也要结合社会科学和新兴交叉学科。例如，改革开放初期，不少学者将中医与系统论、全息论、控制论等学科结合。钱学森教授认为中医要有系统观，刘长林教授认为"中医学的理论和方法与现代系统论在原则上颇多相似之处"[②]，祝世讷认为"中医的辨证论治，带有黑箱方法一些最基本的特征""从现代科学技术和医学科学全局来看，中医黑箱方法符合控制论的黑箱原理。符合当代科学方法发展的趋势，是中医方法的一大优势"[③]。这些观点在学术界都很有影响。因此名老中医邓铁涛认为："中医之振兴，有赖于新技术革命，中医之飞跃发展，又将推动世界新技术革命。"[④]

2002年科技部等八部

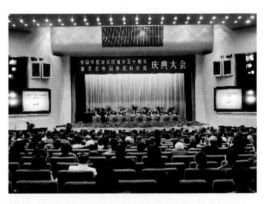

中国中医研究院成立50周年暨更名中国中医科学院庆典大会

324

---

① 国家卫生部，国家中医药管理局，国家医药管理局.中国医院诊疗技术标准规范与医院工作政策法规大全[M].成都：成都科技大学出版社，1994：470.

② 刘长林.中国系统思维[M].北京：中国社会科学出版社，1990：7.

③ 祝世讷.中医学方法论研究[M].济南：山东科学技术出版社，1985：142-143.

④ 邓铁涛.新技术革命与中医[J].新中医，1985（10）：3-5.

委联合发布《中药现代化发展纲要（2002—2010）》，2007年科技部、卫生部、国家中医药管理局、国家食品药品监督管理局等16个部门联合发布《中医药创新发展规划纲要（2006—2020年）》，成为"中医药现代化"研究的纲领性文件。《中医药创新发展纲要》提出四个基本原则即"继承与创新并重，中医中药协调发展，现代化与国际化相互促进，多学科结合"；四个基本任务即"继承，创新，现代化，国际化"[①]。

2005年起科技部"973"计划中设立中医理论基础研究专项。"973"计划即国家重点基础研究发展计划，是中国政府在1997年采纳科学家的建议设立的研究规划，开展面向国家重大需求的重点基础研究。中医理论基础研究专项连续支持10年，共有34个项目203个课题获得立项资助。

2005年，在中国中医研究院成立50周年之际，经中央部委批准，正式更名为中国中医科学院。吴仪副总理在更名大会上讲话：

"国务院批准中国中医研究院更名为中国中医科学院，标志着党和人民向你们提出了新的目标和要求。我以为新的目标和要求，就是继承、发展中医药事业，建设具有中国特色的医疗保健体系，造福于我国人民和世界人民。"[②]

此后广东、吉林、黑龙江等一些省份也建立了中医科学院。

### （三）中医药研究成果举隅

这一时期中医药科研取得了大量成果。在此仅举几个事例，以见一斑。

#### 1. 血瘀证与活血化瘀研究

1955年参加卫生部第一届西医学习中医班学习的陈可冀，在毕业后留在中医研究院西苑医院工作，并师从老中医郭士魁等。他根据郭士

---

① 中华人民共和国科学技术部创新发展司.中华人民共和国科学技术发展规划纲要：2001-2010[M].北京：科学技术文献出版社，2018：199-201.

② 吴仪. 继承发展中医药事业，造福于中国人民和世界人民.[N]中国中医药报，2005-11-21（1）

魁善用活血化瘀药物的经验，进行了一系列活血化瘀临床研究。经过前后40余年的连续攻关，在血瘀证基础理论、活血化瘀方药治疗冠心病和介入治疗后再狭窄作用机制、血瘀证诊断和疗效判定标准及防治冠心病和动脉粥样硬化新药研制开发等研究方面皆取得了突出成果。课题组将血瘀证的病因病机、整体宏观的临床症状和体征描述与西医学微观病理生理改变相结合，进行系统比较、归纳、分析研究，证明血瘀证与血液循环和微循环障碍、血液高黏滞状态、血小板活化和黏附聚集、血栓形成、组织和细胞代谢异常、免疫功能障碍等多种病理生理改变有关，其中以心脑血管病为主，也可包括感染炎症、组织异常增殖、免疫功能和代谢异常等多种疾病，发展了血瘀证理论，揭示了血瘀证的科学内涵。同时证明活血化瘀类中药的作用机制主要在于活其血脉（改善心脑血管功能、血液物理化学性状、血小板及凝血系统功能、微循环等生理功能）、化其瘀滞（抗心肌缺血、脑缺血，抑制血小板聚集、抗凝、抗血栓形成等）。课题组制定了"血瘀证诊断标准""冠心病心绞痛诊断标准及疗效判定标准"，成为学术界和国家认可的临床诊断、治疗、疗效评价、新药研制及学术交流的标准。在研究成果基础上开发了冠心Ⅱ号和地奥心血康等药物，广泛应用于临床。

2003年，此项成果获国家科学技术进步一等奖，这是中华人民共和国成立至当时传统中医药研究领域获得的最高奖项。

2. 中医体质学研究与应用

20世纪70年代末，我国学者匡调元、王琦、盛增秀等开始研究中医体质学说。王琦带领的学术团队先后主编《中医体质学》专著和教材，确立"中医体质学说"的命题，并列出正常质、阳虚质、阴虚质、湿热质、气虚质、痰湿质、瘀血质等7种临床体质分型设计，在后来的研究中，又增加了气郁质和特禀质，共9种分型。提出9种基本体质类型的概念系统，并应用多学科交叉的方法进行了深入研究。在此基础上，中华中医药学会体质分会编制完成《中医体质分类及判定》标准，将体质分为平和质、气虚质、阳虚质、阴虚质、痰湿质、湿热质、血瘀质、气郁质、特禀质9个类型。该标准于2009年由国家中医药管理局正式发布，成为中医养生研究和治未病工程广泛采用的依据，2009年版《国家基本公共卫生服务规范》中的《健康体检表》开始将"中医体质辨识"列入栏目，采用《中医体质分类与判定》进行体质辨识，成为中医健康状态跟踪服务、中医健康体检的主要监测指标。2012年，"中医体质学"被正式批准为中医学的二级学科。

3. 中医学术标准规范化建设

《中华人民共和国标准化法》于1988年颁布，中医学术标准规范化的研究不断开展。20世纪90年代以来，国家先后出台了一批中医药国家标准，包括《经穴部位》（1990）、《耳穴名称与部位》（1992）、《中医病证分类与代码》（1996）、《中医临床诊疗术语》（1997）。此外还出台了《中医病证诊断疗效标准》等行业标准。2011年国家中医药管理局确定了42家中医药标准研究推广基地（试点）建设单位。

同时，我国还积极推进中医药标准国际化方案的研究工作。1989年WHO通过了以汉语拼音穴名为国际标准针灸穴名的方案，2009年国际标准化组织（ISO）批准成立中医药技术委员会ISO/TC249，秘书处设在中国上海。截至2019年5月，ISO颁布的中医药国际标准已达45项。2019年，《国际疾病分类第十一次修订本（ICD-11）》，首次纳入起源于中医药的传统医学章节。

## 四、中医药文化与科普

中医药工作"六位一体"布局中，文化是其中之一。党和政府重视和保护中医药的文献和文化价值，积极推进中医药传统文化传承体系建设。

### （一）中医文献整理与文化遗产保护

早在20世纪50年代，中医工作中就强调要注重整理和出版中医古籍。20世纪60年代初，中医界展开了针对全国中医图书的全面普查工作，于1961年出版了《中医图书联合目录》，这是新中国成立后首次对现藏中医古籍文献的全面介绍和指导，并于1991年修订再版，2008年修订后更名为《中国中医古籍总目》。

1982年，卫生部制订"中医古籍整理出版规划"，并成立了卫生部古籍整理办公室，制订了《中医古籍整理校注通则》，首批整理了11种重要中医经典。人民卫生出版社主持的《中医古籍整理丛书》共出版了中医古籍整理图书近200种，并于1992年获全国首届古籍整理图书奖的丛书奖。2010年中医药部门公共卫生专项资金"中医药古籍保护与利用能力建设"项目启动，首次整理出版了406种重要中医药古籍。

1992年联合国教科文组织发起"世界记忆工程"，2011年中医药典籍《黄帝内经》和《本草纲目》入选世界记忆名录。2003年10月，联合国教科文组织通过《保护非物质文化遗产公约》，我国于2004年8月加入该公约。我国"中医针灸"（2010年11月）和"藏医药浴法"（2018年11月）先后列入《人类非物质文化遗产代表作名录》。

2005年，国务院下发《关于加强文化遗产保护的通知》，2011年，《中华人民共和国非物质文化遗产法》颁布。迄今我国先后确定并公布了5批国家级非物质文化遗产名录。传统医药类共有182项技艺入选国家级非物质文化遗产代表性项目名录，相应的5批传统医药类国家级代表性传承人达132人。

## （二）气功、养生与科普

1950年代中期，我国一些地区建立起气功疗养机构。刘贵珍主持的唐山气功疗法小组于1955年获中央卫生部嘉奖。北戴河气功疗养院、上海气功疗养所等开展气功研究取得一定成功。20世纪70年代后期，我国再次出现研究和推广气功的热潮，中国中医研究院和一些中医高等院校先后成立气功研究室或教研室。由于社会上"气功热"出现不良倾向，1996年8月5日中共中央宣传部、国家体委、卫生部、民政部、公安部、国家中医药管理局、国家工商行政管理局等七部委下发了《关于加强社会气功管理的通知》，正式把气功列入了政府的管理范围。文件将"社会气功"划分为"健身气功"与"医疗气功"两类，分别由国家体委和中医药行政部门进行归口管理。1998年国家体委发布《健身气功管理办法》。2000年国家卫生部发布《医疗气功管理暂行规定》。2002年，国家体育总局健身气功管理中心组织编创的"八段锦""五禽戏""易筋经""六字诀"四套新功法通过评审，成为主要推广的健身功法。2003年国家体育总局发布了《健身气功活动站、点管理办法》，规定了气功活动要遵循小型、分散、就地、就近、自愿的原则。当年将健身气功列为第97个体育运动项目。2006年国家体育总局颁布《健身气功管理办法条例》，国家体育总局成立健身气功管理中心，作为健身气功的管理机构。

随着国民经济的发展，群众对健康的需求不断增加，社会上形成了新的"养生热"。各级电视台纷纷开设中医养生节目，影响较大的有中央电视台的《中华医药》栏目和北京电视台的《养生堂》节目等。社会上出现各种以推拿按摩形式为主的中医养生场所。2010年广东省中医药局协同省旅游局率先成立中医药文化养生旅游工作领导小组，研究制定了《广东省中医药文化养生旅游示范基地评定标准（试行）》，2011年广东省中医药局联合广东省旅游局公布首批19家广东省中医药文化养生旅游示范基地名单。类似的基地在其他省份也纷纷出现。

由于社会群众对养生的热情，养生类的图书大量出现，但也存在质量参差不齐的问题。2010年10月国家新闻出版总署下发了《关于加强养生保健类出版物管理的通知》，要求各出版单位主管部门组织开展养生保健类出版物的专项检查，实施养生保健类出版物出版资质准入制度，后又公布了53家具备养生保健类出版资质的出版单位名单。这些举措使养生类书籍出版市场得到了规范。

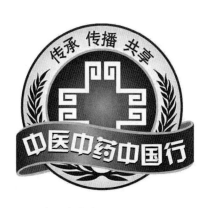

中医中药中国行的宗旨是
"传承·传播·共享"

2007年，国家中医药管理局联合22个部委共同主办"中医中药中国行"大型中医药科普宣传活动。第一阶段以城市大型现场公益活动为主，举办地市级以上活动366场，覆盖群众160多万人，培训基层中医9万多人，中医大篷车行程10万公里。2010年，中医中药中国行第二阶段活动启动，以"进乡村、进社区、进家庭"为主题，通过中医药文化科普宣传周、中医药文化科普巡讲、全国万名基层中医师读报等系列活动，普及中医药科学知识，引导民众正确认识中医药、使用中医药。"中医中药中国行"是规格最高、规模最大、时间最长、范围最广、参与最多、影响深远的公益性中医药文化科普宣传活动。

# 第四节

# 中药事业与产业的发展

改革开放使我国中药事业的活力得到充分显现，中药产业逐渐发展
壮大，在国民经济中占重要的份额。

## 一、中药事业的管理

1978年，国务院批准成立国家医药管理总局，对中西药品进行统一
管理，同时恢复了中国药材公司。

1979年，国务院批转卫生部、国家医药管理总局等8个部、局《关
于在全国开展整顿药厂工作的报告》，有关部门对不具备生产条件的中
成药厂，进行了关停并转，适当安排。国家对中药生产高度重视，1980
年，根据胡耀邦同志的批示，国家医药管理总局经过深入调研，形成了
《关于中药广开生产门路的报告》，提出了"家种药材要在调整中发展
提高""野生药材发动群众做好采挖工作""努力发展饲养业，增加动
物药材生产""大力发展中成药生产""加强中药材质量管理，搞好整
理加工""加强科学研究，培训人才，发展中药生产""做好中药供
应，保证人民防病治病的需要""内外贸密切配合，积极做好中药出口
工作"8条意见，其中关于中成药生产尤为具体，提出"恢复、提高传统
的名厂名药""充分利用中草药，发展新产品""狠抓小品种和家庭必
备常用的成药生产"3点具体意见，建议北京、上海、天津、杭州、广东
和山西把中药样板厂办好。1980年4月22日由国务院批准转发该报告并
指出："中医中药是我国宝贵的文化遗产。我国中药资源丰富，广开生
产门路大有可为。中药生产不仅为人民防病治病所需要，也能为农村社

1984年胡耀邦为胡庆余堂制药厂题词

队增加收入，还可出口换取外汇，支援四化建设。"①同时指出，中药材经营存在全国产、购、销合一，农、工、商一体的情况，工作涉及面广，情况复杂，要求卫生、科研、农业、林业、外贸、商业、供销等部门共同把有关工作做好。

到1982年，全国662个中成药厂保留了合格的厂478个。1981年中国药材公司召开了全国重点中药厂工作会议，后制订了《中药工业生产若干规定（试行稿）》和《中药工业质量暂行办法》等文件，对中成药厂的生产管理进行规范。

1982年10月，中国民主建国会、中国农工民主党、全国工商联三个民主党派向中共中央提交了《关于扶持和振兴中药事业的建议书》，提出对解决中药供应紧缺、饮片质量下降和中药后继乏人等问题的建议。胡耀邦作出批示说："党外三个党派团体对中药的发展问题，提出了许多好意见，值得我们重视。请把这个材料转给专管此事的同志，并请他们同这批党外朋友密切合作，看如何能把中药这件事搞得更好些，以造福于人民。"②1983年，国家医药管理局组织力量，进行了调查研究，

---

① 中华人民共和国卫生部中医司1985年编《中医工作文件汇编（1949—1983）》第357—366页。

② 石光树，李汉秋.星光满目耀天河[M].北京：中国医药科技出版社，2007：66.

并召开全国中药工作会议。同年，国务院批转国家医药管理局《关于中药工作问题的报告的通知》，提出重点抓药材生产收购，力求缓解中药材供应紧缺的问题。1984年2月，又召开全国中药饮片质量规划会议，交流提高饮片质量经验，制订1984—1985年全国重点饮片厂技术改造要求、发展饮片生产"七五"规划，加快饮片生产机械化的进程。

1985年初，我国首部《药品管理法》颁布实施，其中规定："国家发展现代药和传统药，充分发挥其在预防、医疗和保健中的作用。国家保护野生药材资源，鼓励培育中药材。"[1]并对中药饮片的生产、炮制、销售以及中成药进行规范管理。1986年国家医药管理局召开了全国重点中成药厂厂长扩大会议，讨论制订了《中成药生产管理若干规定》等规章，后正式下发《中成药生产管理规范》（即GMP规范），使中成药生产从传统小生产模式转向现代工业生产。1987年国家又公布了《野生药材资源保护管理条例》和《中药新药审批办法》。

1988年，中药管理职能划归国家中医药管理局，中国药材公司也移交国家中医药管理局管理。在此期间，出台了一系列有关中药的管理法规。如1992年国家中医药管理局发布《中药饮片生产企业质量管理办法（试行）》，1993年国务院发布《中药品种保护条例》，1995年国家中医药管理局等多个部门联合发布《整顿中药材专业市场的标准》，1996年国家中医药管理局发布《医疗机构中药饮片质量管理办法（试行）》等。

自1995年10月1日起，凡具备条件的中成药生产企业（车间）和药品品种均可按《中国药品认证委员会认证管理办法》规定，申请药品GMP认证，并出台了配套的认证检查项目。至1998年底，天津中药六厂、北京同仁堂药厂等13家企业（车间）率先通过了GMP认证。

1998年，组建国家药品监督管理局，有关中药的生产、流通等事宜归其管理，有关中医及中药的科研仍归国家中医药管理局领导。2003年5

第四章

改革开放和社会主义现代化建设新时期

---

① 全国人大常委会法制工作委员会.中华人民共和国常用法律法规全书[M].北京：中国民主法制出版社，2002：1009.

月，在国家药品监督管理局的基础上，组建国家食品药品监督管理局，仍然为国务院直属机构。2008年3月，国家食品药品监督管理局改由卫生部归口管理。至2013年3月又组建国家食品药品监督管理总局。

2009年5月4日，国家中医药管理局印发了《医疗机构中药煎药室管理规范》，对医疗机构中药煎药室的管理作出了规定。2009年8月，国家发布《基本药物目录》，其中中药品种有102种，占了整个目录的1/3，中药饮片也首次进入。

## 二、中药产业的发展

1987年中国药材公司办理企业注册登记，成为具有法人资格的经济实体，1994年由行政管理向经济实体角色转变，成为自主经营、自负盈亏的国有独资企业，后发展成为大型国企。

中药行业在改革开放方针指引下，努力发展药材生产，改进经营管理，1988年，全国共有药材专业场、队1万多个，中药材种植面积已近500万亩（约等于33.33万平方米），年产量约2.5亿千克。

在国家从计划经济向市场经济转轨的过程中，中药材行业繁荣发展，国内出现了117家中药材市场，但也存在经营混乱、药材质量严重下降的问题，甚至存在大量制售假劣药的现象。1995年国家中医药管理局牵头实施整顿，通过检查验收和关停并转，将原有的117个市场缩减为17家中药材专业市场，分别是安徽省亳州、湖南省邵东县廉桥、湖南省岳阳市花板桥、广州市清平、广东省普宁、广西玉林、重庆市解放路、昆明市菊花园、河北省安国、江西省樟树、山东省舜王城、河南省禹州、西安市万寿路、兰州市黄河、甘肃陇西、湖北省蕲州、哈尔滨三棵树中药材专业市场。

1990年后，中药材生产保持了基本稳定的格局。中药科技取得进展，人工合成麝香通过新药鉴定，人工培植牛黄技术也成功应用于生产，缓解了名贵药材的供应紧张状况。国家中医药管理局进行了人参、石斛等10个重点品种的生产协调工作，组建了全国人参、西洋参、延胡索等生产协作体，促进了中药材规模化生产。

2002年4月17日，国家食品药品监督管理局发布《中药材生产质量管理规范（试行）》（GAP），自2002年6月1日起施行。国家食品药品监督管理局自2003年11月1日起，正式受理中药材GAP的认证申请，并组织认证试点工作。至2013年6月10日，国家食品药品监督管理局共颁布GAP认证21批，全国有59种中药材GAP检查合格。但相对于《药典》收载的600种中药材而言，实施GAP种植者不足10%，在常用大宗中药材中占比不足1/3。限于实际情况，GAP主要采取鼓励实施，未作为强制要求。

2002年11月，国务院办公厅转发科技部、卫生部、食品药品监督管理局、中医药管理局等部门联合制定的《中药现代化发展纲要（2002年至2010年）》，明确指出将中药产业作为重大战略产业加以发展。2007年，又积极实施中药"三名三保"（生产名药、创办名店、建设名厂，切实保证中药材质量，保证中药饮片与炮制质量，保证中药产品与中药制剂质量）工程。

2009年12月，国家发展改革委、国家中医药管理局决定联合组织实施现代中药高技术产业发展专项。项目完成后，将形成若干个年产值1亿元的中药新品种。此次专项将重点支持治疗常见病、重大疾病的创新药物品种的产业化，优质原料药材生产基地的建设和中药制药过程质量控制先进技术的综合示范应用。

2009年，由国家中医药管理局组织、中国中药协会开展并实施"传统名优中药保护与生产示范基地建设及试点"项目，至2011年，有9个品种10家企业被授予"传统名优中药保护与生产示范基地"证书及牌匾，它们分别是：六神丸（上海雷允上药业有限公司、苏州雷允上药业有限公司）、六味地黄丸（河南省宛西制药股份有限公司）、云南白药系列（云南白药集团股份有限公司）、同仁牛黄清心丸（北京同仁堂股份有限公司）、片仔癀（漳州片仔癀药业股份有限公司）、速效救心丸（天津中新药业集团股份有限公司第六中药厂）、麝香保心丸（上海和黄药业有限公司）、华佗再造丸（广州奇星药业有限公司）、消渴丸（广州中一药业有限公司）。

2012年1月，工业和信息化部制定了《医药工业"十二五"发展规划》，提出要利用现代生物技术改造传统医药产业，加强中药、民族药资源保护和开发利用。

据2012年度中国中药行业年度峰会公布的中药产业发展数据，我国医药工业2011年产值达1.452万亿元，其中中成药产值3 300亿元，饮片870亿元。中药产业产值占总医药工业（含化药、生化药、中药等）产值的1/4。

第五章

中国特色社会主义新时代

2012—2021

党的十八大以来，中央提出一系列新理念新思想新战略，出台一系列重大方针政策，推出一系列重大举措，推进一系列重大工作，推动党和国家事业发生历史性变革。我国经济实力、科技实力、国防实力、综合国力、国际影响力和人民获得感显著提升。党的十九大作出中国特色社会主义进入新时代的重大政治论断。中国特色社会主义新时代开局，中医药事业呈现了全新的面貌。

# 中医纳入国家战略

2016年2月14日，国务院第123次常务会议审议通过《中医药发展战略规划纲要（2016—2030年）》，这部指导此后15年中医药事业发展的纲领性文件，于2016年2月22日正式印发。自此，中医药发展上升为国家战略。在此前后，党和国家领导人多次关注中医并作出重要论述，中央的决策和部署不断出台。

## 一、党和国家领导人的重要论述

新一届党和国家领导人对中医药事业给予极大关注，高度重视中医药作为我国独特的卫生资源、潜力巨大的经济资源、具有原创优势的科技资源、优秀的文化资源、重要的生态资源的重要价值。

### （一）党的十八大之前习近平的有关论述

在党的十八大之前，习近平就对中医药提出过重要观点。2007年，习近平就浙江省名中医研究院成立发去贺信，提出"努力传承创新发展中医药学，大力培养中医药人才"的殷切期望。

2010年6月20日，习近平出席澳大利亚皇家墨尔本理工大学中医孔子学院授牌仪式并发表讲话，指出中医药学凝聚着深邃的哲学智慧和中华民族几千年的健康养生理念及实践经验，是中国古代科学的瑰宝，也是打开中华文明宝库的钥匙。深入研究和科学总结中医药学对丰富世界医学事业、推进生命科学研究具有积极意义。

### （二）党的十八大之后中央领导有关论述

党的十八大之后，以习近平同志为核心的党中央高度重视中医药事业。

习近平多次视察中医药工作。2015年2月15日，习近平在考察西安市雁塔区电子城街道二〇五所社区一家中医馆时说，开设中医科、中药房很全面，现在发展中医药，很多患者喜欢看中医，因为副作用小，疗效好，中草药价格相对便宜。像我自己也喜欢看中医。

2015年12月22日，中国中医科学院举办成立60周年纪念大会。习近平致贺信说，中医药学是中国古代科学的瑰宝，也是打开中华文明宝库的钥匙。当前，中医药振兴发展迎来天时、地利、人和的大好时机，希望广大中医药工作者增强民族自信，勇攀医学高峰，深入发掘中医药宝库中的精华，充分发挥中医药的独特优势，推进中医药现代化，推动中医药走向世界，切实把中医药这一祖先留给我们的宝贵财富继承好、发展好、利用好，在建设健康中国、实现中国梦的伟大征程中谱写新的篇章。

李克强在批示中指出，中国中医科学院成立60年来，薪火相传，矢志攻关，汇聚各方力量，研发出以青蒿素为代表的一批重大成果，在中医药科研、教学、技术服务等方面成绩斐然。以屠呦呦为代表的杰出科研人员不仅是中医药界的骄傲，而且是整个科技界的骄傲。广大中医药工作者要进一步增强使命感，勇担中医药振兴发展重任，适应群众健康需求日益增长的趋势，坚持中西医并重，突出中医药的特色与优势，借助现代技术，推动重大新药创制、重大传染病防治等取得新进展，在深入推进医改中发挥更大作用，培养更多优秀人才，提升中医药在世界上的影响力，做到在继承中创新发展，在发展中服务人民，为丰富祖国医学宝库、增进人民健康福祉、全面建成小康社会作出新贡献。

2016年2月3日，习近平到江西考察江中药谷制造基地时指出：中医药是中华文明瑰宝，是5 000多年文明的结晶，在全民健康中应该更好发挥作用。小康提速，康也包括健康，要全民健康。中医药发展这条路，你们走对了。江西把中医药作为发展的一个着力点，是正确的，也是很有前景的。

2016年8月19日，习近平出席全国卫生与健康大会时的讲话指出：要着力推动中医药振兴发展，坚持中西医并重，推动中医药和西医药相互补充、协调发展，努力实现中医药健康养生文化的创造性转化、创新性发展。

2017年1月18日，在瑞士日内瓦，国家主席习近平与世界卫生组织总干事陈冯富珍，共同见证中国政府和世卫组织签署"一带一路"卫生领域合作谅解备忘录，并出席中国向世卫组织赠送针灸铜人雕塑仪式。习近平主席在赠送针灸铜人雕塑仪式上的致辞中指出，我们要继承好、发展好、利用好传统医学，用开放包容的心态促进传统医学和现代医学更好融合。中国期待世界卫生组织为推动传统医学振兴发展发挥更大作用，为促进人类健康、改善全球卫生治理作出更大贡献，实现人人享有健康的美好愿景。

### （三）党的十九大之后中央领导有关论述

2018年10月22日下午，习近平考察了横琴新区粤澳合作中医药科技产业园。该产业园是《粤澳合作框架协议》下首个落地项目。习近平结合视频、沙盘、中医药产品展示，了解横琴新区规划建设以及产业园建设运营、中医药产业发展和国际交流合作情况。习近平指出，中医药学是中华文明的瑰宝。要深入发掘中医药宝库中的精华，推进产学研一体化，推进中医药产业化、现代化，让中医药走向世界。他强调，建设横琴新区的初心就是为澳门产业多元发展创造条件。横琴有粤澳合作的先天优势，要加强政策扶持，丰富合作内涵，拓展合作空间，发展新兴产业，促进澳门经济发展更具活力。

2019年10月25日全国中医药大会在北京召开，是新中国成立以来第一次以国务院名义召开的中医药会议，国家主席习近平对中医药工作作出重要指示，指出要遵循中医药发展规律，传承精华，守正创新，加快推进中医药现代化、产业化，坚持中西医并重，推动中医药和西医药相互补充、协调发展，推动中医药事业和产业高质量发展，推动中医药走向世界，充分发挥中医药防病治病的独特优势和作用，为建设健康中国、实现中华民族伟大复兴的中国梦贡献力量。

李克强指出，中医药学是中华民族的伟大创造。在推进建设健康中国的进程中，要坚持以习近平新时代中国特色社会主义思想为指导，深入贯彻党中央、国务院决策部署，大力推动中医药人才培养、科技创新和药品研发，充分发挥中医药在疾病预防、治疗、康复中的独特优势，坚持中西医并重，推动中医药在传承创新中高质量发展，让这一中华文明瑰宝焕发新的光彩，为增进人民健康福祉作出新贡献！

2020年6月2日，习近平主持召开专家学者座谈会并发表重要讲话，指出中西医结合、中西药并用，是新冠疫情防控的一大特点，也是中医药传承精华、守正创新的生动实践。要加强古典医籍精华的梳理和挖掘，建设一批科研支撑平台，改革完善中药审评审批机制，促进中药新药研发和产业发展。要加强中医药服务体系建设，提高中医院应急和救治能力。要强化中医药特色人才建设，打造一支高水平的国家中医疫病防治队伍。要加强对中医药工作的组织领导，推动中西医药相互补充、协调发展。

2021年5月12日，习近平在河南南阳考察，第一站即来到医圣祠。医圣祠是为纪念东汉末年著名中医学家张仲景而建立的。习近平详细观看了有关张仲景的介绍，并关注在新冠疫情中张仲景经方的治疗，与正在医圣祠开展仲景文化社团活动的南阳理工学院张仲景国医国药学院师生交谈。习近平指出，过去，中华民族几千年都是靠中医药治病救人。特

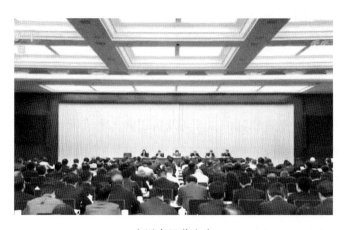

全国中医药大会

别是经过抗击新冠疫情、非典等重大传染病之后，我们对中医药的作用有了更深的认识。我们要发展中医药，注重用现代科学解读中医药学原理，走中西医结合的道路。

## 二、发展中医药的重要举措

2012年以来，党和政府出台了许多发展中医药的重要举措。

### （一）《中医药发展战略规划纲要（2016—2030年）》发布

2016年2月14日，国务院第123次常务会议审议通过《中医药发展战略规划纲要（2016—2030年）》，于2月22日正式印发。

纲要指出，中医药作为我国独特的卫生资源、潜力巨大的经济资源、具有原创优势的科技资源、优秀的文化资源和重要的生态资源，在经济社会发展中发挥着重要作用。截至2014年底，全国共有中医类医院（包括中医、中西医结合、民族医医院，下同）3 732所，中医类医院床位75.5万张，中医类执业（助理）医师39.8万人，2014年中医类医院总诊疗人次5.31亿。中医药在常见病、多发病、慢性病及疑难病症、重大传染病防治中的作用得到进一步彰显，得到国际社会广泛认可。2014年，中药生产企业达到3 813家，中药工业总产值7 302亿元。中医药已经传播到183个国家和地区。但中医药仍存在不足。针对未来15年的发展，提出7个方面24项重点任务：

一是切实提高中医药服务能力，完善覆盖城乡的中医医疗服务网络。

二是大力发展中医养生保健服务，加强中医养生保健服务体系和能力建设。

三是扎实推进中医药继承，加强中医药传统知识保护和技术挖掘，强化中医师承教育。

四是着力推进中医药创新，加强中医药理论创新，重大疑难疾病攻关和重大新药创制，健全中医药协同创新体系。

五是全面提升中医药产业水平，加强中药资源保护利用。

六是大力弘扬中医药文化。

七是积极推动中医药海外发展，加强中医药对外交流合作。

### （二）中医药纳入"健康中国"战略

2016年8月，习近平总书记在全国卫生与健康大会上发表重要讲话内容，提出"要把人民健康放在优先发展的战略地位"，初步阐述了"健康中国"的思想。2016年10月25日，中共中央、国务院印发《"健康中国2030"规划纲要》。

"健康中国"为未来提出了富有前瞻性的远景，其战略目标分为"三步走"。第一步，到2020年，主要健康指标居于中高收入国家前列。建立覆盖城乡居民的基本医疗卫生制度。第二步，到2030年，主要健康指标进入高收入国家行列。基本医疗卫生制度更加成熟、更加完善，"大健康"体系基本形成。第三步，到2050年，在基本实现社会主义现代化第二个百年奋斗目标的同时，建成与之相适应、相支撑的健康中国，我国主要健康指标进入世界前列。

《"健康中国2030"规划纲要》第三篇"优化健康服务"第九章为"充分发挥中医药独特优势"，第一节"提高中医药服务能力"的目标是："到2030年，中医药在治未病中的主导作用、在重大疾病治疗中的协同作用、在疾病康复中的核心作用得到充分发挥。"第二节"发展中医养生保健治未病服务"的目标是"实现中医药健康养生文化创造性转化、创新性发展"。第三节"推进中医药继承创新"列出了实施中医药传承创新工程等一系列任务。

2017年10月18日，习近平总书记在党的十九大报告中明确提出实施"健康中国"国家战略。2019年7月国务院印发《健康中国行动（2019—2030年）》，提出在"健康知识普及行动"中，个人和家庭的行动目标是学习、了解、掌握、应用中医养生保健知识，应用适宜的中医养生保健技术方法，开展自助式中医健康干预。政府有关部门则要深入实施中医治未病健康工程，推广普及中医养生保健知识和易于掌握的中医养生保健技术和方法。在"全民健身行动中"，在社会上发展中国特色健身项目，开展民族、民俗、民间体育活动。推广普及太极拳、健身气功等传统体育项目。在"老年健康促进行动"中，政府要积极宣传适宜老年人的中医养生保健方法。扩大中医药健康管理服务项目的覆盖广度和服务深度，根据老年人不同体质和健康状态提供更多中医养生保健、疾病防治等健康指导。推动中医医院与老年护理院、康复疗养机构等开展合作，推动二级以上中医医院开设老年医学科，增加老年服务资源，提供老年健康服务。

### （三）中医药法的立法与施行

2014年7月，国务院法制办公室发布《中华人民共和国中医药法（征求意见稿）》，向社会公开征求意见。根据各界意见，国务院法制办奔赴北京、内蒙古、广东、贵州等地进行了9次调研，梳理重点问题，召开专题论证会，反复研究、修改，形成了《中华人民共和国中医药法（草案）》。

2015年12月9日，国务院第115次常务会议讨论通过《中华人民共和国中医药法（草案）》。21日，《中华人民共和国中医药法（草案）》提请十二届全国人大常委会第十八次会议审议。

2016年12月25日，随着十二届全国人大常委会第二十五次会议表决通过，我国首部为传统中医药振兴而制定的国家法律——《中华人民共和国中医药法》诞生，于2017年7月1日起开始施行。

《中华人民共和国中医药法》是我国第一部全面、系统体现中医药特点的综合性法律。于2016年12月25日经第十二届全国人大常委会第二十五次会议审议通过，自2017年7月1日起施行。该法的出台为继承和弘扬中医药、促进中医药事业健康发展提供了有力的法律支撑。两个配套文件《中医诊所备案管理暂行办法》和《中医医术确有专长人员医师资格考核注册管理暂行办法》分别于2017年12月1日、12月20日正式实施。

### （四）《中国的中医药》发布

2016年12月，国务院新闻办公室发布《中国的中医药》，除前言外，共分"中医药的历史发展""中国发展中医药的政策措施""中医药的传承与发展""中医药国际交流与合作"四部分。这是中国政府首次就中医药发展发表白皮书。白皮书指出，2015年，全国中医类医疗卫生机构总诊疗人次达9.1亿，全国中医类医疗卫生机构出院人数2 691.5万人。

白皮书称，中国基本建立起覆盖城乡的中医医疗服务体系。截至2015年年底，全国有中医类医院3 966所，其中民族医医院253所，中西医结合医院446所，中医类门诊部、诊所42 528个。

白皮书指出，中医药除在常见病、多发病、疑难杂症的防治中贡献力量外，在重大疫情防治和突发公共事件医疗救治中也发挥了重要作用。中医、中西医结合治疗传染性非典型肺炎，疗效得到世界卫生组织肯定。中医治疗甲型H1N1流感，取得良好效果，成果引起国际社会关注。同时，中医药在防治艾滋病、手足口病、人感染H7N9禽流感等传染病，以及四川汶川特大地震、甘肃舟曲特大泥石流等突发公共事件医疗救治中，都发挥了独特作用。

白皮书称，中医药在医药卫生体制改革中发挥了重要作用，中医药以较低的投入，提供了与资源份额相比较高的服务份额，2009年至2015年，中医类医疗机构诊疗服务量占医疗服务总量由14.3%上升到15.7%。2015年，公立中医类医院比公立医院门诊次均费用低11.5%，住院人均费用低24%。

### （五）中医药服务"一带一路"倡议

2015年3月国家发展改革委、外交部、商务部经国务院授权发布《推动共建丝绸之路经济带和21世纪海上丝绸之路的愿景与行动》，提出"扩大在传统医药领域的合作"。

2016年12月26日，国家中医药管理局、国家发展和改革委员会共同发布《中医药"一带一路"发展规划（2016—2020年）》，以下简称《规划》，该《规划》指出，中医药凝聚着中华民族传统文化的精华，是中华文明与沿线国家人文交流的重要内容，有助于促进与沿线国家民心相通。中医药是中国特色医药卫生事业的重要组成部分，可以为沿线国家解决医疗可持续发展提供借鉴参考，满足沿线各国建设民生的普遍关切。随着中医药融入国际医学体系的步伐逐渐加快，中医药健康服务业发展存在巨大潜力，能够为促进经济结构转型、拉动经济增长贡献力量。

根据《规划》，到2020年，中医药"一带一路"全方位合作新格局基本形成，国内政策支撑体系和国际协调机制逐步完善，以周边国家和重点国家为基础，与沿线国家合作建设30个中医药海外中心，颁布20项中医药国际标准，注册100种中药产品，建设50家中医药对外交流合作示范基地。

2021年12月31日，国家中医药管理局推进"一带一路"建设工作领导小组办公室发布《推进中医药高质量融入共建"一带一路"发展规划（2021—2025年）》。提到展望2035年，中医药融入更多共建"一带一路"国家主流医学体系，在国际传统医学领域的话语权和影响力显著提升，在卫生健康、经济、科技、文化、生态等方面的多元价值充分发挥，中医药高质量融入共建"一带一路"格局基本形成。

### （六）《中共中央 国务院关于促进中医药传承创新发展的意见》发布

2019年10月20日，《中共中央 国务院关于促进中医药传承创新发展的意见》发布，意见指出：传承创新发展中医药是新时代中国特色社会主义事业的重要内容，是中华民族伟大复兴的大事，对于坚持中西医并重、打造中医药和西医药相互补充协调发展的中国特色卫生健康发展模式，发挥中医药原创优势、推动我国生命科学实现创新突破，弘扬中华优秀传统文化、增强民族自信和文化自信，促进文明互鉴和民心相通、推动构建人类命运共同体具有重要意义。

《中共中央 国务院关于促进中医药传承创新发展的意见》从健全中医药服务体系、发挥中医药在维护和促进人民健康中的独特作用、大力推动中药质量提升和产业高质量发展、加强中医药人才队伍建设、促进中医药传承与开放创新发展、改革完善中医药管理体制机制等六个方面提出了20条意见。

### （七）国务院办公厅印发《关于加快中医药特色发展若干政策措施的通知》

2021年1月22日，国务院办公厅印发《关于加快中医药特色发展若干政策措施的通知》，指出要坚持以习近平新时代中国特色社会主义思想为指导，全面贯彻落实党的十九大和十九届二中、三中、四中、五中全会精神，进一步落实《中共中央 国务院关于促进中医药传承创新发展的意见》和全国中医药大会部署，遵循中医药发展规律，认真总结中医药防治新冠肺炎经验做法，破解存在的问题，更好发挥中医药特色和比较优势，推动中医药和西医药相互补充、协调发展。

《关于加快中医药特色发展若干政策措施的通知》强调，要夯实中医药人才基础，提高中医药教育整体水平，坚持发展中医药师承教育，加强中医药人才评价和激励。要提高中药产业发展活力，优化中药审评审批管理，完善中药分类注册管理。要增强中医药发展动力，保障落实政府投入，多方增加社会投入，加强融资渠道支持。完善中西医结合制度，创新中西医结合医疗模式，健全中西医协同疫病防治机制，完善西医学习中医制度，提高中西医结合临床研究水平。要实施中医药发展重大工程，实施中医药特色人才培养工程，加强中医医疗服务体系建设，加强中医药科研平台建设，实施名医堂、中医药产学研医政联合攻关、道地中药材提升工程，建设国家中医药综合改革示范区，实施中医药开放发展工程。要提高中医药发展效益，完善中医药服务价格政策，健全中医药医保管理措施，合理开展中医非基本服务。要营造中医药发展良好环境，加强中医药知识产权保护，优化中医药科技管理，加强中医药文化传播，提高中医药法治化水平，加强对中医药工作的组织领导。

# 中医药事业的新发展

党的十八大以来，中医药事业在各个方面都有重要发展。

## 一、综合发展新举措

2019年，全国共有中医医疗机构6.6万个，中医类医疗机构床位132.9万张，截至2020年7月，全国备案中医诊所的数量达到1.7万余家，是2018年2月730余家的20多倍。截至2019年，全国卫生机构中医类别执业（助理）医师62.5万人，已建成1 482个全国名老中医药专家传承工作室，127个传统医药类项目入选国家级非物质文化遗产代表性项目名录，布局建设40个国家中医临床研究基地。"治未病"被列入全国中医类医院中医特色指标。2019年全国中医类医院中医治未病服务达20 115 387人次。全国中医科学研究与技术开发机构有72个，从业人员21 274人。中医药传播到183个国家和地区。

其他亮点有如下几个方面。

### （一）开展综合改革试验

2011年，国家中医药管理局和甘肃省政府签署了《共建中医药发展综合改革试点示范省协议》，国家中医药管理局和甘肃省政府将在国家中医临床研究基地建设、甘肃省区域中医药服务中心建设、中医药专科（专病）建设和中医药人才培养等方面开展共建。随后中医药综合改革试点在上海市浦东新区、北京市东城区、河北省石家庄市、重庆市垫江县等地陆续展开。

2014年，国家中医药管理局发布《关于进一步推进国家中医药综合改革试验区工作的指导意见》，要求试验区要以完善中医药事业发展政策机制、进一步激发中医药发展活力潜力为目标，加强探索、改革创新、力求突破、做出示范。2016年初批复遴选的江苏省泰州市、福建省三明市、山东省青岛市、山东省威海市、河南省许昌市、四川省成都市新都区6个国家中医药综合改革试验区，2016年底新遴选4个试验区。2017年甘肃省又成为国家中医药产业发展综合试验区。

2018年，国家中医药管理局印发《国家中医药综合改革试验区建设管理办法》，明确了"试验区"的定义：

"本办法所称的试验区，是为顺应经济社会发展新形势新要求，着眼中医药事业传承发展中的重点难点问题，由国家中医药管理局确定的在一定时期、一定区域内由地方政府聚焦试验主题开展的改革试点。"

2021年，国家中医药综合改革示范区以省（自治区、直辖市）为建设主体，计有上海、浙江、江西、山东、湖南、广东、四川等7个省市首批获准建设，鼓励他们在中医药服务模式、产业发展、质量监管等方面先行先试。

### （二）粤港澳大湾区中医药高地建设

2019年2月18日，中共中央、国务院印发了《粤港澳大湾区发展规划纲要》，其中提出："深化中医药领域合作，支持澳门、香港分别发挥中药质量研究国家重点实验室伙伴实验室和香港特别行政区政府中药检测中心优势，与内地科研机构共同建立国际认可的中医药产品质量标准，推进中医药标准化、国际化。支持粤澳合作中医药科技产业园开展中医药产品海外注册公共服务平台建设，发展健康产业，提供优质医疗保健服务，推动中医药海外发展。"2019年10月，中共中央、国务院在《关于促进中医药传承创新发展的意见》中明确提出："研究推动现有中药交易平台稳步开展国际交易。打造粤港澳大湾区中医药高地。"提出了"中医药高地"的概念。

2019年10月12日，粤港澳三地政府主管部门共同签署《粤港澳大湾区中医药合作备忘录》，达成六点合作共识。2020年10月22日，由国家中医药管理局、粤港澳大湾区建设领导小组办公室、广东省人民政府印发《粤港澳大湾区中医药高地建设方案（2020—2025年）》，明确构建粤港澳中医药共商共建共享体制机制，加快形成中医药高地建设新格局，为深入推进中医药高质量发展、助力粤港澳大湾区建设作出积极贡献。方案提出了建设"五个高地"的任务。其一是整合优势资源，打造医疗高地；其二是促进融合发展，打造创新高地；其三是夯实发展基础，打造人才高地；其四是深化互利合作，打造产业高地；其五是助力"一带一路"，打造国际化高地。

### （三）人才工程与荣誉表彰

2017年，国家中医药管理局发布《中医药传承与创新"百千万"人才工程（岐黄工程）实施方案》，提出培养包括"岐黄学者"和"中医药首席科学家"两类百名领军人才，以及培养千名中医药优秀人才、万名中青年中医药骨干人才。2018年评选出99名"岐黄学者"，2020年评出10名中医药首席科学家和100名青年岐黄学者，2022年评出50名"岐黄学者"。

2014年人力资源和社会保障部、国家卫生计生委、国家中医药管理局在人民大会堂举行第二届国医大师表彰大会，授予干祖望等29人国医大师荣誉称号，追授巴黑·玉素甫（已逝）国医大师荣誉称号。2017年在评选第三届国医大师的同时，还开展了首届全国名中医评选，共评出100名全国名中医。2017年6月29日，人力资源和社会保障部、国家卫生计生委和国家中医药管理局联合举办国医大师、全国名中医表彰大会，表彰第三届国医大师和首届全国名中医，授予王世民等30位同志国医大师荣誉称号，授予丁书文等99位同志全国名中医荣誉称号，追授高上林同志全国名中医荣誉称号。2022年

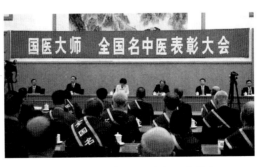

第二届国医大师全国名中医表彰会

评出第四届国医大师30人，第二届全国名中医102人。

2021年，在庆祝中国共产党成立100周年之际，党中央表彰全国优秀共产党员、全国优秀党务工作者和全国先进基层党组织。其中，江苏省南通市中医院眼科副主任陈耀华、浙江省嘉兴市南湖区丽华中医诊所所长朱丽华（女）、河南省开封市中医院党委委员庞国明获授予"全国优秀共产党员"称号，已故的原广州中医学院副院长邓铁涛获追授"全国优秀共产党员"称号，北京市平谷区中医医院党委书记见国繁、陕西中医药大学附属医院（第一临床医学院）党委副书记雷根平获授予"全国优秀党务工作者"称号，广州中医药大学第二附属医院党委、天全县中医医院党委获授予"全国先进基层党组织"称号。

## 二、科技创新成果突出

352

中医、中药和中西医结合科技工作，围绕国家战略需求及中医药重大科学问题，开始了多学科融合的研究，取得了多项有重要理论和实践价值的成果。

### （一）青蒿素研究获诺贝尔生理学或医学奖

2015年，中国中医科学院首席研究员屠呦呦因青蒿素抗疟研究的杰出贡献获颁诺贝尔生理学或医学奖。

1978年11月，青蒿素科研成果通过了全国疟疾防治领导小组组织的专家鉴定，并获全国科学大会"国家重大科技成果奖"。1979年，共同承担青蒿素研究任务的中国中医研究院中药研究所、山东省中医药研究所、云南省药物研究所、中国科学院生物物理所、中国科学院上海有机化学所、广州中医学院等6家单位获"国家发明二等奖"。1986年青蒿素获得了卫生部新药证书。经过优化结构，我国创制出新一代抗疟药双氢青蒿素，其抗疟药效高于青蒿素10倍，并降低了复燃率。后来又有多种复方青蒿素制剂，在我国海南岛和云南疟区，以及越南、缅甸等国家应用，均取得很好效果。2002年中国的青蒿素复方被载入世界卫生组织基本药物目录。2011年，屠呦呦获得拉斯克奖临床医学奖。

2015年10月5日，诺贝尔生理学或医学奖评委会宣布，将2015年诺贝尔生理学或医学奖授予中国科学家屠呦呦，授奖理由是"创制新型抗疟药——青蒿素和双氢蒿素，挽救了全球特别是发展中国家的数百万人的生命"。当天，中共中央政治局常务委员、国务院总理李克强致信国家中医药管理局，对屠呦呦获得2015年诺贝尔生理学或医学奖表示祝贺。李克强在贺信中说，屠呦呦获得诺贝尔生理学或医学奖，是中国科技繁荣进步的体现，是中医药对人类健康事业作出巨大贡献的体现，充分展现了我国综合国力和国际影响力的不断提升。希望广大科研人员认真实施创新驱动发展战略，积极推进大众创业、万众创新，瞄准科技前沿，奋力攻克难题，为推动我国经济社会发展和加快创新型国家建设作出新的更大贡献。

2015年12月7日，屠呦呦在瑞典卡罗林斯卡医学院领奖时致辞："通过抗疟药青蒿素的研究经历，深感中西医药各有所长，二者有机结合，优势互补，当具有更大的开发潜力和良好的发展前景。大自然给我们提供了大量的植物资源，医药学研究者可以从中开发新药。"

### （二）国家高层次奖励涌现

2012年以来共有7项中医药成果获国家最高科学技术奖、国家科学技术进步奖一等奖。见表2。

表2　2012年以来获国家最高科学技术奖、国家科学技术
进步奖一等奖的中医药成果

| 获奖时间 | 获奖类别 | 获奖项目 | 获奖单位 | 获奖者 |
|---|---|---|---|---|
| 2016 | 国家最高科学技术奖 | — | 中国中医科学院 | 屠呦呦 |
| 2012 | 国家科学技术进步奖一等奖 | 低纬高原地区天然药物资源野外调查与研究开发 | 云南省药物研究所等 | 朱兆云等 |
| 2013 | 国家科学技术进步奖一等奖 | 中药安全性关键技术研究与应用 | 军事医学科学院放射与辐射医学研究所等 | 高月等 |
| 2014 | 国家科学技术进步奖一等奖 | 中成药二次开发核心技术体系创研及其产业化 | 天津中医药大学等 | 张伯礼等 |

（续表）

| 获奖时间 | 获奖类别 | 获奖项目 | 获奖单位 | 获奖者 |
|---|---|---|---|---|
| 2015 | 国家科学技术进步奖一等奖 | 人工麝香研制及其产业化研究 | 中国医学科学院药物研究所等 | 于德泉等 |
| 2016 | 国家科学技术进步奖一等奖 | IgA肾病中西医结合证治规律与诊疗关键技术的创研及应用 | 中国人民解放军总医院等 | 陈香美等 |
| 2019 | 国家科学技术进步奖一等奖 | 中医脉络学说构建及其指导微血管病变防治 | 河北以岭医药研究院有限公司等 | 吴以岭等 |

### 三、中医药普及与文化发展

2014年06月18日，国家卫生和计划生育委员会（现国家卫生健康委员会，下同）、国家中医药管理局联合发布了《中国公民中医养生保健素养》，解读中医基本理念和知识，倡导健康生活方式与行为，介绍常用养生保健内容，普及常用养生保健简易方法。同时，国家中医药管理局联合国家卫生和计划生育委员会共同开展中国公民中医养生保健素养调查，按照城乡分层原则，在全国31个省（自治区、直辖市）随机抽取8个区（县）级调查点，采用分层多阶段随机抽样方法，抽取1名15~69岁常住人口开展调查。于2016年发布《2014年全国中医药科普工作情况及中国公民中医养生保健素养调查报告》，调查显示，全国中医药科普普及率为84.02%，我国公民中医养生保健素养水平为8.55%。

2016年国家中医药管理局发布《中医中药中国行——中医药健康文化推进行动实施方案（2016—2020年）》，围绕"传播中医药健康文化、提升民众健康素养"的主题开展第三阶段活动。

2021年6月29日，国家中医药管理局、中央宣传部、教育部、国家卫生健康委员会、国家广电总局发布《中医药文化传播行动实施方案（2021—2025年）》，提出要深入挖掘中医药文化内涵和时代价值，充分发挥其作为中华文明宝库"钥匙"的传导功能，加大中医药文化保护传承和传播推广力度，推动中医药文化贯穿国民教育，融入生产生活，促进中医药文化创造性转化、创新性发展，为中医药振兴发展、健康中国建设注入源源不断的文化动力。布置了"深入挖掘中医药文化精髓""推动中医药融入生产生活""推动中医药文化贯穿国民教育始终""推进中医药文化传播机制建设"四个方面的11项任务。

### 四、大健康产业

我国基本建立了以中医药理论为指导、突出中医药特色、强调临床实践基础、鼓励创新的中药注册管理制度。目前，国产中药民族药约有6万个药品批准文号。全国有2 088家通过药品生产质量管理规范（GMP）认证的制药企业生产中成药，中药已从丸、散、膏、丹等传统剂型，发展到现在的滴丸、片剂、膜剂、胶囊等40多种剂型，中药产品生产工艺水平有了很大提高，基本建立了以药材生产为基础、工业为主体、商业为纽带的现代中药产业体系。2015年中药工业总产值7 866亿元，占医药产业规模的28.55%，中药产品贸易额保持较快增长，2015年中药出口额达37.2亿美元。

《全国道地药材生产基地建设规划（2018—2025年）》显示，我国常用中药材600多种，其中300多种已实现人工种养，种植面积达到3 300多万亩。中国中药材市场成交额和中药饮片销售收入持续增长。国家统计局数据显示，2019年，我国中药材市场成交额达到1 653亿元，我国中药饮片销售收入2 305.4亿元。

中医药与健康旅游产业融合发展加快。2014年8月，国务院印发《关于促进旅游业改革发展的若干意见》，该文件提出，要"发挥中医药优势，形成一批中医药健康旅游服务产品。规范服务流程和服务标准，发展特色医疗、疗养康复、美容保健等医疗旅游"。2015年4月，国务院颁布《中医药健康服务发展规划（2015—2020年）》，其中第五项重点任务是培育发展中医药文化和健康旅游产业，并提出要建设一批中医药健康旅游示范区。同年11月，国家旅游局、国家中医药管理局联合下发《关于促进中医药健康旅游发展的指导意见》，提出到2025年，要形成类型丰富的中医药健康旅游产品体系，中医药健康旅游基础设施和配套服务设施基本完备；中医药健康旅游人数达到旅游总人数的5%，中医药健康旅游收入达5 000亿元。2016年，国家旅游局、国家中医药管理局发出《关于开展国家中医药健康旅游示范区（基地、项目）创建工作的通知》，提出用3年左右时间，在全国建成10个国家中医药健康旅游示范区，100个国家中医药健康旅游示范基地，1 000个国家中医药健康旅游示范项目，全面推动中医药健康旅游快速发展。

2019年，国家发展改革委等多个部门联合发布《关于印发促进健康产业高质量发展行动纲要（2019—2022年）》的通知，提出实施十大工程，其中第三个为"中医药健康服务提质工程"，要求规范推广中医养生保健和治未病服务、提升中医药疾病诊疗和康复能力、支持中医药贸易合作。其他各项工程中也都有中医药内容，如支持社会力量举办中医药机构；开发中医智能辅助诊疗系统；推动中医医师到养老机构提供中医保健咨询和调理等服务；推广太极拳、八段锦等传统运动，丰富和发展中医体医结合服务；开发和推介一批体验性强、参与度广的中医药、康复疗养、休闲养生等健康旅游路线和产品；推进古代经典名方中药复方制剂简化注册审批；加快开发中医康复辅助器具；鼓励发展中医药健康服务集聚区；扩大中医养生等相关专业人才培养规模等。

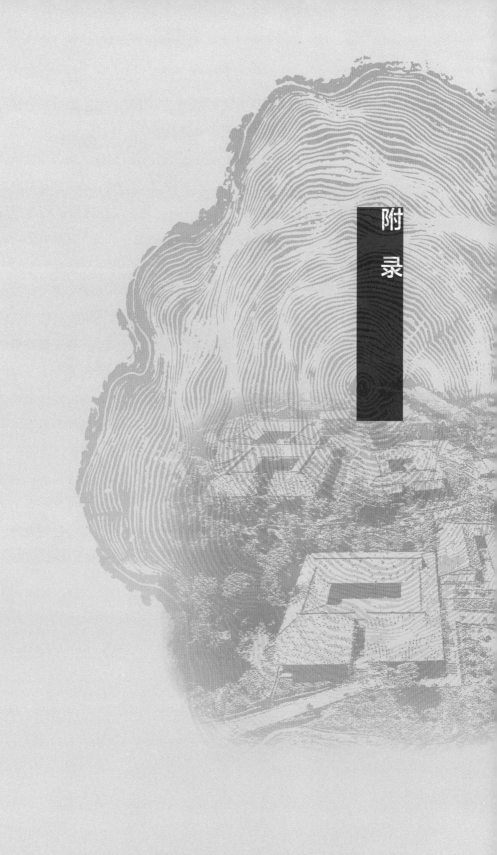

附录

本书的"百年"指1921—2021年。而在2020—2023年抗击新冠疫情的斗争中，中医药继续发挥着重要作用。新的历史有待未来书写。在此谨将2023年2月28日刊于《中国中医药报》的回顾文章附于书后，代为结语。

# 植根传统思维，注重三因制宜，从三年抗疫看中医药战疫的传承与创新

三年抗疫，党领导人民取得了重大积极的成果，中医药作出了巨大的贡献。三年来，从无数中医药人全力奋战在抗疫一线，到沉淀出"三药三方"等优秀抗疫成果，中医药治疗新冠病毒感染的确切疗效成为不争的事实，也让公众重新认识了中医药的独特优势和巨大价值。

## 植根传统思维应对新疫

为什么中医能治疗新冠？事实上，这正是中医药传统思维的优势。中医传统思维是什么？简要言之为系统思维。系统思维是把认识对象作为系统，研究系统和要素（系统的构成部分、因素、单元）、要素和要素、系统和外部环境的相互联系、相互作用，从而综合地考察认识对象的整体性思维方式。这是中医思维的重要特征。因为任何疫病都发生于人体与病邪这一个对立的系统中，无论是什么病原体，在与人体发生相互作用时，其变化都是有规律可循的，中医将其总结为阴、阳、表、里、寒、热、虚、实。抓住了这种系统特征，中医药就能应对各种新疫旧疾。

2000多年前，张仲景为我们做了第一次应用系统思维的示范。东汉末年，疫情连年，文学家曹植在《说疫气》一文中形容："家家有僵尸之痛，室室有号泣之哀。"张仲景本人的家族也遭到疫情影响，死亡过半。关于这一次疫情的性质，历史学者有不同观点，有流行性感冒、流行性出血热等不同说法。然而张仲景依据系统思维，总结了疾病的"寒"性病机，写下《伤寒杂病论》。他又总结出"六经"理论，根据

每一个阶段的变化及时调整用药，留下了113个经方。

千百年来，这些经方在各种疫病的治疗中始终发挥着重要作用。在2020年抗疫斗争中，我国总结抗疫经验形成"三药三方"。"三方"中的清肺排毒汤是根据新冠肺炎的核心病机，结合《伤寒杂病论》中的麻杏石甘汤、射干麻黄汤、小柴胡汤、五苓散这四个经典方剂创新化裁而成；宣肺败毒方也参考了张仲景的麻杏石甘汤、麻杏薏甘汤、葶苈大枣泻肺汤；化湿败毒方中也应用了麻杏石甘汤。

既然经方有优异效果，为什么会组成几张不同的处方呢？这同样是系统思维的体现。中医论治思维源于天人合一、阴阳气化等传统理论，其中博大深邃，蕴含无穷变化，但最终要以临床为源泉，落实于具体实践中。现存的《伤寒论》曾经散佚重辑，历代中医在临证中发觉其内容也有不全面的地方，特别是针对温病和湿证的方药较少。明清时期兴起的温病学说，就在这些方面进行补充，也为当代治疫所借鉴。例如"三方"中的化湿败毒方，在经方"麻杏石甘汤"之外，还结合了温病学中常用的藿香正气散、达原饮、宣白承气汤等名方。

每一张名方都有其系统思维。达原饮是名医吴又可在明末大疫中总结出来的。明朝末年，从华北到江淮瘟疫盛行，历史学者甚至认为当时疫情严重到破坏了社会系统，加速了明王朝的败亡。对疫病性质则有鼠疫等说法。吴又可虽然敏锐地提出"戾气"病因说，但同样不具备现代的分析研究能力，不可能去研究是何种病菌。他同样是应用系统思维，通过反复观察来辩证论治。他认识到病情与张仲景时很不相同，特点是疫病之邪弥漫膜原，此时邪不在表，忌用发汗；热中有湿，不能单纯清热；湿中有热，又忌片面燥湿。因而他没有应用张仲景的方法，另外制定了"达原饮"这张化湿清热、透达膜原的名方。

中医的伤寒和温病，看似不同实则辩证统一，它们是认识外感疾病的不同系统，都具有可贵的历史战疫经验。以"三方"为代表的中医药抗击新冠思路，综合地传承了这些经验。如清肺排毒汤、宣肺败毒汤以张仲景经方为主，但也注意加上温病常用的藿香、苍术、青蒿等化湿药物；化湿败毒方既用经方又用温病方，但并不矛盾，黄璐琦院士团队认为新冠肺炎病机之一是湿邪弥漫三焦，因而组方按照三焦的不同部位，因势利导，祛除邪气，这体现了用温病"三焦辨证"系统思维统领全方的特点。"三方"在抗疫实践中都总结了有效的科学数据，优异的效果表明，传统思维是中医鲜活的灵魂。

### 三因制宜无惧病毒变异

三年来的新冠疫情，给人们最大的感受之一是病毒不断在变。从最初的原始株，到后来的阿尔法（Alpha）、德尔塔（Delta）、奥密克戎（Omicron）变异株，疫情高峰一波波地出现。实际上，历史中也有这种疫情连绵的情况，而中医药系统思维则擅长于及时应变和不断总结。

19世纪末，中国华南等地连年鼠疫大流行。在1894年的香港鼠疫流行中，法国科学家和日本科学家几乎同时发现了鼠疫杆菌，但还没有治疗药物。当时中医并不具备病菌知识，但却探索出了有效的方药，并在连续多年的实践中不断改进方案，使之完善。

1891年，广东高州一带不断发生鼠疫流行，早期当地医家治疗方药效果不理想，其中一位医家罗芝园不断寻求有效方药，尝试应用清代王清任《医林改错》的解毒活血汤，初见成效，经过改良后，形成固定方，推广治疗。他认为："无问男妇，无问老幼，无问强弱，皆同一症，则其不能不同一药。"但用专方并不是不辨证，而是通过用法的不同来变通。他创新了日夜连追、即时连追、单剂连追、双剂连追法等用法，也就是一天内要连续、加倍地服药，来应对不同病情，绝非只开一剂。这些方法取得了很好的效果。1894年鼠疫开始大流行，罗芝园在家乡陀村治疗数百个族人，全部取得了效果。

到了第二年，鼠疫再度暴发。这时罗芝园应用原方却发现效果不佳。他深入观察后发现，病虽未变，但毒性变重了，立即加大药物用量，重用石膏、藏红花等药物，终于取得了稳定疗效，"上年鼠死少，毒轻，少服药亦收全效；本年鼠死多，毒重，倍服药止救九成"（《鼠疫汇编》）。其成功经验后来在广东、福建等鼠疫流行区域流传应用甚广，并且有具体的治疗统计。如1901年广东高要黎佩兰依法救治当地鼠疫患者，连续三年统计不同类型患者的治疗结果；福建的郑奋扬报告亲自治疗近千人，80%左右的患者取得效果。

细菌和病毒都会发生变异，从以上事例可见，中医药主要根据临床表现的不同来应变，具有即时高效的特点。其实即使病原体未变，中医也认为其表现会因时因地因人而变，因而需要"同病异治"。所以除了"三方"，我们还看到全国各省市总结推荐的治疗新冠方药并不完全一样。而在并不久远的历史中，中医对疫病的"同病异治"曾给人留以深刻印象。

1954年，河北省石家庄市乙型脑炎（简称"乙脑"）流行，中医郭可明治疗了包括轻型、重型和极重型的34个病例，效果显著，患者多数服药后在短期内退烧，1至2周痊愈出院，很少留有后遗症。卫生部对此非常重视，在1955年两次派调查组实地考察中医治疗"乙脑"的情况，确认了中医治疗成效，并在全国推广石家庄经验。1956年7月至8月初，北京市发现"乙脑"患者，一些单位照搬石家庄的经验，以清热、解毒、养阴为主的方法治疗，但效果不理想，于是出现"石家庄经验不灵了"的说法。卫生部抽调蒲辅周等著名中医专家支援北京市的治疗工作。专家组在调查一些医院的应用情况后，提出不能盲目套用经验。蒲辅周认为，北京当年的"乙脑"患者有"偏湿"现象，经改用宣化利湿、芳香透窍的药物后，病情则很快好转。1959年，广州又发生"乙脑"流行，主持治疗的邓铁涛等中医应用方药又不同于北京，加用冬瓜皮、扁豆花等南方祛湿药物，取得显著成效。同为"乙脑"，各地治疗却有不同，这与地域、气候等因素带来证型不同有关。这一现象在当时的医学界掀起了热烈讨论，使人们对中医的科学性和灵活性有了更具体的认识。

在新冠肺炎治疗中，国家卫生健康委印发的诊疗方案中也指出，各地可根据病情、气候特点以及不同体质等进行辨证论治。因此，许多地区的方案中都注意结合本省地域气候特点，如吉林、辽宁方案提到"寒"的特点，广东方案提到"潮湿"的特点，云南方案提到地处高原与春燥气候特点等，说明不同的地区其体质、证候、用药存在差异。同时，治疗方案在修订时，中医诊治方案也相应改进。如2020年发布的《新型冠状病毒肺炎诊疗方案》试行第三至第八版，中医治疗方案逐步定型，而到2022年的第九版又新增"疫毒夹燥证"。因为在临床救治实践中发现，青海、甘肃、宁夏等西北地区的患者咽干、干咳、少津液的症状比较突出，这是兼夹燥邪证候的表现，因此增加了这一兼夹证型。这是因地制宜思路的体现。

对于变异株带来的影响，中医论治则有变有不变。2021年5月广州暴发德尔塔变异株引起的新冠病毒感染疫情呈现老年病人多、潜伏期短、病毒载量大、重症率高、核酸转阴时间长，发热患者多达80%以上，其中高热（体温>39℃）患者达30%以上的特点，广州中医从暑湿论治，在"三方"基础上注重清暑热和解表祛湿。在广州治疗的166例感染者中，采用纯中医治疗118例，占比达71%。2021年底天津暴发奥密克戎变异株引起的感染，天津发布针对性的中医药防治方案，张伯礼院士在总结经验时指出，从中医角度看，核心病机没有发生变化，中医的方案仍然有良好疗效。2022年初，《新型冠状病毒奥密克戎变异株感染中医药防治专家共识》发布，根据奥密克戎感染的特点，更加注重对无症状感染者和轻症患者的预防和辨证治疗。2023年初，针对疫情的新特点，国家卫生健康委办公厅、国家中医药管理局综合司发布《新型冠状病毒感染诊疗方案（试行第十版）》（简称"第十版"），突出和优化了中医治疗的内容和措施。"第十版"推荐以清肺排毒汤为主方，再按临床分型以寒湿疫、温热疫辨证，分轻、中、重型及危重型推荐处方和中成药，配合相应的针灸穴位（特别在重症治疗中推荐大椎、肺俞、脾俞、太溪等穴位）。"第十版"方案中的中医药方案更具针对性。大纲大法辨证不变，灵机活法以应万变。中医治疫体现出深刻的哲学智慧。

## 深度参与公共卫生体系

现代防疫依托于公共卫生体系。公共卫生并不仅仅是医学问题，而是关系到社会方方面面的问题。公共卫生体系需要由政府主导、部门协调、全社会参与。在中国历史上，中医药是卫生防疫的主导者，而参与现代公共卫生体系，需要制度上的创新。

中国古代虽然没有病菌观念，但很早就有公共卫生的意识，认识到空气流通、环境洁净和个人卫生状况与疫病之间的关系。古人在疫病发生时，也懂得采取隔离、疏散等措施。例如云梦秦简中记载，秦朝时如果发现工人、犯人患有麻风（一种流行性传染病），要强制收容到"疠迁所"隔离。西汉元始二年（公元2年），黄河流域一带瘟疫流行，皇帝刘衍下令腾出一些房屋，设置医生、药物，免费给百姓治病，被认为是世界上最早的居民隔离医院。《晋书》又记载，"朝臣家有时疫，染有三人以上者，身虽无疾，百日不得入宫"。南宋官员欧阳守道言："沟渠不通，致病之一源也。"这些充分表明我国古代有着丰富的防疫经验。

古代社会的疫情应对，在宋朝以后达到了较高水平。北宋时苏轼任杭州知州，遇上疫灾。苏轼购买医药让医生到城中为人治病，后又拨经费购买房屋开设"病坊"，收容病者，并招收僧人来照顾给药。这一经验得到朝廷赞许，宋徽宗崇宁二年（1103年）下诏，将病坊改称"安济坊"，要求全国各地普遍设置，南宋时改称为"安养院"。

历代政府还注重发挥中医药治病作用。南宋绍兴二十五年（1155年），临安（今杭州）瘟疫流行，许多医师治疗无效，通晓医药的宋高宗亲自研究疫情，下诏指出医生用药不当，"缘即今地土气令不同，宜服疏涤邪毒，如小柴胡汤等药"，并着临安府出榜晓示百姓。在多次瘟疫中，朝廷都推广使用小柴胡汤治疗。这代表政府统筹治疫的能力不断提高。

明清两代，政府和社会都有许多救疫活动。明万历十五年（1587

年），北京疫气盛行，朝廷选派太医院医生分批到各地诊视给药，并有详细救济记录，"五城共医过男妇孟景云等十万九千五百九十名口，共用过药料一万四千六百十八斤八两"（《明神宗实录》）。明天启五年（1625年）浙江湖州"瘟疫流行，道殣相望"，在湖州知府支持下，士绅卢明铨等开设惠民药局，详定章程，为民施药，两个多月共施药物9532剂，救治难民3862名。清朝康熙二十年（1681年）京城疾疫，朝廷"差金都御史督同五城御史，发帑金令医官施药"，还规定"嗣后每年照例遵行"（《大清会典事例》卷1105）。这些事例体现出古代社会也具备开展组织化、系统化和规模化救疫行动的能力。

在西方医学传入中国之后，中国逐步建立了病原学基础上的卫生防疫体系。遗憾的是，民国时期，政府无视传统中医药的治疫成效，反而以不符合公共卫生行政为理由，出台了多种限制中医药发展的政策。这一时期，中国共产党人在马克思主义中国化的实践中，对民族传统文化形成了正确的观念，重视传统医药的价值。中国共产党领导下的部队和政权，积极开展中西医合作和应用中医药防疫。1931年，鄂豫皖苏区暴发瘟疫，苏维埃政府发出通知，详细列出小柴胡汤、桂枝白虎汤等各种治疫中药处方，想方设法去买药，解决群众的需求。延安市西区中西医学研究会成立后，团结农村医生及所有稍具医药常识者，研究防疫及治疗问题；陕甘宁边区中西医药研究总会成立后，经常组织中西医联合下乡救治疫病。

中华人民共和国成立后，1950年全国卫生会议确定了"面向工农兵、预防为主、团结中西医"的卫生工作方针。中医药人员被吸收进国家医疗卫生系统，并参与到各种卫生防疫工作中。中医药在防治"乙脑"、疟疾、流行性出血热等疫病中都作出了重要贡献。抗疟新药青蒿素的发明，就是得益于传统中医文献和治疫经验的启发。1982年，第五届全国人大第五次会议正式通过并颁布《中华人民共和国宪法》，规定"国家发展医疗卫生事业，发展现代医药和我国传统医药"。这从根本上确立了中医药的法律地位，为中医药的发展和法律制度的建设提供了根本法律依据。

在21世纪初，我国刚刚实施改革的疾病预防控制机构系统还没有正式纳入中医，2003年全国遭遇非典疫情，在中医药界的积极呼吁下，迅速形成中西医协同的防疫治疗机制，最终取得了抗疫胜利。2012年以来，国家不断出台政策，推动中医深度参与公共卫生体系。2016年，《中医药发展战略规划纲要（2016—2030年）》提出，提高中医药应急救治和重大传染病防治能力。2017年正式实施的《中华人民共和国中医药法》强调，"县级以上人民政府应当发挥中医药在突发公共卫生事件应急工作中的作用，加强中医药应急物资、设备、设施、技术与人才资源储备。医疗卫生机构应当在疾病预防与控制中积极运用中医药理论和技术方法"。2019年，《中共中央 国务院关于促进中医药传承创新发展的意见》指出，更好发挥中医药在流感等新发突发传染病防治和公共卫生事件应急处置中的作用。

正是由于有不断强化的制度为保障，在2020年以来抗击新冠疫情的战斗中，我们看到中医药第一时间冲上了前线，积极发挥作用。国务院联防联控机制认真贯彻落实党中央国务院决策部署，印发指导性文件，要求各地建立健全中西医协作机制，强化中西医联合会诊制度，促进中医药深度介入诊疗的全过程。武汉疫情发生后，国家中医药管理局作为联防联控机制的成员单位，迅速反应、全面参与，推荐包括国医大师、院士在内的8位专家进入全国医疗救治专家组，同时又派出专家组的部分专家前往武汉，深入一线，指导当地的辨证治疗。2020年2月12日，国家卫生健康委员会办公厅和国家中医药管理局办公室联合印发《关于在新型冠状病毒肺炎等传染病防治工作中建立健全中西医协作机制的通知》，要求各地建立健全中西医协作机制，强化中西医联合会诊制度，提升临床救治效果。

中医药抗击新冠疫情成效显著。据统计，截至2022年3月，全国新冠肺炎确诊病例中，有7.4万余人使用了中医药治疗，占91.5%。2020年国家中医医疗队接管的武汉江夏方舱医院，建成首个中医特色的方舱医院，收治的患者中没有一例转为重症。全国各地的中医药工作者，三年来在临床、科研和疫情防控中均做出了巨大的贡献，媒体给予广泛的报道。

回望历史，中医药在中华优秀传统文化哺育下，饱含深刻哲理，充满睿智思维，拥有历经千百年淬炼的防疫治疫经验，勇于与时俱进地吸收新知。当代，在党和国家的正确政策引领下，进一步具备了强大的组织能力、创新能力和协同能力。这是中医药在当前抗疫斗争中取得成功的前提，也为弘扬"大医精诚"奠定了更为永久的基石！